MEDIZINBALL-TRAINING

Bibliografische Information der Deutschen Nationalbibliothek
Die Deutsche Nationalbibliothek verzeichnet diese Publikation in der Deutschen Nationalbibliografie.
Detaillierte bibliografische Daten sind im Internet über http://dnb.d-nb.de abrufbar.

Danksagungen
Ich danke Christian Jund (Riva) für die Unterstützung zur Verwirklichung meiner Buchprojekte, Julia Jochim (Riva) für die gute Zusammenarbeit beim Lektorat sowie dem Fotografen Nop und den Models Danielle und Artem für das angenehme Fotoshooting.
Die Ausrüstung für das Fotoshooting wurde von der Firma *Perform Better* zur Verfügung gestellt:
Perform Better · www.perform-better.de

Für Fragen und Anregungen:
info@rivaverlag.de

Wichtiger Hinweis
Sämtliche Inhalte dieses Buches wurden – auf Basis von Quellen, die der Autor und der Verlag für vertrauenswürdig erachten – nach bestem Wissen und Gewissen recherchiert und sorgfältig geprüft. Trotzdem stellt dieses Buch keinen Ersatz für eine individuelle Fitnessberatung und medizinische Beratung dar. Wenn Sie medizinischen Rat einholen wollen, konsultieren Sie bitte einen qualifizierten Arzt. Der Verlag und seine Beauftragten sowie der Autor haften für keine nachteiligen Auswirkungen, Personen-, Sach- und Vermögensschäden, die in einem direkten oder indirekten Zusammenhang mit den Informationen stehen, die in diesem Buch enthalten sind.

1. Auflage 2015

Nymphenburger Straße 86
D-80636 München
Tel.: 089 651285-0
Fax: 089 652096

Redaktion: Klaus Bartelt
Umschlaggestaltung: Kristin Hoffmann, München
Umschlagabbildungen und Fotos im Innenteil: Nopphadol Viwatkamolwat
Layout und Satz: mediathletic bild + design · www.mediathletic.com
Druck: CPI books GmbH, Leck
Printed in Germany

ISBN Print: 978-3-86883-702-5
ISBN E-Book (PDF): 978-3-86413-957-4
ISBN E-Book (EPUB, Mobi): 978-3-86413-958-1

Weitere Informationen zum Verlag finden Sie unter
www.rivaverlag.de
Beachten Sie auch unsere weiteren Verlage unter
www.muenchner-verlagsgruppe.de.

CHRISTOPH DELP

MEDIZINBALL-TRAINING

riva

INHALT

TEIL I
GRUNDLAGEN DES TRAININGS

TEIL II
METHODEN UND ÜBUNGEN

TEIL III
TRAININGSGESTALTUNG

TEIL IV
TRAININGSPLÄNE UND WORK-OUTS

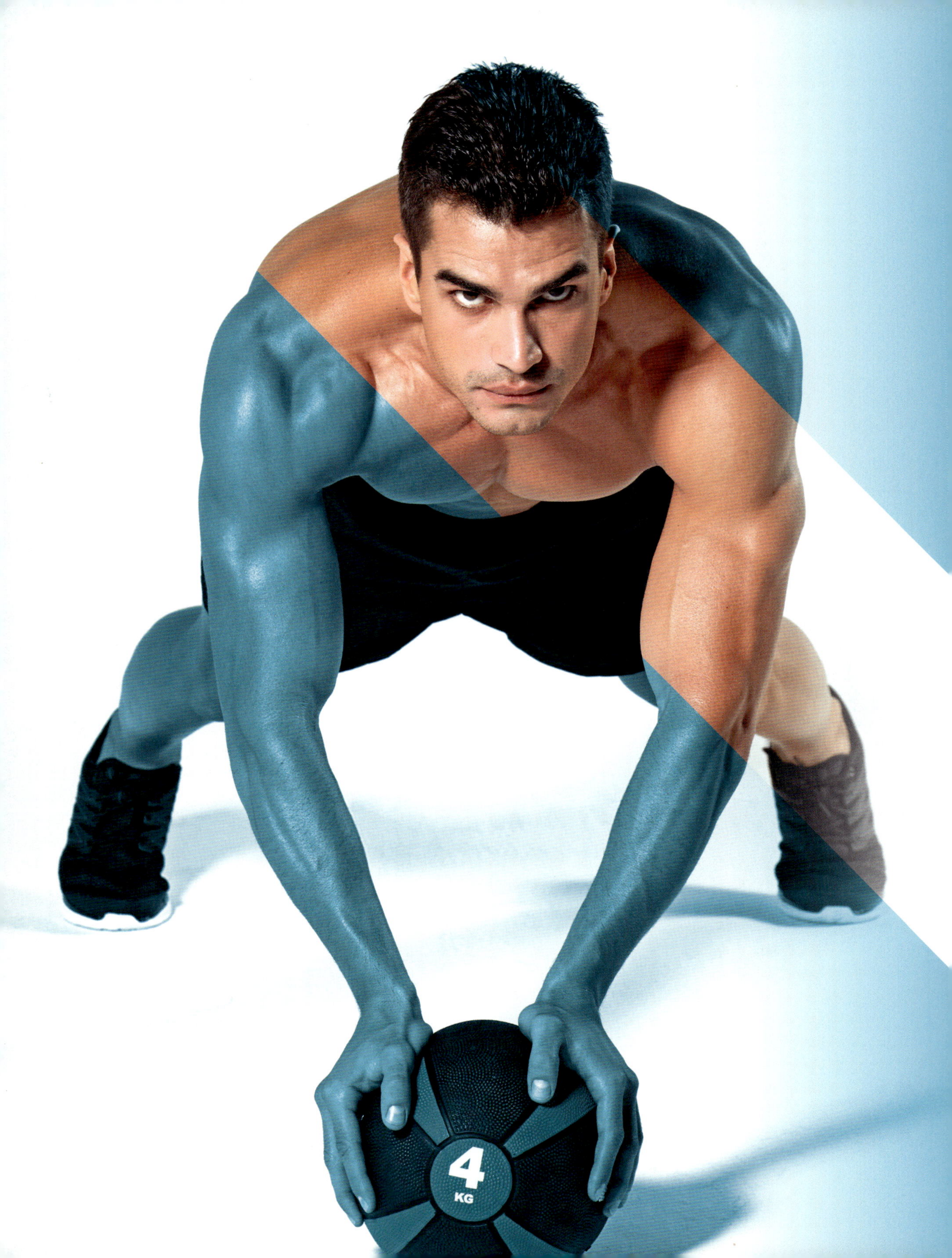
4
KG

TEIL I

GRUNDLAGEN DES TRAININGS

1. HINTERGRÜNDE ZUM MEDIZINBALL-TRAINING

Im Fitnesstraining wird ständig nach Methoden und Übungen gesucht, die den Körper noch effizienter trainieren sollen. Dabei hat sich in den letzten Jahren die Herangehensweise des sogenannten Functional Training als besonders sinnvoll und effektiv herausgestellt. Anstatt an Maschinen einzelne Muskelgruppen isoliert zu kräftigen, wird nun wieder mit komplexen und alltagsähnlichen Bewegungen gearbeitet. Es entwickelten sich Trends wie Core Training und CrossFit®, bei denen vorrangig funktionelle Übungen ausgeführt werden, und dabei erleben auch traditionelle Trainingsgeräte ihr Comeback. Die Studiobetreiber gehen vermehrt dazu über, die teuren Maschinen aus den Studios herauszunehmen und stattdessen funktionelles Training mit Medizinbällen, Kettlebells, Schlingentrainern, Physiobällen und Faszienrollen anzubieten. Damit ist effektives und abwechslungsreiches Arbeiten möglich.

Der Medizinball ist nun wieder sehr populär, denn er ist ein optimales Trainings-Tool für das funktionelle Training. Mit ihm können Kraft, Ausdauer, Schnelligkeit und Koordination entwickelt werden. Der Ball kann auch als Zusatzgewicht im Körpergewichtstraining eingesetzt werden sowie als instabiler Untergrund, und fordert durch die Würfe, die Stöße und das Fangen explosive und komplexe Bewegungen, die den ganzen Körper stärken und stabilisieren.

Der Medizinball wird bereits seit über 100 Jahren im Fitnesstraining genutzt, war aber in den letzten Jahrzehnten etwas in Vergessenheit geraten. Mittlerweile gilt er als beliebtes und topmodernes Trainingsgerät und wird von Leistungssportlern und Personal Trainern ebenso wie im Breitensport und beim Training zu Hause sehr erfolgreich eingesetzt, wenn auch teilweise in anderem Outfit als der ursprünglich verwendete Lederball. Der Medizinball belebt das Fitnesstraining: Das Üben ist effektiv, macht Spaß, und man kann sich richtig auspowern.

Medizinbälle sind oft in vielfältiger Ausführung und in unterschiedlichen Gewichten in Fitnessstudios, Sportvereinen und Kampfsportschulen vorhanden. Auch für das selbstständige Training daheim ist der Medizinball ein hervorragendes Trainingsgerät, da er sehr viele Einsatzmöglichkeiten bietet, sich leicht unterbringen lässt und recht wenig kostet. Der Ball kann von Frauen, Männern und Kindern eingesetzt werden, und ein Ball mit dem richtigen Gewicht ist für Fitnesseinsteiger ebenso wie für Leistungssportler geeignet. Der Medizinball sollte in keinem Fitnessraum mehr fehlen, und die Übungen damit sollten in jeden Trainingsplan integriert werden.

Dieses Buch zeigt Ihnen alles Wichtige rund um das Training mit dem Medizinball. Sie lernen die Trainingsgrundlagen kennen und erfahren, wie Sie den richtigen Ball auswählen. Das Buch präsentiert die wichtigsten Übungen, bei denen der Ball als Zusatzgewicht und instabiler Untergrund eingesetzt wird, ebenso wie die Stoß- und Wurfübungen gegen eine Wand oder mit einem Trainingspartner. Es enthält Trainingspläne und Work-outs, nach denen Sie Ihr Training gestalten können und die Sie als Anregung für den eigenständigen Trainingsaufbau nutzen können.

INFO: WAS IST EIN MEDIZINBALL?

Der Medizinball ist ein modernes Trainingsgerät, das vielfältige Übungen ermöglicht. Er kann als zusätzliches Trainingsgewicht zur Entwicklung der Körperkraft genutzt werden sowie zum Werfen, Stoßen und Fangen. Auch als beweglicher Untergrund ist der Ball einsetzbar.

Medizinbälle gibt es aus unterschiedlichen Materialien. Die früher populären Bälle aus Rindsleder mit Tierhaarfüllung werden ebenso genutzt wie Bälle aus Gummi, Nylon oder Kunstleder. Ein Medizinball wiegt üblicherweise zwischen 0,5 kg und 10 kg; es werden aber auch deutlich schwerere Bälle hergestellt. Die Bälle sind in unterschiedlichen Umfängen zwischen 18 cm und 36 cm erhältlich.

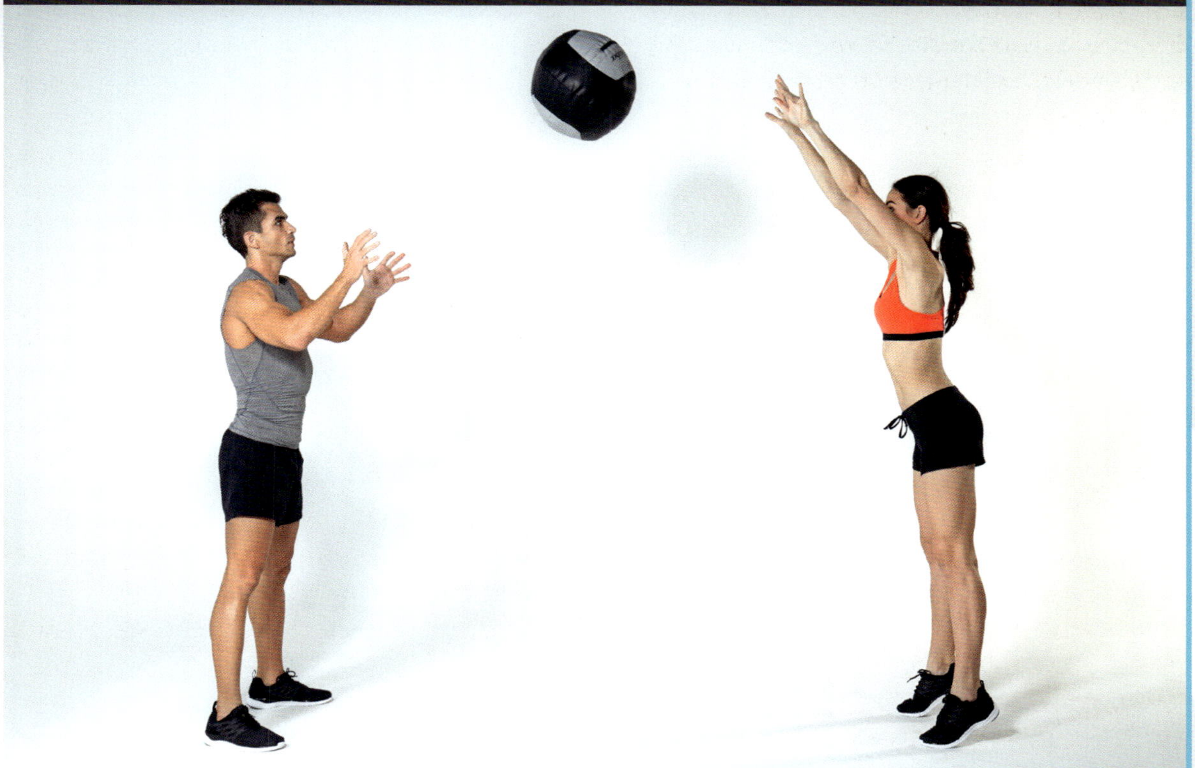

Das Training mit dem großen Softball.

ENTWICKLUNG DES MEDIZINBALLS

Es ist überliefert, dass Trainingsgeräte ähnlich dem Medizinball schon vor Jahrtausenden eingesetzt wurden, beispielsweise beim Training der römischen Gladiatoren und bei den alten Griechen. Damals wurde eine Tierhaut mit Sand gefüllt, um mit diesem Gerät den Körper zu kräftigen.

Der eigentliche Medizinball wurde Ende des 19. Jahrhunderts von dem legendären Wrestler und Trainer William Muldoon (1852–1933) entwickelt. William Muldoon war bekannt für seine außergewöhnlichen Methoden, mit denen er einige der weltbesten Boxer und Wrestler trainierte. Er nutzte den Ball zur Entwicklung von Muskelkraft und Reaktionsfähigkeit. Der Ball wurde zu einem wichtigen Übungsgerät in der Gymnastik. Man bezeichnete ihn bald als Medizinball, weil er eine Medizin für den ganzen Körper darstellt: Der Körper lässt sich damit umfassend kräftigen.

In Deutschland wurde der Medizinball im zweiten Jahrzehnt des 20. Jahrhunderts von zwei Personen eingeführt. Der Sportlehrer Carl Diem von der Hochschule für Leibesübungen in Berlin lernte den Ball während einer Amerikareise schätzen und setzte ihn dann an der Hochschule ein. Hans Surén lernte den Ball als Kriegsgefangener bei den Briten kennen und nutzte ihn, als er 1919 Leiter der Heeresschule für Sportübungen wurde, bei der Ausbildung der Soldaten. Eine typische Übung war damals beispielsweise das Seilspringen mit dem Medizinball zwischen den Füßen. Auch das Beinheben im Hängen mit dem Medizinball zwischen den Knien oder Füßen war bereits verbreitet; es wird auch heute noch praktiziert.

Nach den Hungerjahren im und nach dem Ersten Weltkrieg war die deutsche Bevölkerung in schlechter körperlicher Verfassung, und der Medizinball wurde beim sportlichen Training von Frauen, Männern und Kindern vielfältig eingesetzt. Auch wurde er im medizinischen Training zur Rehabilitation und Krankheitsvorsorge genutzt. Die aufwendigeren Modelle wurden von der Firma Berg in Nürnberg hergestellt. Diese Bälle bestanden aus Rindsleder und waren mit fest hineingestopftem Rentierhaar gefüllt. Weniger aufwendige Modelle wurden aus Segeltuch hergestellt. Medizinbälle gab es in verschiedenen Gewichten bis hin zu 10 kg. Sie wurden zu einem wichtigen Hilfsmittel in Schule und Gesundheitswesen.

Ab den 1980er-Jahren wurden neue Geräte im Fitness- und Gesundheitswesen beliebt, weshalb der Medizinball weniger oft eingesetzt wurde und etwas in Vergessenheit geriet. Aber nachdem sich in den letzten Jahren das funktionelle Training in den USA und von dort aus in der ganzen Welt verbreitet hat, wurde auch der Medizinball, eines der wichtigsten Geräte im funktionellen Training, wieder sehr populär.

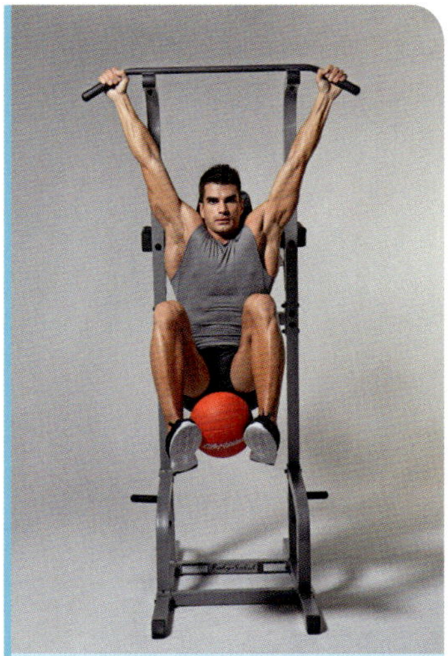

Das Beinheben im Hängen.

2. FUNCTIONAL TRAINING

Das Functional Training ist der aktuelle Trend im Fitness- und Gesundheitswesen. Bei dieser Methode wird der Körper ganzheitlich trainiert und gekräftigt. Es werden effiziente, alltagsähnliche Bewegungen ausgeführt und dabei der Körper stabilisiert, um die Gelenke zu schonen. Das Ziel ist es, den Körper fit für Alltag und Sport zu machen, anstatt große Muskelberge aufzubauen. Diese Trainingsform ist mittlerweile so populär, dass Fitnessstudios spezielle Bereiche dafür bereitstellen, sogenannte Freezones, in denen die Mitglieder die optimalen Voraussetzungen für das Functional Training vorfinden. Viele neue Studios richten sich sogar so ein, dass sie nur noch Functional Training anbieten, wie beispielsweise im CrossFit®, bei dem Trainingsboxen angeboten werden. Und auch im Training daheim lässt sich diese Trainingsform sehr effektiv ausführen.

Muskelketten

Jeder Bewegung des Körpers liegt ein komplexes Zusammenspiel der Muskulatur zugrunde – gleich, ob bei Alltagsbewegungen oder bei der Ausführung einer Sportart. Um dieser Tatsache gerecht zu werden, führen die Aktiven im funktionellen Training vorrangig freie Übungen aus, bei denen möglichst viele Gelenke bewegt und Muskelgruppen einbezogen werden. Über Jahre hinweg war es in den Fitnessstudios dagegen üblich, Muskeln eindimensional mit fixierten Maschinenbewegungen zu trainieren. Die funktionellen Übungen optimieren die Bewegungsabläufe, verbessern damit die Leistungsfähigkeit und verringern zudem die Verletzungsgefahr, da auch die Koordination der Muskeln trainiert wird.

Stabilisatoren

Ziel des Functional Trainings ist es auch, das Gleichgewicht und die Koordination zu verbessern sowie die Verletzungsgefahr von Bändern, Sehnen und Gelenken zu verringern. Deshalb wird nicht nur das Zusammenspiel von Muskelgruppen gefördert. Es werden auch die stabilisierenden Muskeln an den Gelenken gekräftigt, die sogenannten Stabilisatoren. Deren Training vermindert das Verletzungsrisiko des Bewegungsapparats infolge von Fehlstellungen und Ausweichbewegungen wie beispielsweise Fußumknicken. Für das Training der stabilisierenden Muskeln müssen die Bewegungen nicht unbedingt über mehrere Gelenke ausgeführt werden, denn auch kleine Bewegungen auf einem instabilen Untergrund bewirken positive Effekte. Nutzen Sie deshalb im Training oft Positionen auf instabilem Untergrund, damit der Körper das ständige Ausbalancieren lernt und so die Stabilisatoren gekräftigt werden.

Core-Training

Das gezielte Training der Core-Muskulatur, den stabilisierenden Muskeln der Körpermitte, ist ebenfalls ein wichtiger Bestandteil im funktionellen Training. Dies resultiert daraus, dass die Körpermitte bei allen Bewegungen in Sport und Alltag eine entscheidende Komponente für die Kraft- und Energieweiterleitung darstellt. Es werden deshalb im Functional Training viele intensive Rumpfübungen in alle Bewegungsrichtungen ausgeführt.

Typisch für das funktionelle Training sind also erstens das Verbessern des Zusammenspiels der Muskelgruppen, um optimale Kraftentwicklung und -weiterleitung zu ermöglichen, sowie zweitens die Kräftigung der stabilisierenden Muskeln an Fuß-, Knie-, Hüft-, Schulter-, Ellbogen- und Handgelenken und drittens der Aufbau einer kräftigen Core-Muskulatur. Außerdem ist entscheidend, dass das Training ganzheitlich und ausgeglichen erfolgt und sich keine Ungleichgewichte bilden, wie sie beispielsweise zwischen Zug- und Druckbewegungen des Oberkörpers sowie der vorderen und hinteren Beinmuskulatur auftreten können.

Trainingsgeräte und Übungsauswahl

Das Functional Training bietet ein großes Übungsangebot, sodass das Training auch zu Hause möglich ist. Die Übungen werden mit dem eigenen Körpergewicht ausgeführt und mit Geräten, bei denen die Bewegungen und die Körperpositionen stabilisiert werden müssen. Typische Trainingsgeräte sind Medizinball, Schlingentrainer, Physioball, Sandbag, Kettlebells sowie Kleingeräte, die den Körper in ein Ungleichgewicht bringen (z.B. Balance-Pad, Leverage Discs und Therapiekreisel). Dem Medizinball kommt hierbei eine bedeutende Rolle zu, da er sehr viele Einsatzvarianten bietet und auch Stoßen, Werfen und Fangen ermöglicht.

Wichtig ist bei der Übungsauswahl, das Programm abwechslungsreich und spannend zu gestalten, anstatt monoton Kraftübungen mit vielen Wiederholungen auszuführen. Es soll auch die geistige Leistungsfähigkeit gefördert werden, denn der Aktive muss sich in das Training einbringen und nicht geistig mehr oder weniger unbeteiligt seinen vorgegebenen Plan abarbeiten. Die Anforderungen werden progressiv erhöht, indem Zusatzgewichte und instabile Untergründe eingesetzt werden oder indem einfach ein stützendes Körperteil vom Boden abgehoben wird. Die Muskulatur baut sich dabei ebenfalls auf, was einen schönen Nebeneffekt darstellt.

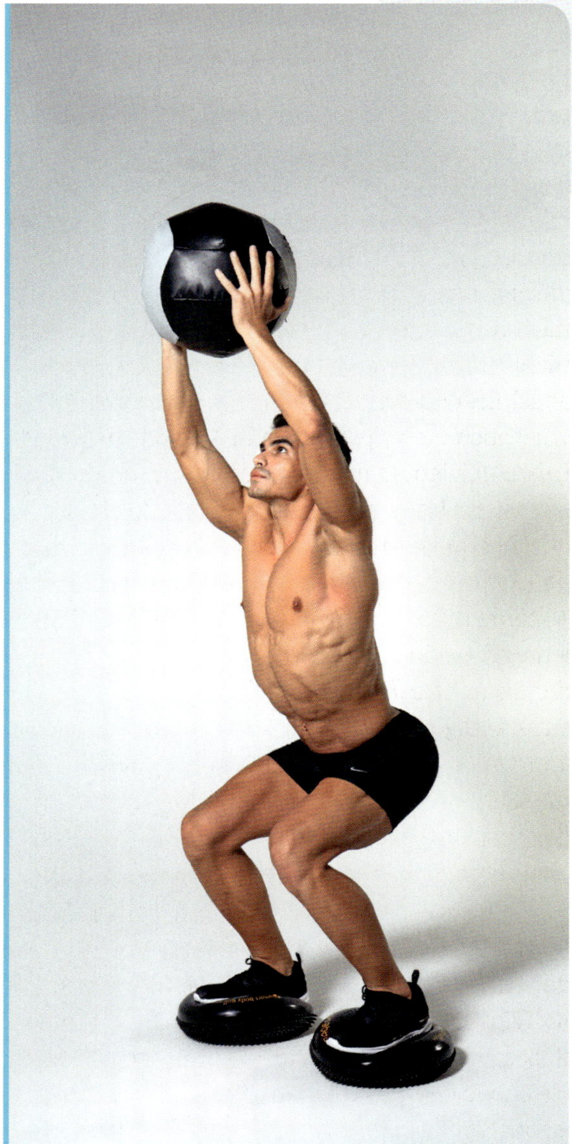

Das Training mit Leverage Discs, um die Stabilisatoren an den Fußgelenken zu kräftigen.

Trainingsstunde

Die Trainingseinheiten werden möglichst kurz gehalten, mit der Absicht, effektiv und intensiv zu trainieren. Eine Trainingseinheit dauert zumeist etwa 60 Minuten, kann aber auch kürzer sein, was sich vor allem für das Training daheim anbietet. Es ist besser, häufig und mit unterschiedlichen Übungen als selten und sehr intensiv zu trainieren.

Ein Satz einer Übung wird abhängig vom Trainingsziel für die Dauer von 30 bis 90 Sekunden ausgeführt. Es wird möglichst kurz zwischen den einzelnen Übungen pausiert; dazu wird häufig nach einem Satz für eine Bewegungsrichtung (z.B. Druck nach vorne) ein Satz für die gegensätzliche Bewegungsrichtung (z.B. Zug nach hinten) ausgeführt. So kann die jeweils nicht belastete Muskulatur regenerieren und ist anschließend bereit für den nächsten Satz. Oft wird auch ein sogenanntes Zirkeltraining ausgeführt, bei dem man von einer Übung direkt zur nächsten Übung übergeht. Nach einem Zirkeldurchgang von sechs bis zehn Übungen wird dann zwei bis fünf Minuten lang pausiert. Viele Aktive finden ein solches Training mit Intervallen und wechselnden Anforderungen spannender als das Abzählen von Wiederholungen und ein ständiges Pausieren zwischen den Sätzen. Sie können aber auch die Wiederholungen zählen und Sätze einer einzelnen Übung hintereinander ausführen, falls Ihnen ein solches Training angenehmer sein sollte.

Im Gruppentraining leitet der Trainer durch den Zirkel, wobei er die einzelnen Übungen individuell an das Leistungsniveau des Aktiven anpasst. So eignet sich das Training für jeden – gleich welchen Alters und Fitnesslevels. Dies ist auch ein großer Vorteil der funktionellen Übungen, denn bereits eine kleine Veränderung an einer Übung vereinfacht oder intensiviert diese deutlich. Im Einzeltraining ist das Training mit dem Intervall-Timer populär, bei dem Sie die Übungsdauer und die Pausen einstellen können und so motiviert werden, bis zum Signalton durchzuhalten (siehe Seite 25).

Trends

Es haben sich Trends im Functional Training entwickelt, bei denen die Aktiven immer mehr körperliche Leistung präsentieren wollen. So entstanden auch Vergleichswettbewerbe wie beim CrossFit®. Häufig werden dabei allerdings Leistungen durch Fehlstellungen erzielt und der Körper überlastet. Dies entspricht nicht der Zielsetzung des funktionellen Trainings, denn dabei soll der Körper mit effektivem und gesundem Training aufgebaut und nicht überlastet werden.

Es ist auch zu bedenken, dass nicht alles schlecht ist, was bisher gemacht wurde; auch das Maschinentraining kann hilfreich sein, beispielsweise können damit einzelne Muskeln kontrolliert wieder aufgebaut werden (z.B. nach Verletzung und/oder OP). Es gilt, den größten Nutzen für sein Training aus den verschiedenen Angeboten zu ziehen, wobei auch das isolierte Krafttraining seinen Platz haben kann. Trainieren Sie überlegt und gesundheitsbewusst und schöpfen Sie die positiven Effekte des Fitnesstrainings und all seine Möglichkeiten voll aus! So tun Sie Ihrem Körper langfristig Gutes.

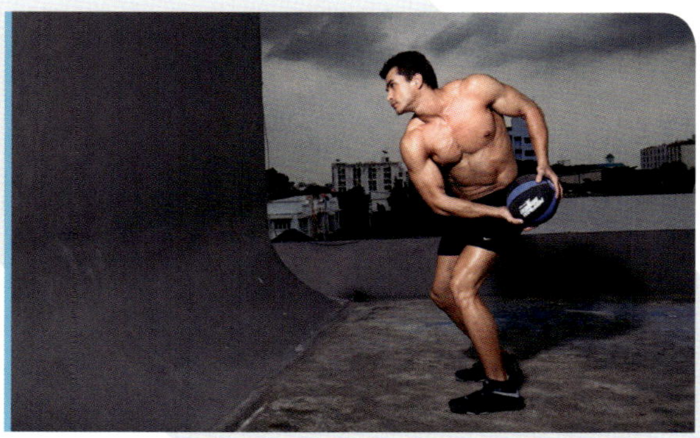

3. GUTE GRÜNDE

Das Training mit dem Medizinball hat zahlreiche positive Auswirkungen auf die sportliche Leistungsfähigkeit, die Fitness, die Gesundheit und somit auch auf das Wohlbefinden. Es gibt kein anderes Trainingsgerät, das so vielfältige Einsatzmöglichkeiten bietet. Alle Oberkörper-, Bein- und Rumpfmuskeln lassen sich wirkungsvoll mit dem Ball kräftigen. Der zielgerichtete Muskelaufbau ist zwar an Maschinen und freien Hanteln besser planbar, doch lässt sich im Training mit dem Medizinball effektiver das Zusammenspiel der Muskelgruppen fördern. Auch Kampfsportler und Sportler aus Wurfsportarten setzen den Medizinball im Training ein, da Werfen und Stoßen des Balls die Schnellkraft (Explosivität) der Muskulatur fördert.

Trainingsvariation

Das Medizinball-Training macht Spaß, bietet Abwechslung und ermöglicht es, sich richtig auszupowern. Nutzen Sie den Medizinball für Ihr Rumpf-Work-out, indem Sie diesen heben, senken, nach links und rechts bewegen und nach oben werfen. Das Work-out wird so anregend, und die Muskeln werden intensiv gekräftigt. Wenn Sie die Möglichkeit haben, den Ball gegen eine Wand zu stoßen und zu werfen sowie auf den Boden zu schleudern, dann verausgaben Sie sich auch mit solchen Übungen. Dies fördert nicht nur hervorragend die körperliche Fitness, sondern hilft ebenso beim Stressabbau. Auch Passen und Fangen im Partnertraining sind sinnvolle Trainingsvarianten.

Große Verbreitung

In den meisten Fitnessstudios und Sportvereinen ist eine große Auswahl von Medizinbällen vorhanden, und auch in Krankengymnastikpraxen und Reha-Einrichtungen sind mittlerweile wieder Medizinbälle vorrätig. Für Personal Trainer ist der Ball ebenso ein hervorragendes Gerät, denn zumindest ein kleiner Ball passt in die Trainingstasche und kann zum Klienten mitgebracht werden. Wenn Sie den Medizinball für das Training daheim einsetzen wollen, dann können Sie einen Ball kostengünstig erwerben.

Vielseitiges Trainingsgerät

Der Medizinball bietet eine große Vielfalt von Einsatzmöglichkeiten; er kann zum Kraftaufbau ebenso wie zum Ausdauer- und Gleichgewichtstraining genutzt werden. Er ist ein optimales Trainingsgerät, um Schnelligkeit, Explosivität und Reaktion zu fördern. Auch Bewegungsmuster für Ballwürfe und Boxschläge lassen sich mit dem Ball einstudieren und verfeinern, und es kann mehr Ausführungskraft entwickelt werden. Somit eignet sich der

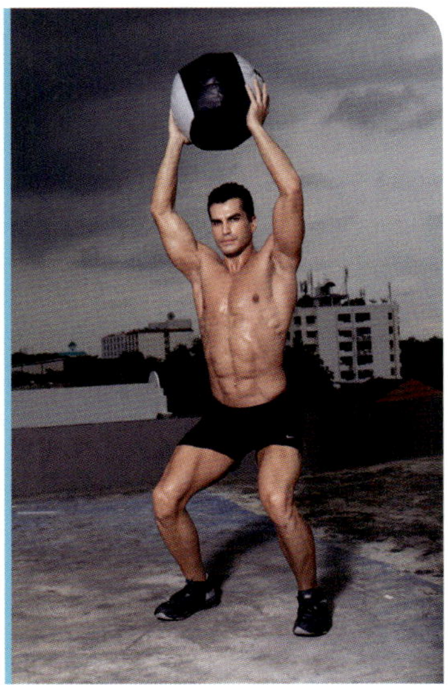

Medizinball für reine Fitnesssportler ebenso wie für Spezialisten, die in ihrer Disziplin die Leistungsfähigkeit verbessern wollen. Sie können mit dem Medizinball vollständige Work-outs ausführen oder aber einzelne Übungen in Ihrem Work-out ergänzen.

Verbessertes Muskelzusammenspiel und verbesserte Gelenkstabilität

Das Training mit dem Medizinball bewirkt ein verbessertes Zusammenspiel der Muskelgruppen durch den Einsatz in mehrgelenkigen Bewegungen. Aufgrund des Ballgewichts werden nicht nur die hebenden Muskeln intensiv angesprochen, sondern auch die stabilisierende Muskulatur wie beispielsweise der Rumpf. Die Übungen sind besonders effektiv, wenn sie mehrere Bewegungen kombiniert beinhalten, wie z.B. Beugen und Strecken von Beinen und Armen sowie Drehen des Oberkörpers. Generell steigert ein verbessertes Muskelzusammenspiel das Leistungsvermögen bei jeder sportlichen Betätigung ebenso wie im Alltag und vermindert zudem die Verletzungsgefahr, denn alle Körperbewegungen werden effizienter und besser koordiniert ablaufen.

Auch die Nutzung des Balls als beweglicher Untergrund bewirkt ein verbessertes Muskelzusammenspiel. Außerdem kräftigt es die Stabilisatoren. Die daraus resultierende verbesserte Gelenkstabilität wird vor allem an Fuß-, Knie-, Schulter- und Handgelenken erzielt.

Verbessern des Energietransfers

Mit dem Medizinball können Sie trainieren, die Energie besser von einer Körperpartie zu einer anderen zu übertragen. Es wird beispielsweise der Krafttransfer von den Füßen zu den Händen verbessert, indem durch zielgerichtete Übungen das Muskelzusammenspiel bei dieser Bewegungsfolge trainiert wird. Ein Boxschlag wird mit dem Abdruck der Ferse begonnen, und dann wird die Energie von den Beinen über Hüfte, Rumpf, Schultern bis zur schlagenden Faust geleitet. Einen solchen Kraft- und Energietransfer können Sie im Training mit dem Medizinball durch einarmige Stoßübungen verbessern, insbesondere, wenn Sie diese mit Hüftdrehung ausführen. Eine explosive Ausführung nach einem kurzen Vorspannen schult die Muskulatur darin, eine große Energie und Kraft aufzubauen und diese dann schnell und effizient von einer Körperstelle zur anderen zu transferieren.

Geringe Verletzungsgefahr

Beim eigenständigen Training mit dem Medizinball besteht wenig Verletzungsgefahr, wenn der Ball mit dem Körper in Kontakt kommt, also beispielsweise auf den Fuß oder den Bauch fällt. Wichtig ist allerdings, dass man immer die Körperspannung aufrechterhält und einen Medizinball mit dem geeigneten Gewicht benutzt. Das Training mit zu schweren Bällen kann zu Ausweichbewegungen führen, woraus eine Verletzung insbesondere bei Rotationsbewegungen resultieren kann. Beim Gruppentraining mit dem Medizinball sind einige Sicherheitsrichtlinien zu beachten (siehe Seite 20).

Effektives Training zu Hause

Der Medizinball bietet die Gelegenheit, auch daheim ein sinnvolles Training durchzuführen. Alle Muskeln können mit dem Ball wirkungsvoll gekräftigt werden. Bereits zwei Bälle mit unterschiedlichem Gewicht ermöglichen nahezu alle Übungen. Die Stoß- und die Wurfübungen sind allerdings daheim nur möglich, wenn die räumlichen Voraussetzungen wie eine stabile Wand und ein stabiler Fußboden gegeben sind und das Aufprallen des Balls nicht zu laut für die Nachbarn ist. Die Auswirkungen des Bodenwerfens lassen sich reduzieren, wenn Sie dies auf einer dicken Matratze ausführen.

EINSATZ DES MEDIZINBALLS

Das Training mit dem Medizinball wird häufig mit Werfen und Fangen in Verbindung gebracht. Das ist auch grundsätzlich richtig, denn diese Übungen sind effektiv und werden vielfach eingesetzt, um Explosivkraft und Ausdauer zu trainieren. Doch das Training mit dem Medizinball ermöglicht noch viel mehr, da der Ball auch als Zusatzgewicht sowie als instabiler Untergrund einsetzbar ist. Mit dem Medizinball sind so viele Übungen möglich, dass damit jede Trainingslangeweile vermieden werden kann. Sie können den Medizinball für komplette Work-outs nutzen oder aber einige Ballübungen in Ihrem aktuellen Übungszirkel ergänzen beziehungsweise Übungen austauschen.

Heben

Der Medizinball eignet sich hervorragend als Zusatzgewicht und somit als Intensivierung für das Training mit dem eigenen Körpergewicht. Ob Sie Kniebeugen, Ausfallschritte oder Crunches machen – durch den Einsatz des Medizinballs wird das Work-out deutlich intensiver, und Sie erfahren neue Herausforderungen. Das Medizinball-Training ermöglicht es auch, viele Bewegungen sinnvoll und effektiv miteinander zu kombinieren. Sie können beispielsweise „Burpees" mit einem Medizinball ausführen, und ebenso können Sie „Kniebeuge" und „Ballheben über den Kopf" kombinieren.

Stabilisieren

Statische Übungen sind ein wichtiger Bestandteil der Körperkräftigung, insbesondere für die Muskulatur der Körpermitte. Typische Übungen sind Unterarm- oder Handstütz in frontaler, seitlicher oder rückwärtiger Position am Boden. Indem Sie eine Stützübung mit den Händen oder Füßen auf einem instabilen Untergrund ausführen, wird sie deutlich intensiver und wirkungsvoller. Außerdem fördern Sie die Gelenkstabilität beispielsweise der Fuß-, Knie-, Hüft-, Schulter- und Handgelenke, wobei der genaue Effekt abhängig von der jeweiligen Übung ist. Wenn Sie beispielsweise den Frontstütz mit den Händen auf einem Medizinball ausführen, müssen Sie die tiefer liegenden Muskeln so aktivieren, dass der Ball nicht wegrollt. Sie erreichen mit dieser Variante eine intensive Aktivierung von Arm-, Schulter-, Rücken- und Bauchmuskulatur. Ebenso erzielen Sie einen deutlich größeren Effekt bei einer Übung mit Oberkörperdrehung, wenn Sie einen Medizinball in den Händen halten, insbesondere bei gestreckten Armen im Stand. Die haltende Muskulatur wird dabei intensiv aktiviert, da sie der Drehung entgegenwirken muss.

Stoßen, Werfen und Fangen

Der Medizinball ist das perfekte Gerät, um Stoßen, Werfen und Fangen in das Training zu integrieren. Sie können Stoßen oder Werfen und anschließendes Fangen schnell und rhythmisch ausführen, um die allgemeine Ausdauer sowie die Kraftausdauer zu verbessern. Wenn Sie dies mit einer Hüftrotation üben, erfolgt dabei auch ein sehr effektives Training der Rumpfmuskulatur. Der Medizinball lässt ebenso explosives Üben zu, wozu Sie den Körper zuerst in Vorspannung bringen und dann nach einer kurzen Haltezeit die Bewegung schnellstmöglich ausführen. Ziel ist es, dass der Körper Energie und Kraft zu speichern lernt, um sie dann im Zusammenspiel der Muskulatur effektiv zu transferieren und freizusetzen. Die Bewegung soll über die vollständige Distanz ausgeführt werden, und der Körper muss dabei lernen, die Bewegung in allen Positionen zu stabilisieren. Wenn Sie beispielsweise den Ball aus seitlicher Position gegen die Wand werfen, müssen Sie einen athletischen Stand einnehmen. Von dort aus müssen Ihre Beine die Bewegung durchgehend stabilisieren. Wenn Sie solche Übungen mit Ball kontrolliert ausüben, werden Sie in jeder Sportdisziplin eine größere Leistung freisetzen können. Außerdem schonen Sie den Körper und vermindern die Verletzungsgefahr, weil Sie Ausweichbewegungen vermeiden und die optimale Position besser halten können.

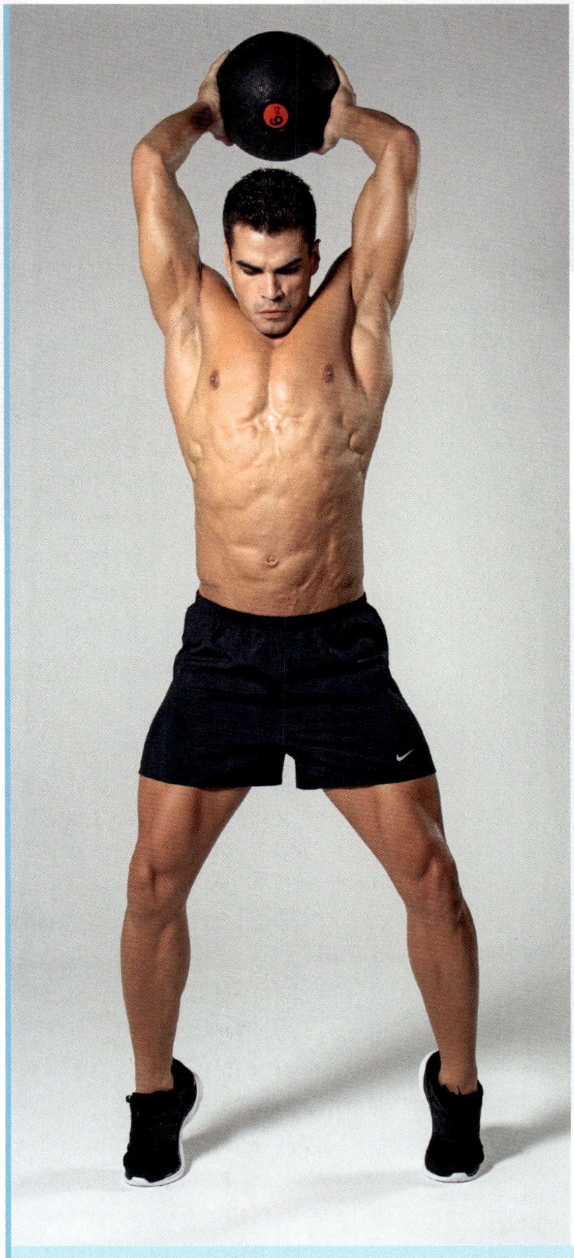

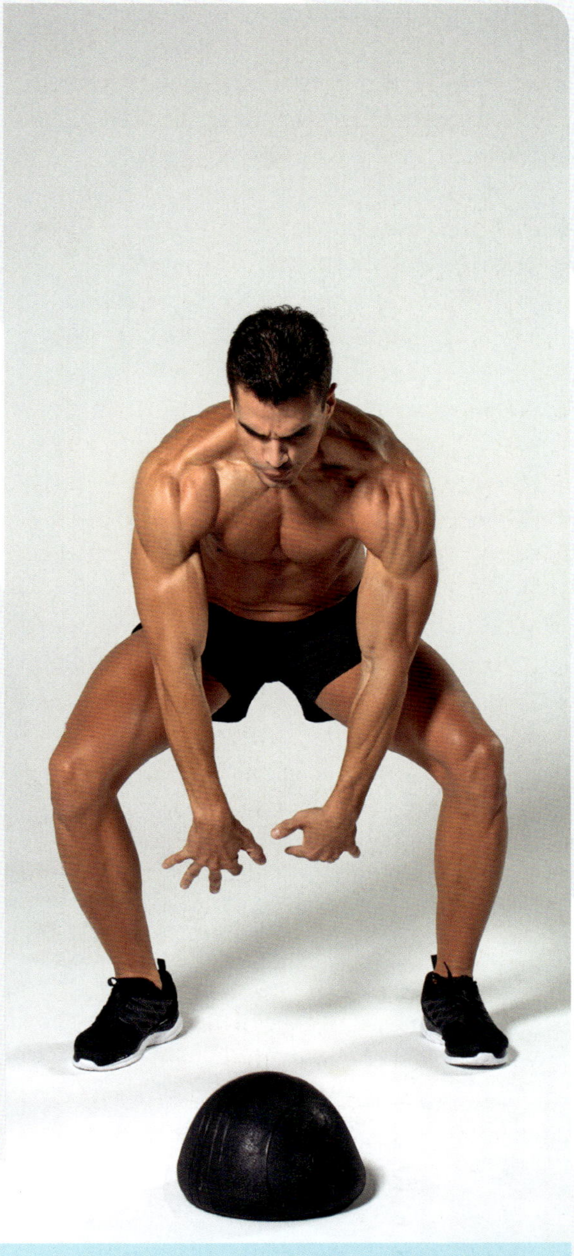

Das Schleudern des Medizinballs auf den Boden.

4. HÄUFIGE FRAGEN

Zum Training mit dem Medizinball werden immer wieder die folgenden oder ähnliche Fragen gestellt:

Für wen eignet sich das Medizinball-Training?

Das Training mit dem Medizinball motiviert, macht Spaß und bietet vielfältige Möglichkeiten, sodass jeder damit trainieren kann – egal, ob Fitnesseinsteiger oder Profisportler. Unabhängig vom Alter können Frauen ebenso wie Männer den Ball für das Training nutzen, vorausgesetzt, dass die grundlegenden Regeln beachtet werden: Sie müssen die für sich geeignete Übungsvariante sowie den passenden Medizinball wählen. Die Übungen sind immer mit der richtigen Technik auszuführen und dürfen nicht durch Fehlstellungen bewältigt werden, beispielsweise weil ein zu schwerer Ball verwendet wird.

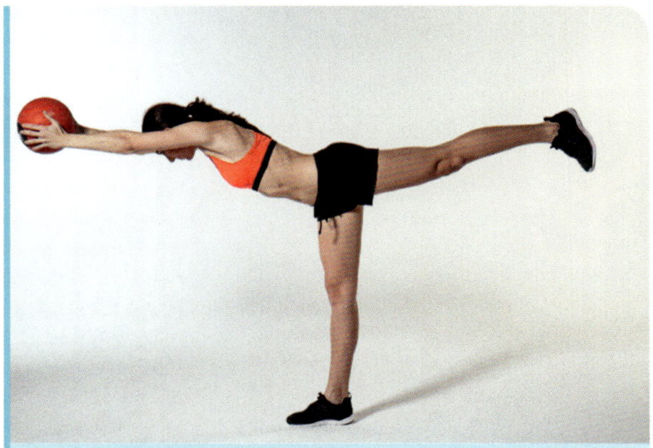

Trainieren Sie mit dem geeigneten Ballgewicht, um Ausweichbewegungen zu vermeiden.

Kann ich mit dem Medizinball kräftige Muskeln aufbauen?

Die Übungen mit dem Medizinball kräftigen die Muskeln sehr wirkungsvoll. Die Übungen sind komplex, d. h., dass sie gleichzeitig mehrere Muskelgruppen aktivieren, wodurch sich das Muskelzusammenspiel verbessert. Damit können Sie bei Anforderungen jeglicher Art mehr Muskelkraft freisetzen. Das Training führt aber auch zu einem Muskelwachstum und somit zu einer größeren Muskelmasse. Wie groß der Effekt für das Muskelwachstum jedoch genau ist, hängt von der Trainingsmethode, der körperlichen Veranlagung, dem Leistungsstand und davon ab, ob Sie genügend Eiweiß für den Muskelaufbau zu sich nehmen.

Wie kann ich das Training mit dem Medizinball intensivieren?

Wenn Sie bei einer bestimmten Übung die Intervalldauer oder die angestrebte Wiederholungszahl überschreiten können, dann sollten Sie die Übung intensivieren oder variieren. Beim Training mit Hanteln und Maschinen können Sie die Intensivierung in exakten Schritten vornehmen. Beim Training mit dem Medizinball ist das etwas schwieriger, da viele Übungen kombinierte Bewegungen enthalten und oft nicht genügend unterschiedlich schwere Bälle vorhanden sind, insbesondere, wenn Sie das Training zu Hause durchführen. Doch bietet jede Medizinball-Übung zahlreiche Möglichkeiten zur Intensivierung. Sie können beispielsweise eine Drehung ergänzen, ein abstützendes Körperteil anheben oder einen instabilen Untergrund nutzen. Es bestehen zudem keine Belastungsgrenzen beim Üben mit dem Medizinball, sodass Sie Ihre Fitness und Kraft immer weiter fördern können.

Wie kann man Medizinball-Übungen im Training integrieren?

In diesem Buch finden Sie Pläne und Work-outs, mit denen sich alle Muskelgruppen effektiv trainieren lassen. Sie können einen oder mehrere dieser Zyklen ausführen und dann wieder Zyklen mit anderen Schwerpunkten einsetzen.

Sie können aber auch Übungen aus diesem Buch in Ihr bisheriges Training übernehmen. Wählen Sie dazu zwei bis drei Übungen aus und fügen Sie diese in Ihr Work-out ein. Dabei ist darauf zu achten, welches Ziel Sie mit der jeweiligen Trainingseinheit verfolgen. Wenn Sie mehrere Fitnesskomponenten in einer Trainingseinheit fördern wollen, dann gehen Sie dabei so vor, dass Sie nach dem Aufwärmen zuerst die Übungen zur Verbesserung der Explosivität und der Koordination ausführen. Danach folgen die Übungen mit Muskelaufbau als vorrangigem Ziel. Die Übungen zur Verbesserung der Ausdauer, die weniger anspruchsvoll für die Koordination sind, sollten zuletzt eingesetzt werden.

Kann das Medizinball-Training in ein Stadium von Übertraining führen?

Jedes Training, auch das mit dem Medizinball, führt zu einem Zustand von Übertraining, wenn Sie Ihrem Körper nicht genügend Zeit zur Regeneration bieten. Nach jeder Trainingseinheit muss sich der Körper erholen, um zuerst einmal das alte Leistungsniveau wiederherzustellen und es dann – nach einem überschwelligen Trainingsreiz – weiter zu verbessern. Wie lange der Körper zur Regeneration benötigt, ist davon abhängig, wie intensiv die Trainingsreizsetzung erfolgt ist und wie die Regeneration gestaltet wird. Üblicherweise wird empfohlen, die beanspruchten Muskelgruppen nach einem intensiven Training ein bis drei Tage zu regenerieren. Im vierten Kapitel finden Sie vollständige Trainingsprogramme. Planen Sie jedoch Ihr Training selbstständig, dann achten Sie darauf, dass Sie zwischen dem zweimaligen Ausführen des gleichen Work-outs mindestens einen Tag Abstand halten.

Was für einen Medizinball soll ich mir kaufen?

Es ist mittlerweile eine Vielzahl von Medizinbällen verfügbar, die unterschiedliche Trainingsaspekte betonen. Lederbälle eignen sich optimal als Zusatzgewicht bei Körpergewichtsübungen, da sie angenehm in der Hand liegen, sowie als instabiler Untergrund bei Stützübungen. Als Trainingsgerät für Wurfübungen gegen eine Wand sind sie hingegen nicht empfehlenswert, weil sie sich mit der Zeit verformen und nicht gut zurückspringen.

Gummibälle haben bessere Sprungeigenschaften und eignen sich deshalb für Würfe gegen eine Wand (Wall Ball) und auf den Boden. Sie können ebenfalls als Zusatzgewicht genutzt werden sowie als instabiler Untergrund, sind dazu jedoch nicht optimal, da sie wegrollen können und beim Stützen etwas nachgeben. Es wird an Gummibällen auch manchmal ein unangenehmer Geruch bemängelt, insbesondere bei günstigen Modellen.

Für das Bodenwerfen gibt es spezielle Gummibälle (Slam Ball), die beim Aufprallen auf dem Boden nachgeben, sodass man das Ballanheben in die Übung integrieren kann. Für das Üben mit Partner wurden große, weiche Bälle entwickelt (Softball), die auch als Zusatzgewicht genutzt werden können. Weiterhin gibt es Bälle mit Schlaufe (Schleuderball), die man um den

Kopf schwingen kann, sowie Bälle mit Griffen (Grip Ball), die es ermöglichen, Kettlebell- und Hantelübungen zu simulieren. Solche Bälle sind aber zumeist recht teuer und eher ergänzende Trainingsgeräte.

Wenn Sie beim Training daheim Wurfübungen gegen eine Wand und auf den Boden ausführen wollen, ist der Kauf eines Gummiballs empfehlenswert. Ansonsten können Sie frei zwischen Gummiball und Lederball wählen.

Was für ein Gewicht soll ich wählen?

Bei der Auswahl eines Medizinballs ist das richtige Gewicht entscheidend. Wählen Sie die Bälle besser zu leicht als zu schwer, um keine Verletzung durch Körperfehlstellung zu riskieren. Schwere Bälle eignen sich vor allem für Oberkörper- und Beinübungen, leichte Bälle eher für Core-Übungen. Auch ist bei der Ballwahl entscheidend, ob Sie vorrangig Muskelaufbau und Kraftausdauer oder Explosivität fördern wollen. Abhängig von Ihrem Trainingsziel sollten Sie aber mindestens acht Wiederholungen mit dem

INFO: GEFAHREN BEIM MEDIZINBALL-TRAINING

Grundsätzlich besteht beim Training mit dem Medizinball kaum Verletzungsgefahr, vorausgesetzt, dass Sie die Übung technisch korrekt ausführen und die Körperspannung durchgehend halten. Ein Risiko besteht hingegen dann, wenn Sie die Bewegungen unkontrolliert ausführen, insbesondere bei Körperdrehungen. Lernen Sie deshalb solche Bewegungen zuerst mit leichten Bällen und üben Sie dabei ganz bewusst, die Muskulatur in Spannung zu bringen und zu halten.

Beim Wurftraining gegen eine Wand müssen Sie darauf achten, dass Sie sich in der geeigneten Distanz befinden, um den Rückprall aufnehmen zu können. Üben Sie zuerst einige Mal vorsichtig, um die richtige Distanz zu finden, und verändern Sie gegebenenfalls den Balldruck. Achten Sie auch darauf, dass sich nichts Zerbrechliches in Wandnähe befindet, wohin der Ball abprallen könnte.

Bei Partnerübungen besteht bei harten Bällen das Risiko, sich beim Fangen an den Fingern zu verletzen, weshalb die großen, weichen Bälle entwickelt wurden, bei denen dieses Risiko minimiert ist.

Im Gruppentraining ist darauf zu achten, dass zwischen den Übenden genug räumliche Distanz besteht, beziehungsweise dass die Raumaufteilung so gestaltet ist, dass niemand von umherfliegenden Bällen getroffen werden kann oder über einen liegenden Ball stolpert.

Ein Work-out mit dem Medizinball lässt sich leicht zwischendurch zu Hause ausführen, beispielsweise in einer Fernsehpause. Wenn Sie dabei Stöße und Würfe nach oben aus der Rückenlage oder im Kniestand integrieren, müssen Sie allerdings einkalkulieren, dass ein Stoß oder Wurf etwas verrutscht und dann in der Flugbahn nicht mehr aufgehalten werden kann. Zerbrechliche Gegenstände wie Fernseher, Glasbehälter und Vitrinen müssen deshalb weit genug vom Trainingsort entfernt sein.

Ballgewicht technisch sauber ausführen können. Als erster Trainingsball empfiehlt sich für Frauen abhängig von Trainingsziel, Körpergewicht und Körperkraft ein Einstiegsball von 1–2 kg und für Männer ein Einstiegsball von 2–4 kg.

Für das Training zu Hause ist es empfehlenswert, dass Sie zumindest zwei Bälle mit unterschiedlichen Gewichten zur Verfügung haben. Am besten kaufen Sie zuerst einen leichten Ball, und nach einiger Trainingszeit erwerben Sie dann noch einen etwas schwereren Ball dazu.

Trainieren Sie gerne und häufig mit dem Medizinball, dann schaffen Sie sich mehrere Bälle an. So können Sie auch die Übungen zum Muskelaufbau leicht an Ihr Leistungsniveau anpassen. Medizinbälle werden im Handel meistens zwischen 0,5 und 10 kg angeboten; es sind aber auch schwerere Bälle verfügbar.

Wenn Sie bezüglich der Ballart und des Ballgewichts unsicher sind, dann suchen Sie ein großes Sportgeschäft auf, um sich beraten zu lassen und die Bälle zu testen.

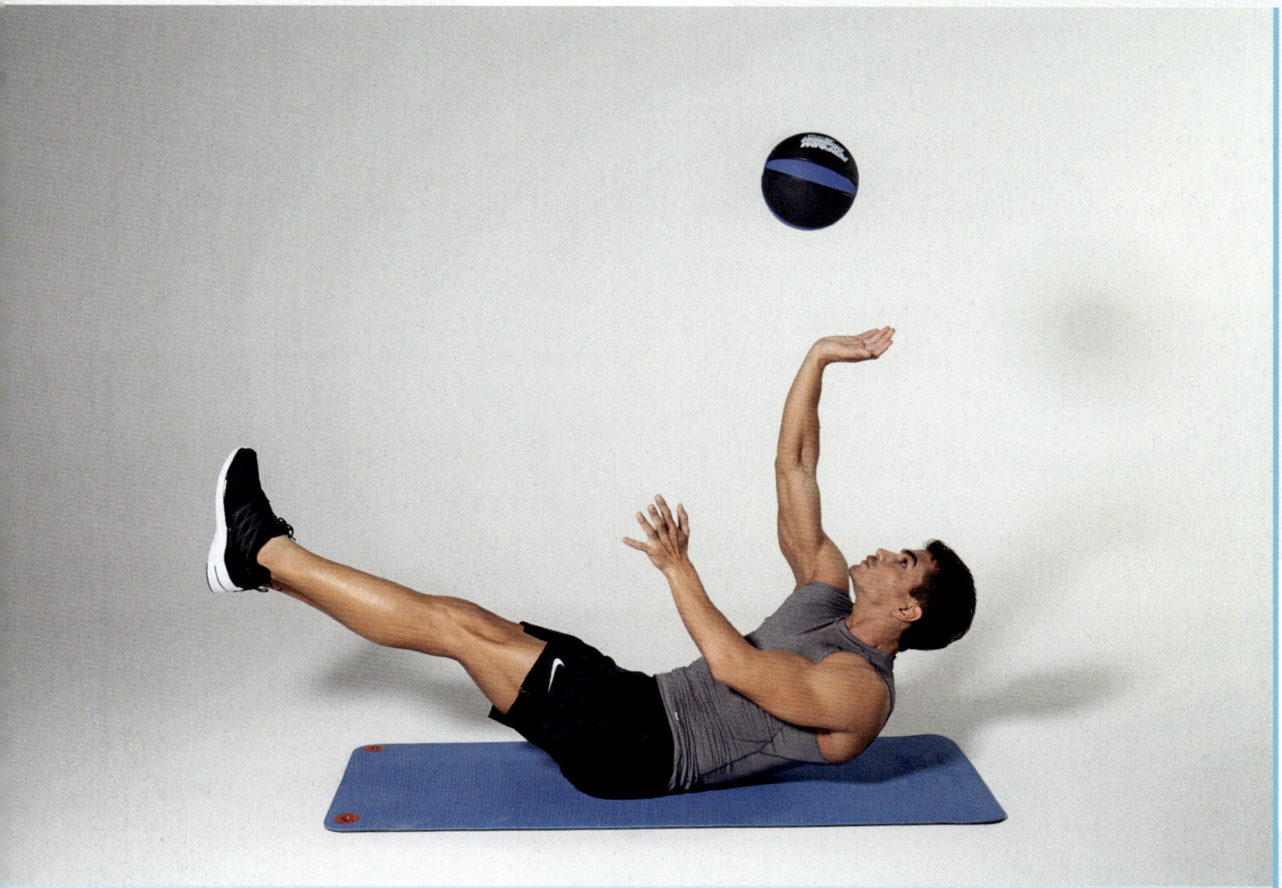

Ein Stoß nach oben kann leicht die Flugbahn verändern und dann oft nicht mehr aufgefangen werden. Achten Sie darauf, dass sich nichts Zerbrechliches in der Nähe befindet.

5. TRAININGSAUSRÜSTUNG

Für das Training mit dem Medizinball wird eine Vielzahl von unterschiedlichen Bällen angeboten. Die Bälle unterscheiden sich in Oberflächenstruktur, Herstellungsmaterial, Gewicht, Größe und Prellverhalten. Wählen Sie Gewicht, Größe und Eigenschaften des Balls abhängig von Ihrer Körperkraft, Ihren Trainingszielen sowie den geplanten Übungsvarianten. Neben einem passenden Ball benötigen Sie für das Training nicht viel. Wenn Sie Würfe in der Wohnung auf den Boden machen, dann empfiehlt es sich, die Bälle auf eine dicke Matte zu schleudern. Die Wurf- und Stoßübungen gegen eine stabile Wand können Sie im Keller oder im Garten ausführen.

ÜBERSICHT ÜBER MEDIZINBÄLLE

Die folgenden Medizinbälle können Sie im Training einsetzen. Die Ballbezeichnungen sind nicht einheitlich, so lassen sich manchmal auch andere Namen finden. Die Preise sind abhängig vom Hersteller teilweise sehr unterschiedlich. Für das Training zu Hause sind die Bälle in der unteren Preisgruppe meist bereits gut genug.

❁ Medizinball aus Gummi oder Ruton (Wall Ball)

Dieser typische Medizinball für das Stoß- und Wurftraining gegen eine Wand ist zumeist von kleiner oder mittlerer Größe. Er ist aus Gummi oder Ruton hergestellt und hat eine genarbte Oberfläche, wodurch er sich gut greifen lässt. Das Nadelventil ermöglicht es, die Sprungkraft des Balls anhand des Luftdrucks zu variieren. Wenn Sie eine neue Wurfübung ausführen, nutzen Sie den Ball eher wenig aufgepumpt, damit Sie sich erst an den Rückprall gewöhnen können. Der Ball kann für alle Übungen eingesetzt werden; er eignet sich aufgrund der guten Prelleigenschaften besonders für die Wurfübungen gegen eine Wand. Fließende Stoß-, Wurf- und Fangbewegungen sind möglich. Auch für Bodenwürfe ist dieser Ball geeignet, wenn auch nicht so optimal wie der Slam Ball. Der Wall Ball ermöglicht ebenso die Nutzung als Zusatzgewicht sowie als instabiler Untergrund. Der Ball wird im Handel mit einem Durchmesser von 19–34 cm und einem Gewicht von 0,5–10 kg angeboten. Der Preis ist abhängig von Gewicht und Verarbeitung und beträgt zwischen 20 und 100 EUR. Ein sehr gutes Preis-Leistungs-Verhältnis bieten die Wall Balls der Firma Perform Better, die in diesem Buch häufig verwendet werden.

❁ Medizinball aus Leder oder Kunstleder (Klassischer Ball)

Der Medizinball aus Leder oder Kunstleder hat häufig eine mittlere Größe. Er liegt sehr gut in der Hand und eignet sich optimal zur Intensivierung von Übungen mit dem eigenen Körpergewicht sowie als instabiler Untergrund bei Stützübungen. Der Ball lässt sich aber auch beim Wurftraining mit dem Partner einsetzen. Allerdings sind die meisten Modelle für häufige Würfe gegen eine Wand oder auf den Boden nicht geeignet, da sie nicht gut zurückprallen und nicht formbeständig sind. Der Ball ist mit einem Durchmesser von 19–37 cm und einem Gewicht zwischen 0,5 und 20 kg für 30–100 EUR erhältlich.

Großer und weicher Medizinball (Softball)

Dieser Medizinball zeichnet sich dadurch aus, dass er groß und weich ist. Er besitzt zumeist eine Nylonbeschichtung, ist formstabil und robust. Der Ball eignet sich optimal für schnelle Passübungen zum Partner, denn es besteht beim Fangen des weichen Balls nur eine geringere Verletzungsgefahr an den Fingern. Der Ball ist auch für eine Vielzahl von anderen Übungen einsetzbar. Zu beachten ist beim Werfen und Stoßen gegen eine Wand, dass er kaum zurückprallt; er kann aber auch dazu eingesetzt werden, wie dies beispielsweise mit geringem Wandabstand beim CrossFit® gemacht wird. Der große Ball hat einen Durchmesser von meistens etwa 36 cm. Er wird mit Gewichtsstufen von 1,5–10 kg zu einem Preis zwischen 50 und 140 EUR angeboten. Das beliebteste Model ist das der Firma Dynamax®, welches auch hier im Buch bei einigen Übungen zu sehen ist.

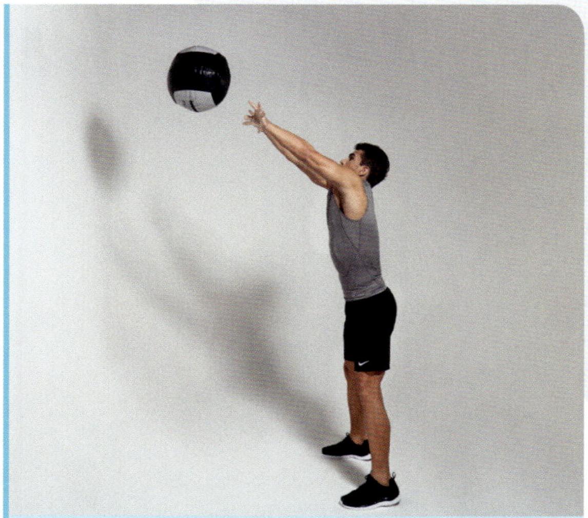

Der hohe Ballstoß gegen die Wand mit einem Softball.

Schleuderball (Slam Ball/Jam Ball)

Dieser Ball hat eine nachgiebige Struktur und kann damit auch die kraftvollsten Würfe absorbieren. Er eignet sich optimal für harte Würfe auf den Boden, da er nicht zurückprallt und kaum wegrollt. Sie können so das Aufheben in die Übungsbewegung integrieren, was viele weitere Muskeln mittrainiert. Die Oberfläche des Balls ist sehr griffig, und er kann damit für zahlreiche Übungen eingesetzt werden. Den Slam Ball gibt es zumeist im Durchmesser von 23 oder 26 cm und mit einem Gewicht von 1–10 kg; er ist aber auch bei einigen Fachhändlern bis 20 kg im Angebot. Der Preis beträgt zwischen 15 und 90 EUR.

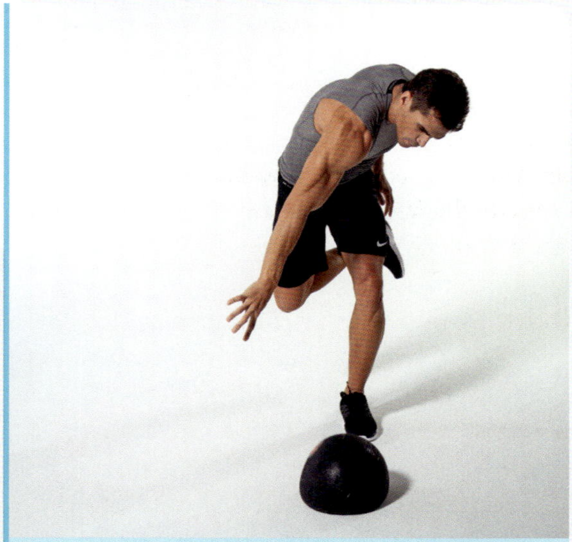

Das Training mit dem Slam Ball.

Medizinball mit Griffen (Grip Ball)

Dieser Medizinball ist aus robustem Gummimaterial und hat üblicherweise zwei Griffmulden. Diese Griffe ermöglichen nicht nur die typischen Medizinball-Übungen, sondern auch die Simulation von Kettlebell- und Hantelübungen, denn der Ball kann an den Griffen gehoben und geschwungen werden. Typische

Medizinball-Übungen wie „Ballwerfen gegen die Wand" sind auch möglich, lassen sich aber mit einem Wall Ball deutlich besser durchführen. Der Grip Ball hat einen Durchmesser von 23–26 cm und ein Gewicht von 1–10 kg. Der Ball ist im Fachhandel für 25–140 EUR erhältlich.

Medizinball mit Schlaufe/Seil (Schleuderball)

Dieser Medizinball besitzt eine eingenähte Schlaufe, an welcher er über den Kopf geschwungen werden kann; der Ball lässt sich aber auch für viele andere Übungen einsetzen. Der Schleuderball wird im Handel eher selten angeboten, und daher gibt es auch nicht viel Auswahl. Der Ball ist meistens klein, mit einem Durchmesser von 16–20 cm, und in Gewichtsstufen von 0,8–2 kg erhältlich. Der Ball kostet zwischen 30 und 80 EUR.

Einen ähnlichen Trainingseffekt erreichen Sie, wenn Sie einen kleinen oder mittelgroßen Medizinball in eine Baumwolltasche legen, wie diese oft zum Einkaufen verwendet wird, und diese Tasche dann schwingen. Auch gibt es eine spezielle Seilvorrichtung, bekannt als „Tomahawk Sack Pro", in die ein Ball jeder möglichen Größe gelegt und dann geschwungen werden kann.

ERGÄNZENDE TRAININGSGERÄTE FÜR DAS TRAINING DAHEIM

Die folgenden Geräte können Sie beim Medizinball-Work-out daheim zusätzlich nutzen. Sie sind recht kostengünstig zu erwerben. Sie sind jedoch nicht zwingend erforderlich; wenn Sie einen Medizinball verfügbar haben, dann können Sie umgehend mit dem Training beginnen.

Gymnastikball

Ein Gymnastikball, auch Fitnessball, Stability Ball oder Physio-Ball genannt, bietet vielfältige Möglichkeiten, um ihn im Fitnesstraining zu integrieren. Bei einigen Medizinball-Übungen können Sie den großen Ball als instabilen Untergrund nutzen. Der Körper muss die Übungsbewegung auf dem Ball ausbalancieren, wodurch die Core-Muskulatur intensiv gekräftigt wird. Wählen Sie eine Ballgröße, bei der Ihre Kniegelenkswinkel im Sitzen etwas mehr als 90 Grad betragen. Ein Gymnastikball wird im Fachhandel ab zirka 15 EUR angeboten.

Faszienrolle (Massagerolle) und Faszienkugel (Massageball)

Um Ihre Regeneration zu beschleunigen und aktiv gegen Verspannungen vorzugehen, können Sie eine Hartschaumrolle, auch als Faszienrolle bekannt, einsetzen. Häufig genutzt werden Rollen mit einem Durchmesser von etwa 15 cm und einer Länge von 30 cm oder aber 45 cm. Im Fachhandel wird eine solche Rolle ab zirka 30 EUR angeboten. Sie können auch eine Trigger Point Massagerolle (The Grid®) verwenden, die für zirka 40 EUR erhältlich ist.

Auch eine Faszienkugel (Massageball) oder ein Tennisball lassen sich bei der Behandlung von schmerzenden Bereichen und Triggerpunkten sinnvoll nutzen. Die Kugel gibt es im kleinen

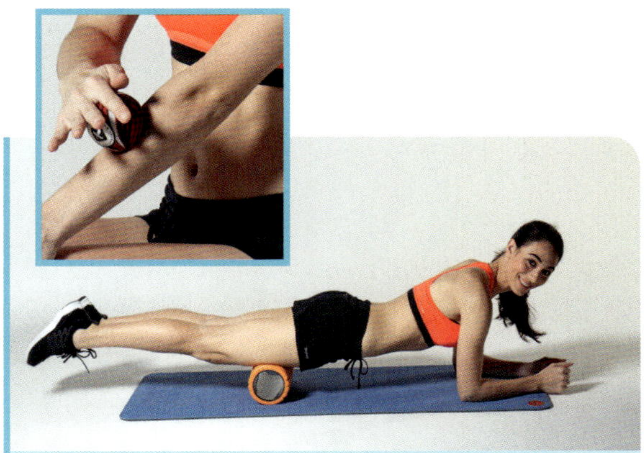

Mit der Faszienrolle können Sie die Muskulatur großflächig bearbeiten, und mit der Faszienkugel können Sie kleine schmerzende Stellen behandeln.

Durchmesser von 8 cm ab zirka 10 EUR, sowie mit einem größeren Durchmesser von 12 cm ab zirka 15 EUR.

Intervall-Timer

Für das Training mit Zeitintervallen benötigen Sie einen Timer. Diesen können Sie im Handel ab zirka 20 EUR erwerben, beispielsweise von der Firma Gymboss. Sie können auch einen Online-Timer nutzen, wenn Sie beim Training daheim den Laptop oder das Mobiltelefon neben sich legen. Es werden zahlreiche Online-Timer im Internet kostenlos angeboten, die sich leicht finden lassen, indem Sie in eine Suchmaschine „Online Intervall Timer" oder „Online Tabata Clock" eingeben (z. B. www.tabatatimer.com und www.beach-fitness.com/tabata). Ebenso sind kostenlose Apps erhältlich.

Trainingsmatte

Eine Trainingsmatte eignet sich für Übungen in Bodenlage sowie im Kniestand. Als Alternative können Sie die Übungen auf einem Teppich oder einem großen Handtuch ausführen. Eine Trainingsmatte wie beispielsweise eine Yoga-Matte erhalten Sie im Fachhandel ab zirka 15 EUR.

Klimmzugstange

Für das Training der oberen Rückenmuskulatur mit Zugvarianten wie „M 63: Klimmzug mit Medizinball zwischen den Füßen" sowie der Rumpfmuskulatur mit „M 98: Beinheben im Hang mit Medizinball" können Sie eine Klimmzugstange nutzen. Die einfachsten Modelle lassen sich im Türrahmen anbringen und sind im Fachhandel ab zirka 20 EUR erhältlich. Es gibt auch weitaus aufwendigere Vorrichtungen mit Wandbefestigung, die ab zirka 100 EUR angeboten werden.

Therapiekreisel/Leverage Discs

Der Therapiekreisel kann als instabiler Untergrund bei einigen Medizinball-Übungen zur Intensivierung dienen. Sie können sich mit den Füßen oder den Händen auf dem Kreisel abstützen. Der Kreisel kann auch kombiniert mit einem anderen Gerät eingesetzt werden. Sie können beispielsweise die Hände auf dem Medizinball aufstellen und die Füße auf dem Therapiekreisel oder umgekehrt. Ein Therapiekreisel ist im Fachhandel ab zirka 25 EUR erhältlich.

In diesem Buch werden die hochwertigen Leverage Discs verwendet, die im Handel für zirka 90 EUR verfügbar sind.

Balance-Pad

Das Balance-Pad gibt bei Belastung etwas nach, sodass der Übende seine Position darauf ausbalancieren muss. Auch dieses Gerät wird eingesetzt, um die Koordination zu fördern und die stabilisierende Muskulatur zu kräftigen. Sie können das Pad bei Übungen im Stand einsetzen, aber ebenso die Hände oder die Knie darauf stützen. Ein Balance-Pad ist im Fachhandel ab zirka 30 EUR erhältlich.

Sprungseil

Zum Aufwärmen vor dem Training mit dem Medizinball können Sie ein Sprungseil nutzen. Die einfachsten Modelle sind bereits ab zirka 10 EUR erhältlich. Es gibt auch aufwendigere Modelle, die jeden ausgeführten Sprung mitzählen und erheblich teurer sind.

Valslide®

Für Gleitübungen mit Füßen oder Händen wie beispielsweise die Übung „M 76: Rückgleiten in den Ausfallschritt" eignet sich optimal der Valslide®, den Sie im Handel ab zirka 35 EUR erhalten können. Alternativ können Sie aber auch günstigere Sliding/Gliding-Discs/Pads verwenden oder einfach ein zusammengefaltetes Handtuch als Gleitunterlage nutzen.

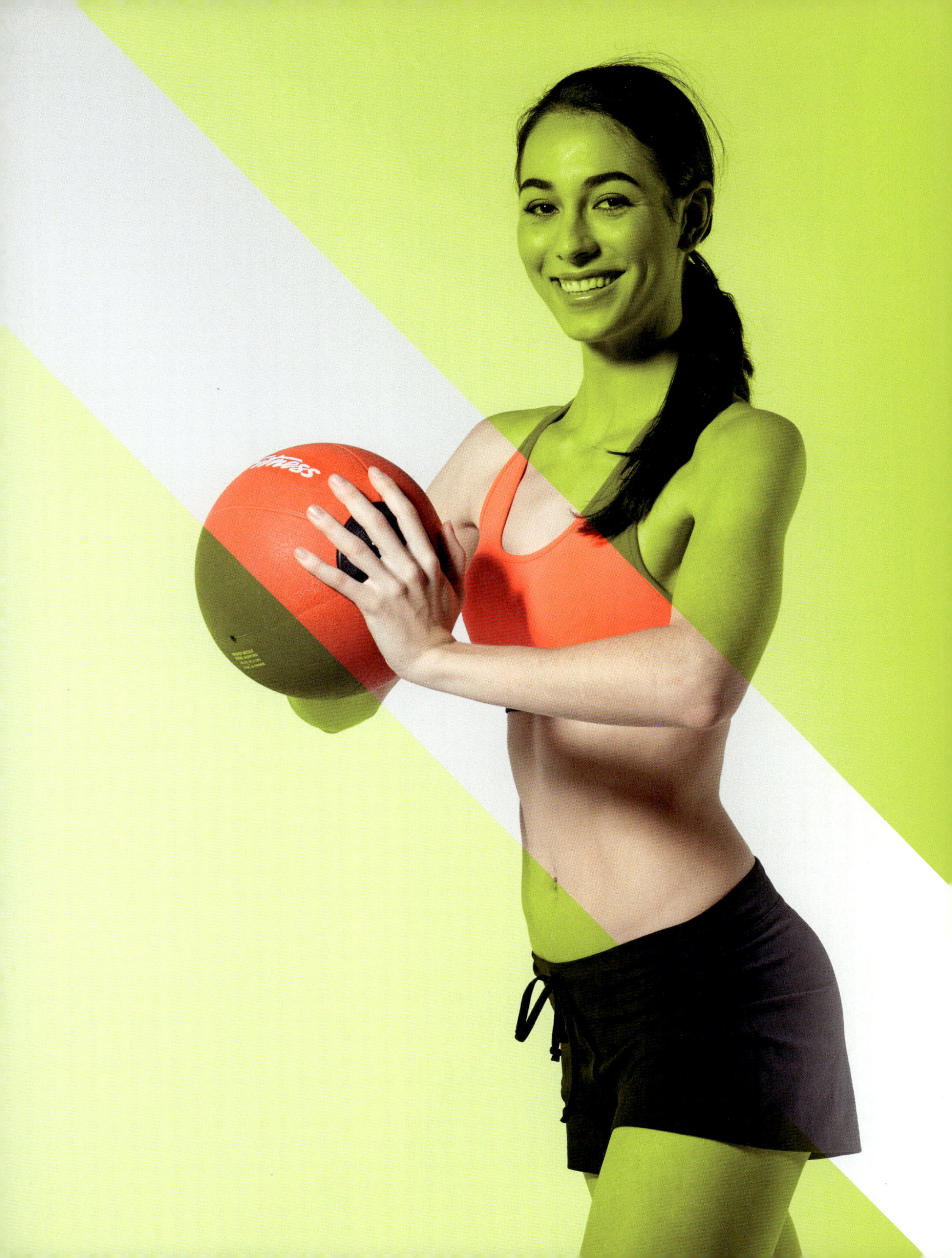

TEIL 2

METHODEN UND ÜBUNGEN

1. Zur Trainingsmethodik
2. Stoßübungen
3. Wurfübungen
4. Übungen für den Oberkörper
5. Übungen für Beine und Gesäß
6. Übungen für den Rumpf

1. ZUR TRAININGS-METHODIK

Funktionelles Training mit dem Medizinball hat das Ziel, einen kräftigen, leistungsfähigen und gesunden Körper zu entwickeln, der optimal vor Verletzungen geschützt ist. Dazu werden Stoß- und Wurfübungen ebenso genutzt wie Übungen, bei denen der Ball als Zusatzgewicht und als instabiler Untergrund eingesetzt wird.

Hier werden zuerst die Stoß- und die Wurfübungen vorgestellt. Diese Übungen ermöglichen die Entwicklung von Explosivität und Schnellkraft. Gleichzeitig bauen sie Muskulatur auf und fördern das Muskelzusammenspiel (Koordination).

Der Medizinball ist ein hervorragendes Trainingsgerät, um Körpergewichtsübungen abwechslungsreich zu gestalten und zu intensivieren. Mit dem Ball lassen sich alle wichtigen Bewegungen trainieren und somit alle Muskeln des Körpers wirkungsvoll kräftigen. Bei der Übungszusammenstellung wurde darauf geachtet, dass der Körper ausgeglichen gekräftigt wird. Großer Wert wird dabei auf das Training der Core-Muskulatur, der tiefer liegenden Muskulatur von Bauch und Rücken, gelegt.

Wählen Sie möglichst oft Übungsvarianten auf instabilem Untergrund. Diese koordinativ anspruchsvollen Übungen müssen ständig ausbalanciert werden, was den Rumpf sowie die Stabilisatoren an den Gelenken kräftigt.

Mit Medizinball-Übungen können Sie den gesamten Körper im Fitnessstudio, im Sportverein und ebenso beim Training daheim effektiv kräftigen. Üben Sie regelmäßig gemäß den folgenden Prinzipien, dann ist ein wirkungsvolles Training sichergestellt.

Prinzip 1: Trainingsreize setzen

Ziel des Trainings ist es, die körperliche Leistungsfähigkeit kontinuierlich zu steigern. Dazu müssen Sie Ihrem Körper beim Üben mit dem Medizinball ebenso wie bei jedem anderen Fitnesstraining sogenannte Trainingsreize setzen. Durch das Ausführen der Übungen während der Trainingseinheit ermüdet der Körper und baut seine Leistungsfähigkeit ab. Nach der körperlichen Belastung – in der Regenerationsphase – reagiert der Körper mit Anpassungsvorgängen. Wenn Sie in einer Trainingseinheit eine größere Leistung abrufen als in der vorherigen Trainingseinheit, also einen sogenannten überschwelligen Reiz setzen, dann bietet der Organismus nach der Regenerationsphase auch ein größeres Leistungsniveau an. Diese Verbesserung des Ausgangsniveaus wird „Superkompensation“ genannt.

Der Körper baut das größere Leistungsniveau aber nur für eine bestimmte Zeit auf; wird es nicht genutzt, dann beginnt der Körper, diese Leistungsfähigkeit wieder abzubauen. Das Ziel lautet deshalb, die nächste Trainingseinheit auszuführen, solange der Körper die größere Leistungsbereitschaft anbietet, und durchgehend fortzufahren, um eine immer größere Leistungsfähigkeit zu entwickeln. Dabei ist zu beachten, dass die möglichen Steigerungen mit fortlaufendem Training immer geringer werden. Auch müssen Sie dem Körper genügend Zeit zur Regeneration bieten, denn sonst kann er die gewünschten Leistungsfortschritte nicht entwickeln.

Entscheidend für die Anpassungsvorgänge und die daraus resultierenden Leistungsverbesserungen ist, mit welcher Intensität und nach welcher Methode Sie Ihren Körper fordern. Außerdem ist eine gesunde Ernährung mit genügend Eiweiß ein wichtiger Faktor für den Erfolg.

Prinzip 2: Regelmäßig trainieren

Für ein erfolgreiches Training ist es wichtig, regelmäßig zu trainieren. Um den Leistungsstand zu erhalten, gilt für Fitnesssportler die Regel, dass die Muskulatur mindestens einmal wöchentlich trainiert werden muss. Damit Sie Ihre Leistung verbessern können, sollten Sie jede Muskelgruppe (beziehungsweise in diesem Abschnitt vorgestellte Bewegungsrichtung) zumindest zweimal wöchentlich trainieren. Die optimale Häufigkeit ist davon abhängig, wie intensiv Sie trainieren, wie lange also der Körper zur Regeneration benötigt.

Trainieren Sie mit einem Ganzkörper-Work-out, dann können Sie dieses zwei- bis dreimal wöchentlich ausführen, wobei Sie mindestens einen Tag Abstand zwischen den Trainingseinheiten halten müssen. Nutzen Sie Split-Programme, dann können Sie häufiger trainieren, allerdings müssen Sie auch dann einen Mindestabstand von einem Tag zwischen Übungen für die gleiche Muskelgruppe einhalten. Generell empfiehlt es sich, an einem Tag pro Woche vollständig vom Training zu pausieren.

Wenn Sie länger vom Training pausieren, baut der Körper seine Leistungsfähigkeit langsam

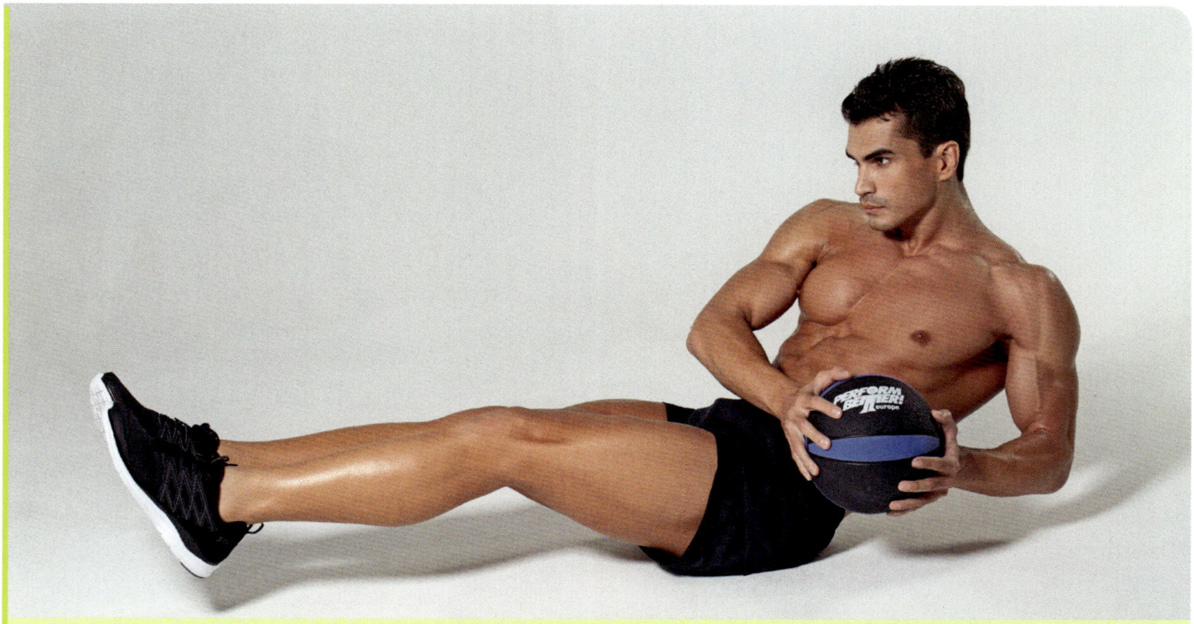

Trainieren Sie regelmäßig, damit sich die gewünschten Trainingseffekte einstellen können.

wieder ab. Deshalb ist es wichtig, dass Sie auch in Phasen, in denen Sie kaum Zeit für Training haben, zumindest eine wöchentliche Trainingseinheit mit Übungen für den ganzen Körper ausführen. Bei einer Verletzung gilt es zwar, die entsprechende Körperpartie zu schonen, Sie können sich dann jedoch verstärkt anderen Körperpartien widmen. Sind Sie allerdings krank, dann müssen Sie vom Training pausieren, um keine Verzögerung des Heilungsprozesses zu riskieren.

Prinzip 3: Angemessen regenerieren

Sie erzielen den optimalen Trainingseffekt, indem Sie die Pause zwischen zwei Trainingseinheiten richtig wählen. Pausieren Sie zu lange, baut der Körper seine Leistungsfähigkeit wieder ab, und eine Verbesserung des Leistungsniveaus wird nicht erreicht. Gewähren Sie Ihrem Körper hingegen nicht genug Zeit zur Regeneration, dann kann er das optimale Leistungsvermögen noch nicht bereitstellen, und langfristig kann dies zu einem Zustand von Übertraining führen.

Auf die Dauer der Regenerationsphase wirken viele Komponenten ein, weshalb sich diese nicht exakt bestimmen lässt. Als Regenerationsphase nach einer Trainingseinheit wird häufig eine Zeitspanne von ein bis drei Tagen empfohlen, was davon abhängig ist, wie intensiv Sie trainieren, welche Methode Sie nutzen und welchen Leistungsstand Sie bereits erreicht haben. Indem Sie auf Reaktionen Ihres Körpers achten und dazu Trainingsnotizen anfertigen (siehe Seiten 206–209), werden Sie seine Leistungskurve immer besser einschätzen und voraussehen können. Gestalten und optimieren Sie Ihr Training abhängig von den Signalen Ihres Körpers. Fühlen Sie sich kräftig und leistungsbereit, dann können Sie trainieren. Wenn Sie sich hingegen müde und kraftlos fühlen, dann machen Sie nur ein leichtes oder regeneratives Training oder verzichten auf eine Trainingseinheit, solange dies nicht zur Regel wird.

Auch die Gesamtbelastungen im Wochentrainingsplan, in Beruf und Alltag sowie die Ernährungsgestaltung haben Auswirkungen auf die Erholungsdauer. Mit einer sinnvollen Regenerationsgestaltung können Sie die Erholung beschleunigen. Nutzen Sie Massagen mit der Faszienrolle und Saunabesuche und bieten Sie Ihrem Körper immer ausreichend Schlaf.

Prinzip 4: Die richtigen Übungen wählen

Die in diesem Buch vorgestellten Übungen ermöglichen es, alle Muskeln des Körpers mit unterschiedlichen Intensitäten zu trainieren. Die Übungen sind nach Schwierigkeitsgraden in Level 1 (Einsteiger), Level 2 (leicht Geübte) und Level 3 (Fortgeschrittene/Profis) eingeteilt. Dabei gilt, dass Fortgeschrittene auch mit einem leichteren Schwierigkeitsgrad üben können, indem sie die Intensitäten/Gewichte entsprechend steigern.

Für jede Übung sind Möglichkeiten angeboten, diese zu intensivieren oder zu vereinfachen, damit Sie entsprechend Ihrem Leistungsniveau trainieren können. Wählen Sie Schwierigkeitsgrad und Übungsvariante so, dass die Ausführung technisch korrekt gelingt. Bevor Sie zu einem neuen Level oder zu einer schwierigeren Variante im gleichen Level übergehen, sollten Sie mindestens zehn Wiederholungen der aktuellen Übung ausführen können.

Auch die Trainingspläne und Work-outs sind nach Schwierigkeitsgraden aufgeteilt. Sie können mit diesen kontinuierlich Ihre Leistungsfähigkeit aufbauen, indem Sie nach der Beendigung eines Trainingszyklus zum nächsten Level übergehen oder die Intensität im gleichen Level erhöhen.

Es werden Ganzkörper-Work-outs vorgestellt, aber auch Split-Work-outs, sodass Sie mehrfach wöchentlich Ihre Kraft trainieren können. Achten Sie darauf, dass Sie das gleiche Work-out nicht an zwei Tagen hintereinander ausführen, und darauf, dass Sie jede im Buch beschriebene Bewegungsrichtung zumindest einmal wöchentlich intensiv kräftigen.

Bei den Work-outs ist berücksichtigt, dass manchmal zu Hause keine Möglichkeit besteht, den Medizinball gegen eine Wand zu stoßen oder zu werfen. Es werden dann Alternativen angeboten, die vom Boden aus nach oben in die Luft möglich sind.

Prinzip 5: Mit der geeigneten Intensität üben

Als Trainingseinsteiger müssen Sie die Übungen zuerst mit geringer Intensität ausführen, die Belastung also eher zu niedrig als zu hoch wählen. Der Körper muss langsam auf eine Übungsintensivierung vorbereitet werden, denn die Muskulatur gewöhnt sich schneller an neue Anforderungen als die Sehnen und die Bänder. Erhöhen Sie kontinuierlich, aber langsam die Anforderungen. Für alle Methoden gilt, dass der Schwierigkeitsgrad der Übung erst gesteigert wird, wenn es Ihnen gelingt, die obere Grenze der Zeitdauer oder der Wiederholungszahl in einem Satz zu überschreiten. Wenn Sie die Beanspruchung zu schnell vergrößern, riskieren Sie eine körperliche Überlastung und eventuell sogar Verletzungen.

Beim Training mit Zeitintervallen wird ein Übungssatz üblicherweise 30–60 Sekunden lang ausgeführt; im Kraftausdauertraining kann der Satz auf bis zu 120 Sekunden verlängert werden. Wählen Sie für jeden Übungssatz eine Intensität, die es Ihnen ermöglicht, die Übung technisch korrekt über die geplante Dauer auszuführen. Wenn es Ihnen gelingt, länger zu trainieren, dann können Sie die Belastung steigern, indem Sie eine intensivere Variante oder ein höheres Ballgewicht nutzen. Die Steigerung darf aber nur so weit erfolgen, dass Sie im Satz noch mindestens 30 Sekunden lang die Belastung ausführen können.

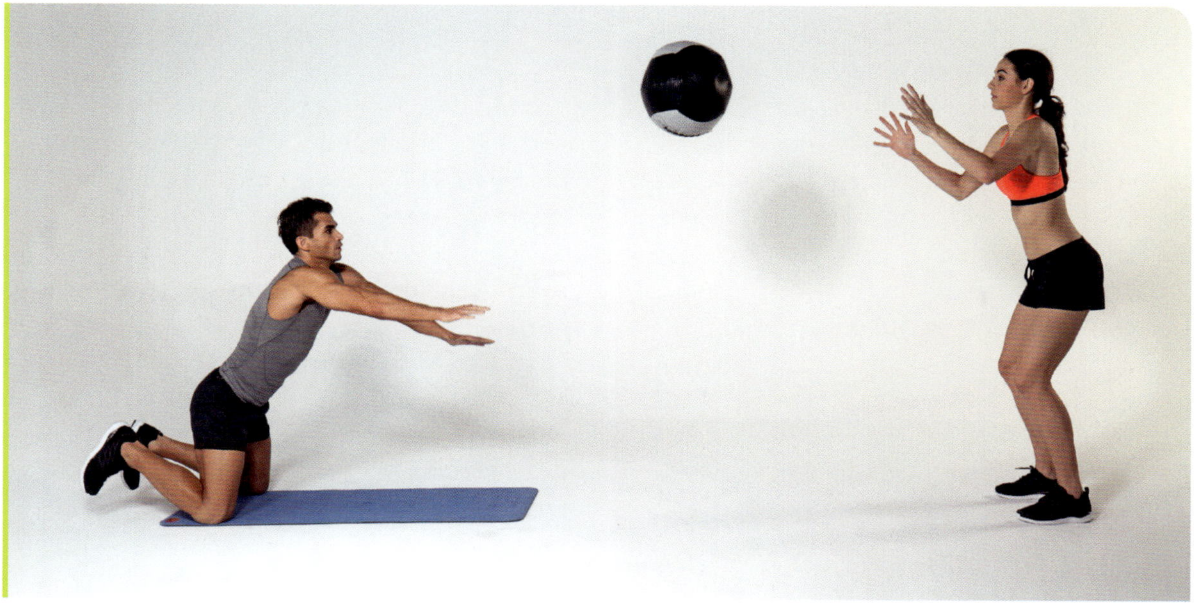

Wenn Sie gern mit Wiederholungsangaben trainieren, dann wählen Sie 8–12 Wiederholungen für den Muskelaufbau als vorrangigem Ziel beziehungsweise 15–30 Wiederholungen bei Kraftausdauer als vorrangigem Ziel. Das explosive Training gemäß diesem Buch wird mit 6–12 Wiederholungen durchgeführt.

Prinzip 6: Satzzahl und Pausen abstimmen

Ein Satz ist die Bezeichnung für die Ausführung einer Übung ohne Unterbrechung. Meistens werden zwei bis drei Sätze von jeder Übung ausgeführt. Falls Sie wenig Trainingszeit verfügbar haben, dann können Sie auch mit Einsatztraining recht gute Ergebnisse erzielen. Erfolgreiches Einsatztraining setzt aber voraus, dass Sie die Übungen bis zur Belastungsgrenze ausführen, worauf Sie die Muskulatur zuerst mit einem Aufwärmsatz vorbereiten müssen.

Die optimale Satzzahl hängt von der Gesamtzahl der Übungen ab, denn das Work-out darf nicht zu lange dauern, um optimale Trainingseffekte erzielen zu können. Dabei muss auch die Wochentrainingsplanung berücksichtigt werden sowie die vorhandene Trainingszeit und das Leistungsniveau des Fitnesssportlers. Für Einsteiger empfehlen sich zwei Sätze für ein Work-out mit sechs bis zehn Übungen; Fortgeschrittene führen zwei bis drei Sätze abhängig von ihrer Trainingsplanung aus.

Für das Fitnesstraining mit dem Medizinball bietet sich das effektive Zirkeltraining an, welches auch bei den Work-outs in diesem Buch eingesetzt wird. Im Zirkeltraining wird für eine Übung genau ein Satz durchgeführt; danach folgt direkt ein Satz für die nächste Übung, bis schließlich für alle Übungen ein Satz durchgeführt worden ist. Danach wird für zwei bis fünf Minuten pausiert, bevor der nächste Zirkel begonnen wird. Für das Training zu Hause bietet sich der Intervall-Timer (siehe Seite 25) an, wobei als Übungszeit 30–60 Sekunden und als Pausenzeit zwischen den einzelnen Übungen 10–15 Sekunden eingestellt werden.

Alternativ können Sie erst eine Muskelgruppe beziehungsweise Bewegungsrichtung üben und dann deren Gegenspieler, was sich beispielsweise für Druck nach vorne und Zug nach hinten anbietet. Dann führen Sie wieder die erste Übung aus und fahren so fort, bis Sie alle Sätze gemacht haben. Anschließend beginnen Sie mit dem nächsten Übungspaar.

Sie können auch so vorgehen, dass Sie erst alle Sätze einer Übung durchführen, bevor Sie mit der nächsten Übung beginnen. Da bei diesem Vorgehen aber jeweils ein bis drei Minuten zwischen zwei Sätzen pausiert wird, verlängert sich die gesamte Trainingszeit für das Work-out erheblich.

Prinzip 7: Steigende Anforderungen (Progression)

Für das Training mit dem Medizinball gibt es viele Möglichkeiten, die Anforderungen zu verändern. Sie können die Belastungsintensität einer Übung verändern oder eine Übung für dieselbe Muskelgruppe aus dem nächsten Übungslevel wählen. Wichtig ist, dass Sie kontinuierlich die Anforderungen erhöhen.

- **Erhöhen der Satzbelastung.** Die erste Option, eine Übungsprogression zu erzielen, ist, bei jedem Work-out die Satzlänge beziehungsweise die Wiederholungszahl etwas zu erhöhen. Eine Intensivierung von zirka fünf Sekunden Belastungszeit oder ein bis zwei Wiederholungen ist normalerweise pro Woche möglich, vorausgesetzt, Sie regenerieren genügend und ernähren sich angemessen. Wenn Sie die Obergrenze für eine Satzleistung erreicht haben, wählen Sie eine andere Intensivierungsoption.

Weitere Optionen, um die Belastung bei der gleichen Übungsvariante zu erhöhen, sind kürze Erholungszeiten während der Übung sowie mehr Ausführungen pro Woche.

- **Ballgewicht.** Sie können die Übungen intensivieren oder vereinfachen, indem Sie das Gewicht des Medizinballs erhöhen beziehungsweise verringern. Wählen Sie ein solches Gewicht, mit dem Sie die Übung noch kontrolliert und in der beabsichtigten Zeitdauer beziehungsweise mit der geplanten Wiederholungszahl technisch korrekt ausführen können.

- **Stabilität.** Indem Sie die Position der abstützenden Kontaktpunkte verändern, können Sie die Intensität variieren. Bringen Sie beispielsweise beim Liegestütz die Füße enger zusammen, wird die Übung intensiver; bringen Sie die Füße bis zu einer bestimmten Position weiter auseinander, dann wird die Übung einfacher.

- **Gewichtsverlagerung.** Sie können die Übungsintensität verändern, indem Sie das Körpergewicht verlagern. Wenn Sie beispielsweise einen Liegestütz mit erhöhter Handposition ausführen oder sogar in Schräglage gegen die Wand, dann wird die Übung einfacher, da Sie weniger Gewicht mit den Händen abstützen, müssen. Erhöhen Sie hingegen die Position der Füße beziehungsweise des Gesäßes, dann müssen Sie mehr Gewicht abstützen, und die Übung wird somit intensiver.

- **Instabiler Untergrund.** Die Übungen lassen sich deutlich intensivieren, indem Sie ein oder mehrere Körperteile auf einem instabilen Untergrund abstützen, wie beispielsweise die Hände oder Füße beim Liegestütz auf einen Medizinball. Ebenso können Sie im Stand auf Balance-Pad, Therapiekreisel oder Kissen üben.

- **Komplexität.** Sie erhöhen die Übungsintensität, indem Sie eine komplexere Variante ausführen, wie etwa den Bruststoß im Einbeinstand statt im Ausfallschritt. Auch können Sie die Übung asymmetrisch ausführen, das bedeutet beispielsweise, dass Sie einen Arm zur Seite ausstrecken und dann den anderen über dem Körper halten. Eine sehr effektive Option für komplexe Bewegungen ist es, Übungen für Oberkörper und Unterkörper zusammenzufügen, wie dies bei „M 7: Bruststoß aus der Kniebeuge" erfolgt.

Eine erhöhte Komplexität wird als Intensivierung bei der jeweiligen Übung beschrieben, oder aber die Bewegung wird als deutlich intensivere Variante im nächsten ÜbungsLevel vorgestellt.

- **Übungsdurchführung.** Sie erreichen eine intensivere Muskelbeanspruchung bei einer Übung, wenn Sie dynamische und statische Durchführung miteinander kombinieren. Dazu halten Sie eine oder mehrere Positionen für einige Sekunden während der Übungsbewegung, beispielsweise die Endposition mit maximaler Kontraktion oder mehrere Positionen auf dem Weg zur Endposition.

Alternativ können Sie Teilbewegungen in der Endposition ausführen. Dazu bewegen Sie sich in die Endposition und führen von dort kleine, langsame Bewegungen nach oben und unten aus. Wiederholungen im Bereich höchster Muskelaktivität bewirken ein besseres Trainingsergebnis. Achten Sie bei allen Haltepositionen darauf, dass Sie gleichmäßig atmen.

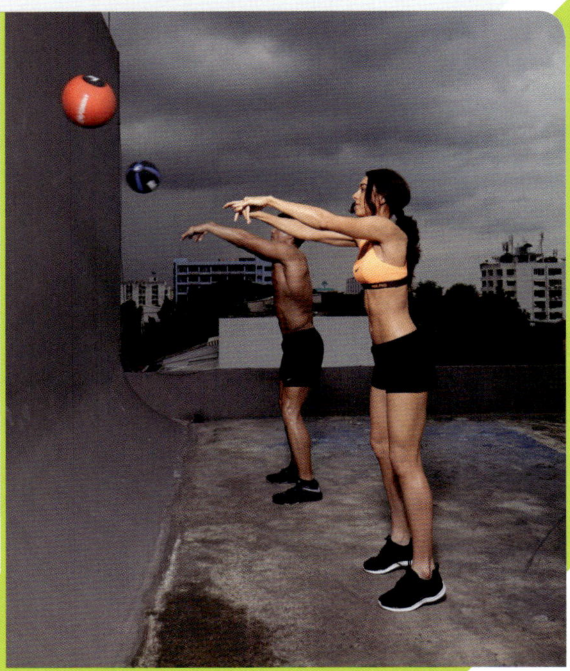

HINWEISE ZUR ÜBUNGS-DURCHFÜHRUNG

Begeben Sie sich zuerst in eine stabile Ausgangsposition. Bringen Sie die quer verlaufende Bauchmuskulatur in Spannung und aktivieren Sie die Gesäßmuskulatur. Die Schultern ziehen Sie zuerst etwas nach hinten und dann leicht nach unten. Die so aufgebaute Körperspannung wird während der Übungsdurchführung beibehalten.

Konzentrieren Sie sich auf die Übungsbewegung und halten Sie die Zielmuskulatur durchgehend in Spannung. Achten Sie auf kontrollierte und technisch korrekte Ausführung; das Ziel lautet, die Muskulatur effektiv zu trainieren, und nicht, die Übungen durch Ausweichbewegungen wie Verdrehen der Hüften oder Hochziehen von Schultern und Nacken zu bewältigen. Ausweichbewegungen helfen nicht dabei, den Körper besser zu trainieren, sondern erhöhen nur die Verletzungsgefahr und führen zu vorzeitigem Gelenkverschleiß. Um sicherzustellen, dass Sie die Übung mit der richtigen Ausgangsposition beginnen und Fehlstellungen vermeiden, kontrollieren Sie sich beim Üben hin und wieder vor einem Spiegel. Auch können Sie sich beim Training filmen lassen oder einen Trainer beziehungsweise fortgeschrittenen Fitnesssportler bitten, Sie zu kontrollieren.

Sie dürfen sich bei den Übungen anstrengen, aber nicht mit Schmerzen trainieren. Treten Schmerzen während der Durchführung auf, dann müssen Sie die Übung unterbrechen. Lassen die Schmerzen im Ruhezustand schnell nach, dann überlegen Sie, was die Ursache war, beispielsweise eine fehlerhafte Körperhaltung, und versuchen Sie die Übung erneut. Tritt der Schmerz wieder auf, dann stoppen Sie und machen – falls möglich – eine Ausweichübung für die gleiche Muskelgruppe oder wählen die nächste Übung in Ihrem Trainingsplan. Lassen die Schmerzen auch im Ruhezustand nicht nach, dann beenden Sie das Training und kontaktieren Sie Ihren Arzt.

Die linke und die rechte Körperseite müssen in einer Trainingseinheit gleichmäßig trainiert werden. Intensive und mehrmals wöchentlich angesetzte Trainingseinheiten ebenso wie zeitliche Einschränkungen können dazu führen, dass die Work-outs nach Bewegungen beziehungsweise Muskelgruppen aufgeteilt werden müssen. Achten Sie darauf, dass alle der in diesem Buch vorgestellten Bewegungsrichtungen in Ihrem Wochentrainingsplan enthalten sind. Achten Sie immer darauf, dass Sie Ihren Körper ausgeglichen trainieren, dass Sie beispielsweise Druck- und Zugbewegungen für den Oberkörper mit der gleichen Satzzahl durchführen. Wenn Sie die Bewegungen in mehrere Trainingseinheiten pro Woche aufteilen, dann achten Sie darauf, dass die Satzzahlen im Wochentrainingsplan einheitlich sind.

Falls sich bei Ihnen bereits ein deutliches Ungleichgewicht zwischen zwei Bewegungen beziehungsweise Muskel und Gegenspieler entwickelt hat, dann führen Sie für einige Wochen die doppelte Menge an Sätzen für die schwächere Muskulatur durch, bis sich wieder ein ähnliches Kraftverhältnis und eine bessere Körperhaltung eingestellt haben. Bei vielen Sportlern ist beispielsweise die Druckkraft nach vorne deutlich besser als die Zugkraft nach hinten entwickelt, was sich in der Körperhaltung durch nach vorne oben gezogene Schultern zeigt. In einem solchen Fall ist es wichtig, die Zugkraft nach hinten verstärkt zu trainieren und gegebenenfalls zusätzlich die Schulterblattmuskeln isoliert zu kräftigen.

ATMUNG

Bei der Durchführung der Übungen ist die korrekte Atmung davon abhängig, welches Trainingsziel Sie verfolgen. Machen Sie eine Übung explosiv, beispielsweise die Stoß-, Wurf- oder Sprungübungen, dann atmen Sie ein, während Sie sich in die Startposition begeben, und atmen Sie aus während der explosiven Phase. Führen Sie die Stoß-, Wurf- oder Sprungübungen jedoch mit hohen Wiederholungszahlen zur Förderung Ihrer Kraftausdauer aus, dann können Sie wie zuvor beschrieben atmen, aber ebenso durchgehend gleichmäßig, was helfen kann, den Puls etwas zu senken und dann die Leistung länger aufrechtzuerhalten.

Bei den Übungen zur Körperkräftigung, bei denen der Medizinball als Zusatzgewicht oder instabiler Untergrund genutzt wird, verfahren Sie wie folgt: Atmen Sie während des Sinkens in die tiefe Position ein und atmen Sie während der Streckphase aus.

Wenn Sie die Übungen jedoch sehr langsam ausführen, Positionen über einige Sekunden halten oder die vollständige Übung statisch ausführen, dann atmen Sie durchgehend gleichmäßig ein und aus.

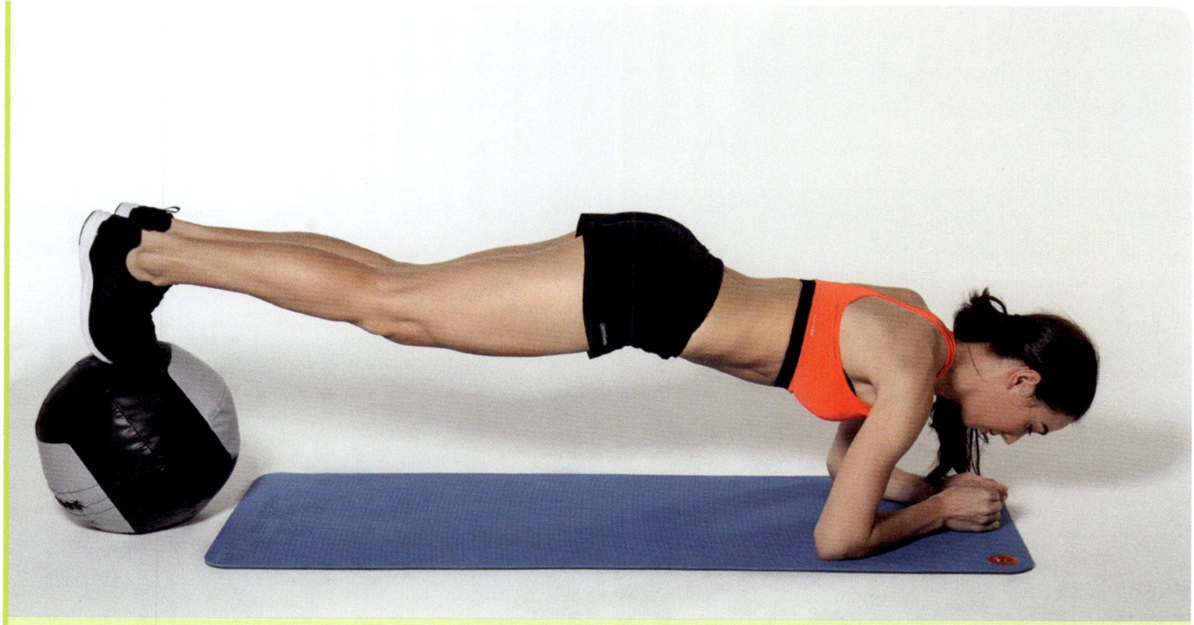

Wenn Sie Positionen wie den frontalen Unterarmstütz (M 99) halten, dann atmen Sie gleichmäßig weiter.

KÖRPERSTELLUNG

Nehmen Sie eine korrekte Körperstellung für die Übungen ein und bewahren Sie diese im Übungsverlauf. Dies ist die Voraussetzung für effiziente Bewegungen und eine optimale Weiterleitung der Kraft von den Füßen über Waden, Oberschenkel, Hüften, Rumpf bis hin zum Oberkörper. Sind hingegen Defizite wie eine Schiefstellung des Körpers gegeben, dann können Bewegungen nicht effektiv erfolgen, und die Leistungsfähigkeit ist eingeschränkt. Außerdem führen Fehlhaltungen zu Ausweichbewegungen, aus denen Verspannungen und Verletzungen resultieren und die langfristig zu vorzeitigen Abnutzungserscheinungen führen können (beispielsweise an Fuß-, Knie-, Hüft-, Schulter- und Ellbogengelenken).

Widmen Sie Ihrer Körpermitte besondere Aufmerksamkeit, denn sie stellt das Zentrum der Kraft dar. Es ist wichtig, dass Rumpf, Becken und Schultern perfekt ausgerichtet sind und ihre Position stabilisiert ist, denn alle Bewegungen verlaufen über diese Körperpartien.

Für eine stabile Rumpfposition wird die quer verlaufende Bauchmuskulatur in Spannung gebracht. Achten Sie auf gerade Hüften und spannen Sie die Gesäßmuskulatur an. Halten Sie die Schultern ebenso in gerader Position und ziehen Sie die Schultern beziehungsweise die Schulterblätter leicht nach hinten zusammen und lassen Sie sie dann nach unten sinken. Ein vorgestreckter Brustkorb hingegen ist überzogen.

Den Kopf halten Sie gerade, das Kinn spannen Sie leicht zur Brust. Der Kopf muss mittig ausgerichtet sein; er wird aber häufig leicht schief gehalten. Sie können die richtige Position ausprobieren, indem Sie ein Buch auf dem Kopf balancieren.

Im Stand sollen sich die Fußgelenke, Knie, Hüften, Schultern und Ohren etwa senkrecht übereinander befinden und gerade ausgerichtet sein. Je besser Ihnen das gelingt, desto mehr werden Sie Ihre Gelenke schonen. Mit der richtigen Körperhaltung werden Sie kraftvoll sein und beugen Schmerzen und Verletzungen vor.

Machen Sie sich immer wieder Ihre Körperhaltung in Training und Alltag bewusst und verbessern Sie diese. Achten Sie auf eine aufrechte Haltung sowie gleichmäßige Gewichtsverteilung. Überprüfen Sie Ihre Haltung auch daheim vor einem Spiegel.

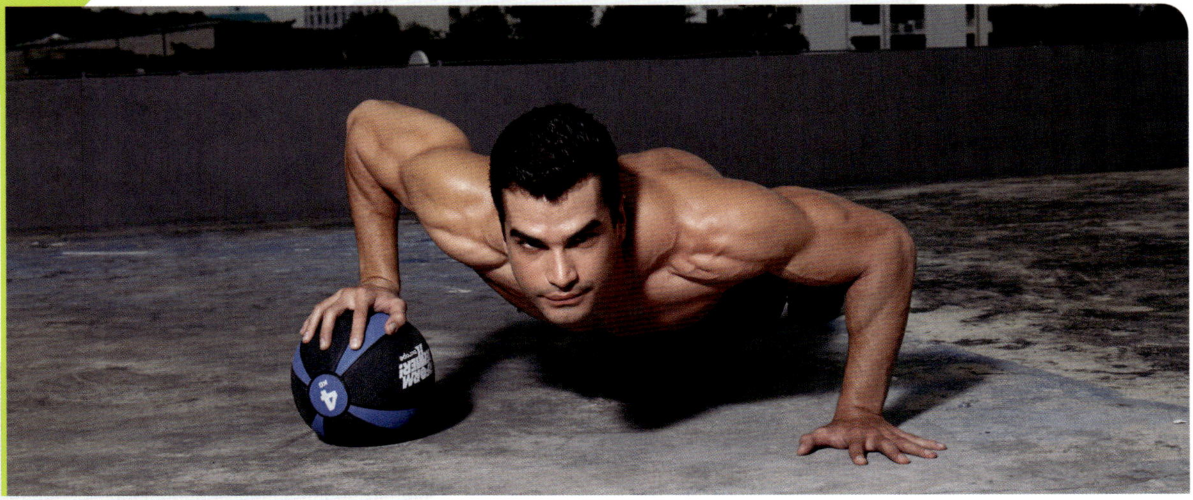

INFO: ANSPANNEN DER QUER VERLAUFENDEN BAUCHMUSKELN

Der quere Bauchmuskel verläuft horizontal um den Bauch herum. Er stellt die unterste Schicht der Bauchmuskulatur dar und ist nicht sichtbar. Dieser Muskulatur kommt eine große Bedeutung zu, da sie die Wirbelsäule schützt und das Becken stabilisiert. Es ist sinnvoll, die Anspannung zu erlernen, um den Körper beim Krafttraining zu schützen. Das gilt auch bei Alltagsbewegungen wie Beugen und Drehen des Oberkörpers sowie Anheben und Tragen von schweren Gegenständen.

Sie bringen die quer verlaufende Bauchmuskulatur in Spannung, indem Sie den Bauchnabel in Richtung Wirbelsäule ein- und etwas hochziehen. Dies erfolgt, ohne die Luft anzuhalten, sondern es wird gleichmäßig weitergeatmet. Üben Sie immer mal wieder, diese Muskulatur in Spannung zu bringen, beispielsweise während der Schreibtischarbeit oder im Stand vor dem Spiegel, bis Sie sich an diese Bewegung gewöhnt haben und sie sich natürlich anfühlt.

Ausrichtung im Stand (Athletischer Stand)

Stellen Sie sich aufrecht hin, wobei die Füße sich unter den Hüften befinden und gerade nach vorne oder minimal nach außen weisen. Einige Übungen erfordern es, die Füße etwas weiter auseinanderzustellen, was bei der jeweiligen Beschreibung erwähnt wird. Verteilen Sie Ihr Gewicht gleichmäßig auf beide Füße; die Beine sind leicht gebeugt, also die Knie nicht durchgestreckt. Spannen Sie die quer verlaufende Bauch- und die Gesäßmuskulatur an. Halten Sie den Kopf und die Schultern gerade und spannen Sie die Schultern nach hinten unten. Sie intensivieren den beidbeinigen Stand, indem Sie sich auf einen instabilen Untergrund wie einen Therapiekreisel, ein Balance-Pad oder auf eine Leverage Disc stellen.

Ausrichtung im Kniestand

Wenn Sie für eine Übung den Kniestand einnehmen, dann befinden sich die Knie hüftbreit auseinander. Achten Sie darauf, dass der Oberkörper aufrecht ist und der Kopf und die Schultern gerade sind. Spannen Sie die quer verlaufende Bauch- und die Gesäßmuskulatur an. Machen Sie den Kniestand am besten auf einer Matte oder einem zusammengefalteten Handtuch, um die Knie zu schonen. Wenn Sie ein Therapiekissen verfügbar haben, dann nutzen Sie dieses, sodass der Körper die Position ausbalancieren muss.

Ausrichtung im Ausfallschritt

Im Ausfallschritt befindet sich das hintere Knie in der Luft und das vordere Knie über dem Fuß. Achten Sie darauf, dass das vordere Knie nicht nach vorne oder zur Seite ausweicht, was oft erfolgt, wenn die Muskulatur noch nicht ausreichend entwickelt ist. Halten Sie den Körper und die Schultern gerade und ebenso wie die Bauch- und die Gesäßmuskulatur angespannt. Sie intensivieren eine Übung im Ausfallschritt, indem Sie den vorderen Fuß auf einen Therapiekreisel oder ein Balance-Pad stellen. Auch können Sie den hinteren Fuß auf Faszienrolle, Medizinball oder Gymnastikball positionieren.

Ausrichtung im Einbeinstand

Im Einbeinstand zeigt der Fuß gerade nach vorne, und das Bein ist leicht gebeugt. Sie können sich die zu belastende Fußfläche wie ein Dreieck vorstellen: vom großen Zeh bis zum kleinen Zeh und bis zur Fersenmitte. Es werden also die Zehen, die Ballen, die Außenkante und die Ferse belastet. Das Fußgewölbe wird dabei leicht nach oben gezogen. Achten Sie darauf, dass die Hüften sowie die Schultern gerade sind. Die quer verlaufende Bauch- und die Gesäßmuskulatur sind ebenso wie die Schultermuskulatur in Spannung. Sie intensivieren den Einbeinstand, wenn Sie ihn auf einem instabilen Untergrund wie dem Therapiekreisel üben.

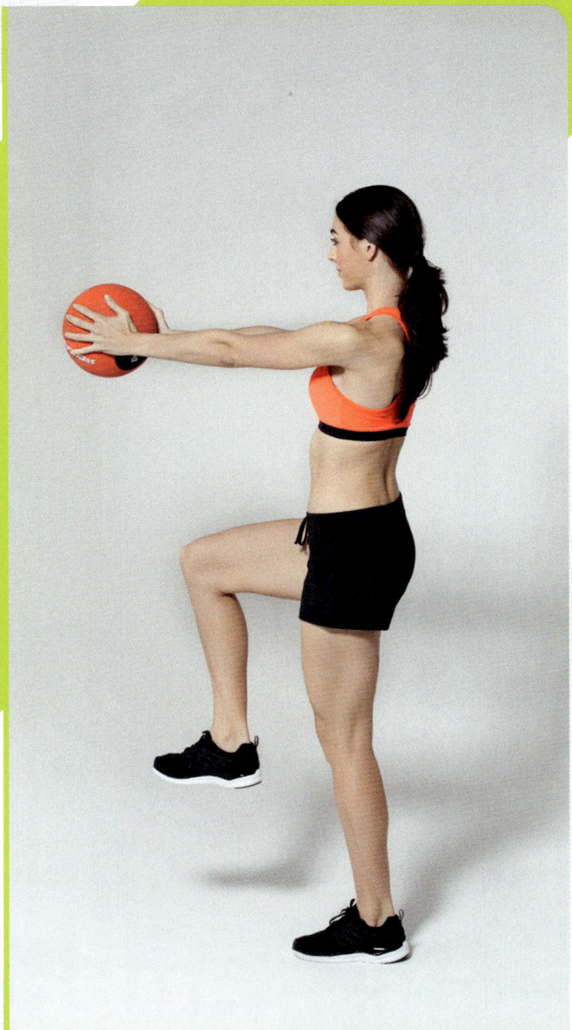

Balancieren Sie zuerst die Position im Einbeinstand aus, bevor Sie die Übung beginnen.

Ausrichtung im Sitzen

Wenn Sie eine Übung im Sitz ausführen, dann stellen Sie die Füße gerade auf, etwa hüftbreit auseinander, wobei die Winkel zwischen Ober- und Unterschenkel etwas mehr als 90 Grad betragen sollten. Ziehen Sie das Brustbein hoch, um den Körper lang zu machen, und spannen Sie die quer verlaufenden Bauchmuskeln an. Der Kopf ist gerade und das Kinn leicht zur Brust gespannt. Wenn Sie die Möglichkeit haben, setzen Sie sich in Training und Alltag möglichst oft auf einen großen Gymnastikball und achten Sie dabei auf eine gute Körperhaltung. Indem Sie üben, die Position auf dem Ball zu stabilisieren, trainieren Sie nicht nur die Rumpfmuskulatur, sondern dies bewirkt auch, dass Sie auf einem Stuhl automatisch eine bessere Haltung einnehmen.

Ausrichtung im Stütz

Sie können eine Stützposition frontal, seitlich oder rückwärtig einnehmen. Dazu können Sie sich auf den Unterarmen oder intensiver mit gestreckten Armen auf den Händen abstützen. Wichtig ist, dass Sie den Körper gerade halten. Die Oberschenkel und der Rücken stehen in einer geraden Linie, und die Ellbogen befinden sich unter den Schultergelenken. Spannen Sie die Bauch- und die Gesäßmuskulatur an. Sie intensivieren eine Stützposition, indem Sie die Hände oder die Füße beispielsweise auf Medizinball, Gymnastikball, Therapiekreisel oder Balance-Pad positionieren.

Ausrichtung in liegender Position

Wenn Sie eine Übung am Boden ausführen, dann achten Sie besonders auf die Kopfposition. Das Kinn wird leicht zur Brust gezogen, um eine Überstreckung des Kopfes zu vermeiden. Außerdem ist es wichtig, dass Sie kein Hohlkreuz machen, weshalb Sie immer die Bauch- und die Gesäßmuskulatur in Spannung halten müssen. Bei Übungen in Rückenlage drücken Sie den unteren Rücken bewusst gegen den Boden. Beim Körperanheben in Bauchlage achten Sie darauf, dass der Körper möglichst gleichmäßig angehoben wird, und versuchen Sie, die Arme beziehungsweise die Beine lang zu ziehen.

Ausrichtung im Hang

Auch bei Übungen im Hang müssen Sie auf die Körpermitte achten. Dies hilft nicht nur dabei, Ausweichbewegungen zu vermeiden, sondern stellt auch sicher, dass Sie die größtmögliche Kraft freisetzen. Aktivieren Sie die Bauch- und die Gesäßmuskulatur und spannen Sie die Schulterblätter zusammen und nach unten. Außerdem wird der Haltegriff bewusst mit allen Fingern und den Daumen möglichst kraftvoll ausgeführt. Sie intensivieren Hangübungen, indem Sie diese an einem Seil beziehungsweise Handtuch ausführen.

ÜBUNGSAUSWAHL

In diesem Buch werden Medizinball-Übungen (bezeichnet mit dem Buchstaben M vor der Übungsnummer) vorgestellt, die häufig eingesetzt werden und ein ausgeglichenes Training ermöglichen. Das Training mit dem Medizinball bietet aber eine so große Vielfalt, dass nicht alle möglichen Übungen dargestellt werden können. Wenn Sie eine Übung in Ihrem Work-out austauschen wollen, dann achten Sie darauf, dass Sie das Prinzip des ausgewogenen Trainings mit progressiven Steigerungen beibehalten.

Die ausgewählten Übungen sind ohne Partner im selbstständigen Training möglich. Einige Medizinball-Übungen sind zwar mit Partner dargestellt, können alternativ aber auch alleine gegen eine Wand trainiert werden.

Bei Übungen aus dem Level 1 ist die Ausführungstechnik am wenigsten intensiv. Sie eignen sich deshalb für Einsteiger. Wenn Sie bei diesen Übungen mindestens zehn Wiederholungen ausführen können, können Sie zu einer Übung im Level 2 übergehen, welche die gleiche Bewegung trainiert; Sie können aber auch die bisherige Übung beibehalten und die Intensität steigern (vgl. „Prinzip 7: Steigende Anforderungen“, siehe Seiten 32–33). Entsprechend verfahren Sie beim Übergang von Level 2 zu Level 3. Führen Sie jedoch Übungen aus einem höheren Level nicht zu früh aus, da diese nur sinnvoll sind, wenn sie technisch korrekt durchgeführt werden. Ein noch nicht ausreichend trainierter Körper ist dazu nicht in der Lage.

Im Level 3 finden Sie die technisch anspruchsvollsten Varianten, die auch das Muskelzusammenspiel intensiv fördern. Grundsätzlich gibt es immer Möglichkeiten, Übungen noch intensiver und technisch anspruchsvoller zu machen, im Normalfall reicht aber das hier Dargestellte. Auch darf das Verletzungsrisiko nicht den möglichen Nutzen übersteigen, denn die erste Trainingspriorität ist es, sicher zu trainieren, also eine Verletzung zu vermeiden.

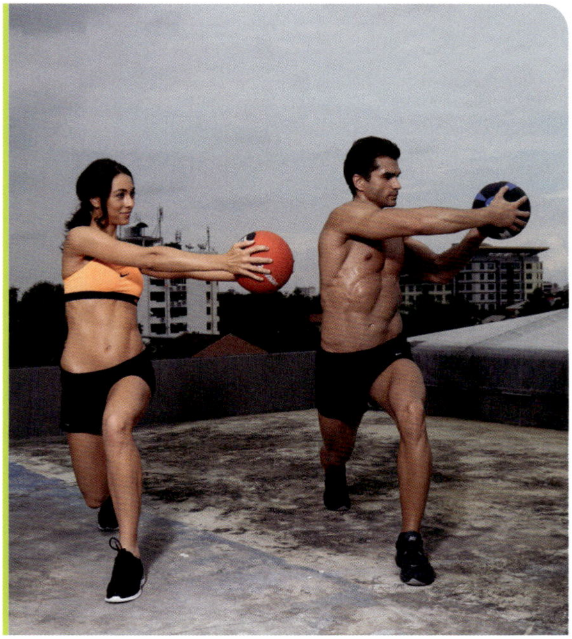

INFO: DURCHFÜHRUNG DER ÜBUNGEN

Bewegen Sie sich in die Ausgangsposition und führen Sie dann die Übung entsprechend der Übungsbeschreibung durch. Wiederholen Sie die Übung so lange beziehungsweise so oft, wie dies Ihrem Leistungsniveau entspricht und es die von Ihnen genutzte Trainingsmethode verlangt. Wenn Sie die Übungen mit Zeitintervallen ausführen, dann gilt es, den Körper in der Übungszeit möglichst intensiv zu belasten; nicht hingegen möglichst schnell viele Wiederholungen auszuführen.

Wählen Sie eine Intensität, mit der Sie die Wiederholungen technisch korrekt – ohne Fehlstellungen und Ausweichbewegungen – bewältigen. Es sind immer beide Körperseiten zu kräftigen, auch wenn eine Übung nur zu einer Seite beschrieben ist.

Bei den Übungen wird hervorgehoben, ob eine Muskulatur vorrangig (⊛⊛) oder mitgekräftigt wird (⊛).

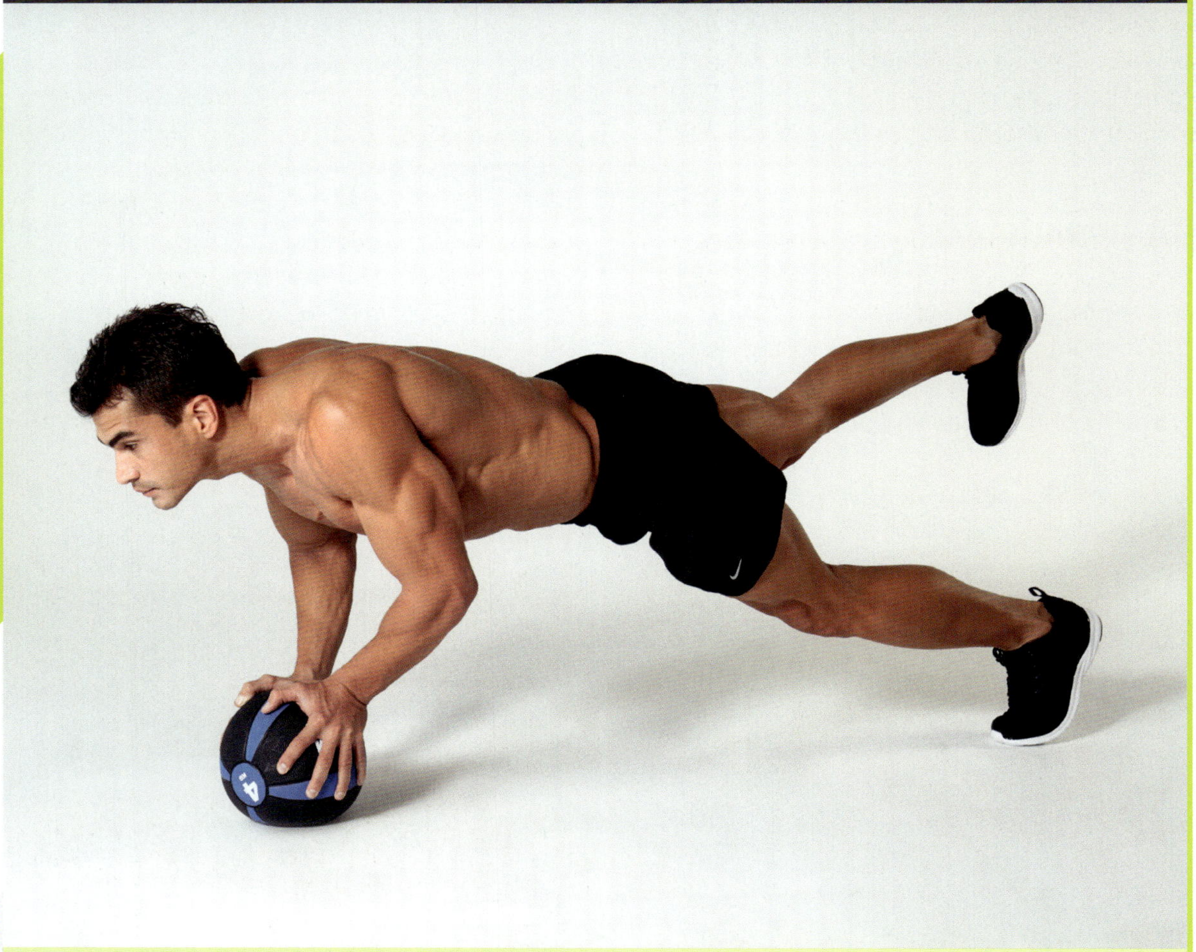

Es gibt immer Möglichkeiten, eine Übung zu intensivieren.
Wählen Sie eine Variante, die Sie technisch korrekt ausführen können.

2. STOSSÜBUNGEN

Mit den Medizinball-Stoßübungen, auch als Brustpass-Übungen bekannt, können Sie kraftvolle Druckbewegungen nach vorne und nach oben simulieren und mit diesen Übungen Ihre Explosivkraft entwickeln. Sie schulen das Zusammenspiel der Muskulatur von den Füßen bis zu den Händen, indem Sie lernen, Kraft zuerst aufzubauen und diese dann explosiv durch den Körper zu leiten. Dazu eignen sich insbesondere im Stand ausgeführte Übungen.

Das wichtigste Bewegungsmuster ist der Brustpass nach vorne in stehender Position. Ergänzend wird der Stoß nach oben geübt. Außerdem sind in diesem Abschnitt effektive Stoßübungen am Boden hinzugefügt, sodass Sie diese auch beim Training zu Hause beispielsweise im Wohnzimmer ausführen können. Die Übungen sind nach Schwierigkeitslevel geordnet. Gehen Sie so vor, dass Sie zuerst die Einstiegsvariante üben und nach einigen Trainingswochen zu einer intensiveren Variante beziehungsweise zu einer Übung im nächsten Level übergehen, vorausgesetzt, dass Sie mindestens zehn Wiederholungen der aktuellen Variante kontrolliert ausführen können.

Übungen im Level 1 sollten normalerweise noch nicht einarmig trainiert werden. Am Boden ist eine einarmige Ausführung jedoch aufgeführt, da die Oberkörperposition leichter stabilisiert werden kann und sich eine einarmige Ausführung anbietet, wenn der Ball recht leicht ist und die Decke eher niedrig. Generell sind einarmige Ausführungen für Fitnesssportler nicht so wichtig; jedoch kann sich deren Training für einige Sportarten lohnen. Einbeinige Ausführungen hingegen sind auch für geübte Fitnesssportler effektive Übungen, da das Ausbalancieren solcher Bewegungen die Anforderungen bei vielen Alltags- und Sportbewegungen widerspiegelt.

Stoßübungen eignen sich gut dafür, entscheidende Bewegungen bestimmter Sportarten zu simulieren und für diese eine größere Kraftfreisetzung zu entwickeln. Dabei ist allerdings darauf zu achten, dass sich der Sportler keine Bewegungen aneignet, die im Gegensatz zur optimalen Bewegungskette in seiner Sportart stehen. Hier gilt es, sich den Bewegungsablauf bewusst zu machen und dann die Stoßübungen entsprechend zu gestalten. Ein Boxer beispielsweise sollte sich zur Entwicklung einer explosiven hinteren Geraden nicht erst wegdrehen und dann diese Position einige Sekunden halten, um Spannung aufzubauen, bevor er Medizinball nach vorne stößt. Dies würde zwar eine große Kraftfreisetzung ermöglichen, aber im Boxkampf würde der Gegner die so geübte Schlagbewegung frühzeitig wahrnehmen und Gegenmaßnahmen ergreifen.

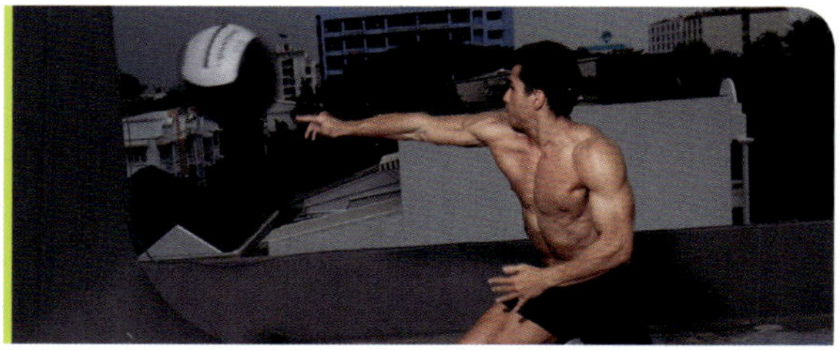

❂ Bruststoß im Stand

Beginnen Sie mit einer Bruststoß-Übung aus dem Level 1: Trainieren Sie entweder im athletischen Stand (siehe Seite 37), mit Schritt vor, oder stoßen Sie aus der Kniebeuge. Sie können den Stoß gegen eine Wand oder zum Partner hin ausführen. Mit fortschreitender Trainingserfahrung gehen Sie zum nächsten Level über, bis Sie schließlich im Einbeinstand üben können. Die Übungen M 1, M 2, M 3 und M 7 können mit instabilem Untergrund deutlich intensiviert werden. Es sind zwar noch komplexere Bewegungsmuster als die angebotenen Übungen möglich, indem diese mit Schrittfolgen kombiniert werden, solche Bewegungsmuster sind für das Training eines Fitnesssportlers aber meist überzogen. Es geht uns darum, den Körper effektiv zu trainieren, und nicht um das Erlernen außergewöhnlicher Bewegungsmuster, die weder im Alltag noch im Sport typisch sind.

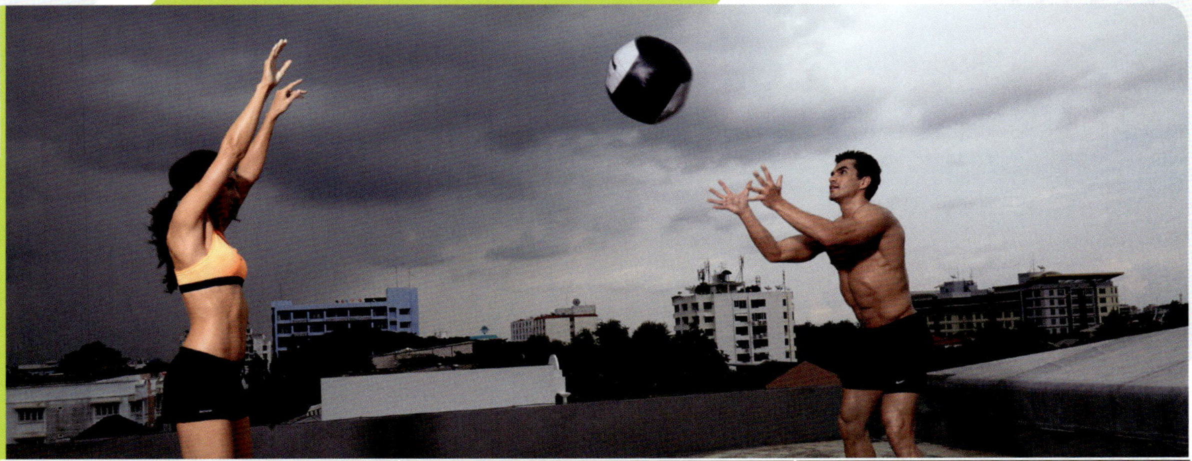

LEVEL 1 EINSTEIGER	LEVEL 2 LEICHT GEÜBTE	LEVEL 3 FORTGESCHRITTENE
M 1: Bruststoß im Stand	M 2: Bruststoß im Ausfallschritt	M 3: (Einarmiger) Bruststoß im Einbeinstand
M 4: Bruststoß aus dem Stand mit Schritt vor	M 5: (Einarmiger) Bruststoß aus dem Ausfallschritt mit Schritt/ Sprung vor	M 6: (Einarmiger) Bruststoß aus dem Einbeinstand mit Schritt/ Sprung vor
M 7: Bruststoß aus der Kniebeuge	M 8: Bruststoß aus der Kniebeuge mit Schritt/Sprung vor Alternative: M 7 auf instabilem Untergrund	M 9: (Einarmiger) Bruststoß aus der einbeinigen Kniebeuge M 10: (Einarmiger) Bruststoß aus einbeiniger Kniebeuge mit Schritt/Sprung vor
	M 11: Bruststoß mit Drehung aus dem Ausfallschritt M 12: Bruststoß fallend im Kniestand	

Hochstoß im Stand

Den Hochstoß können Sie im athletischen Stand oder aus der Kniebeuge üben. Sie intensivieren die Übung mit instabilem Untergrund und mit einbeiniger Ausführung. Fortgeschrittene können den Hochstoß auch mit Absprung nach oben ausführen sowie einarmig üben.

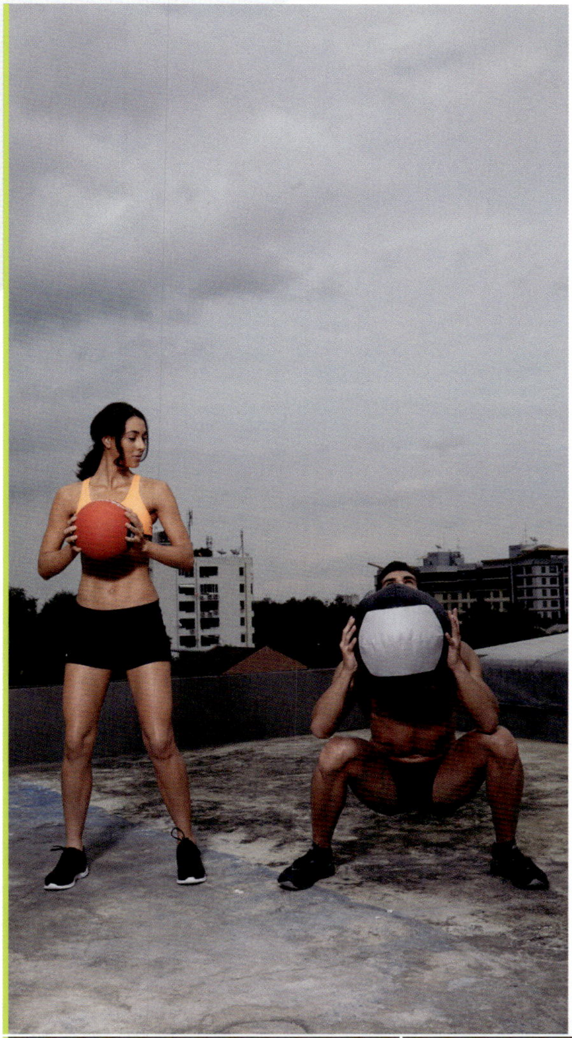

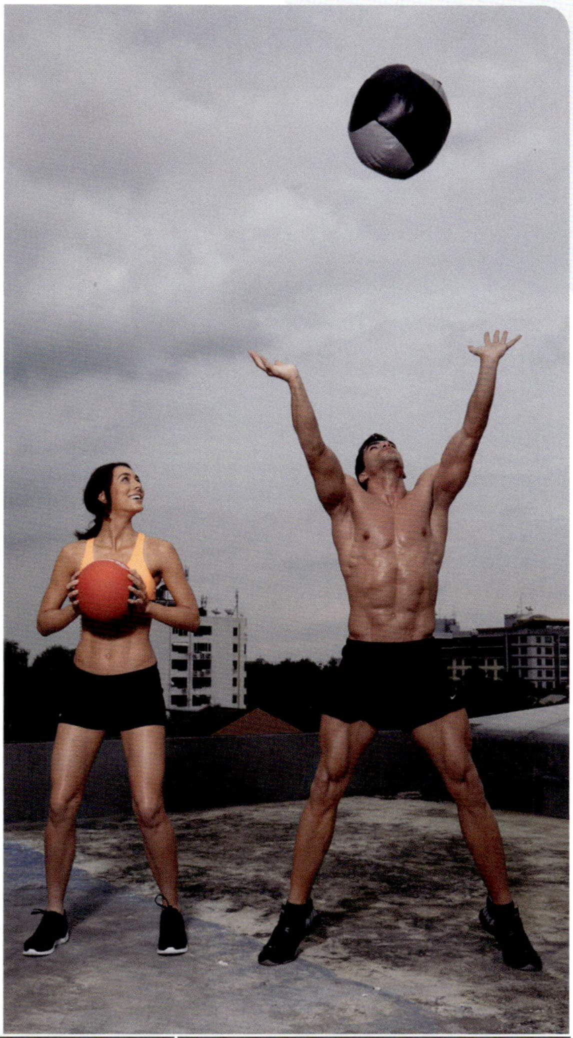

LEVEL 1 EINSTEIGER	LEVEL 2 LEICHT GEÜBTE	LEVEL 3 FORTGESCHRITTENE
M 13: Hochstoß im Stand M 14: Hochstoß aus der Kniebeuge	M 13: Hochstoß im Stand auf instabilem Untergrund M 14: Hochstoß aus der Kniebeuge auf instabilem Untergrund	M 15: (Einarmiger) Hochstoß aus der einbeinigen Kniebeuge Alternative: mit Absprung nach oben

Ergänzende Stoßübungen am Boden

Die Stoßübungen am Boden können nicht nur im Gym, sondern auch zu Hause im Wohnzimmer ausgeführt werden. Achten Sie darauf, dass sich keine zerbrechlichen Gegenstände in der Nähe befinden.
Die Übungen auf dem Boden sind in Rücklage auf einem Gymnastikball möglich, wenn Sie mit Partner trainieren. Werden diese Übungen jedoch ohne Partner ausgeführt, dann ist das Üben auf dem Gymnastikball nicht optimal geeignet, da der Medizinball-Stoß leicht verrutscht und die Übung dann unterbrochen werden müsste, um den Medizinball aufzuheben.

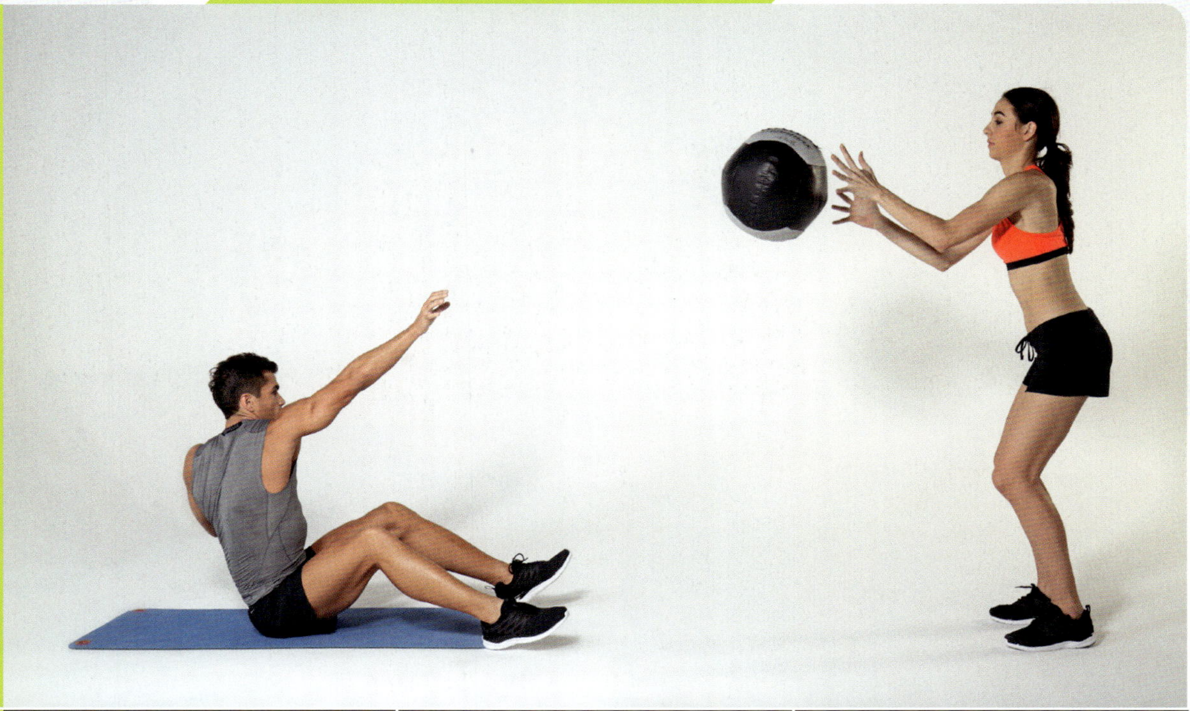

LEVEL 1 EINSTEIGER	LEVEL 2 LEICHT GEÜBTE	LEVEL 3 FORTGESCHRITTENE
M 16: (Einarmiger) Bruststoß nach oben in Rückenlage	M 17: (Einarmiger) Bruststoß nach oben im V-Sitz M 18: Bruststoß nach oben mit Crunch bei aufgestellten Füßen	M 18: (Einarmiger) Bruststoß nach oben mit Crunch bei angehobenen Beinen
	M 19: Beidarmiger Bruststoß nach vorne mit Crunch Alternative: im V-Sitz	M 20: Einarmiger Bruststoß nach vorne mit Crunch Alternative: im V-Sitz
M 21: (Einarmiger) Hochstoß aus dem Sitz	M 22: (Einarmiger) Hochstoß aus dem Sitz und Fangen im Stand	

INFO: STOSSDISTANZEN

Die optimale Distanz zur Wand beziehungsweise zum Partner ist vom Gewicht des Medizinballs und dessen Eigenschaften abhängig. Testen Sie zuerst die geeignete Distanz mit einigen Wiederholungen und gewöhnen Sie sich dabei an Rückprall und Fangen des Balls, bevor Sie die Übung dynamisch und kraftvoll ausführen.

Wenn Sie die Übung mit Partner ausführen, sind eine mittlere Distanz und ein mittelgroßer Ball oder ein großer Softball meist gut geeignet.

Beim Stoßen gegen eine Wand sind drei Distanzen möglich:

- Naher Abstand zur Wand (zirka ein Meter). Diese Distanz eignet sich vorrangig, wenn Sie den Ball nicht mit hoher Kraftfreisetzung stoßen können, beispielsweise bei einbeiniger Ausführung. Bei sehr kraftvollen Stößen kann es ansonsten beim Fangen zu Schmerzen kommen.
- Mittlerer Abstand zur Wand (zirka zwei bis drei Meter). Der mittlere Abstand ist für kraftvolle Stöße empfehlenswert. Der Ball wird gefangen, bevor er auf dem Boden aufprallt.
- Weiter Abstand (fünf Meter und mehr). Bei weitem Abstand lassen Sie den Ball einmal auf dem Boden aufspringen, bevor Sie diesen fangen. Außerdem wird diese Distanz gewählt, wenn Sie beim Stoßen einen Schritt oder Sprung zum Ziel hin ausführen. Das Fangen ist so nicht schmerzhaft; die Übungen müssen aber manchmal unterbrochen werden, um den Ball aufzunehmen, wenn er die gewünschte Bewegungsrichtung verlässt.

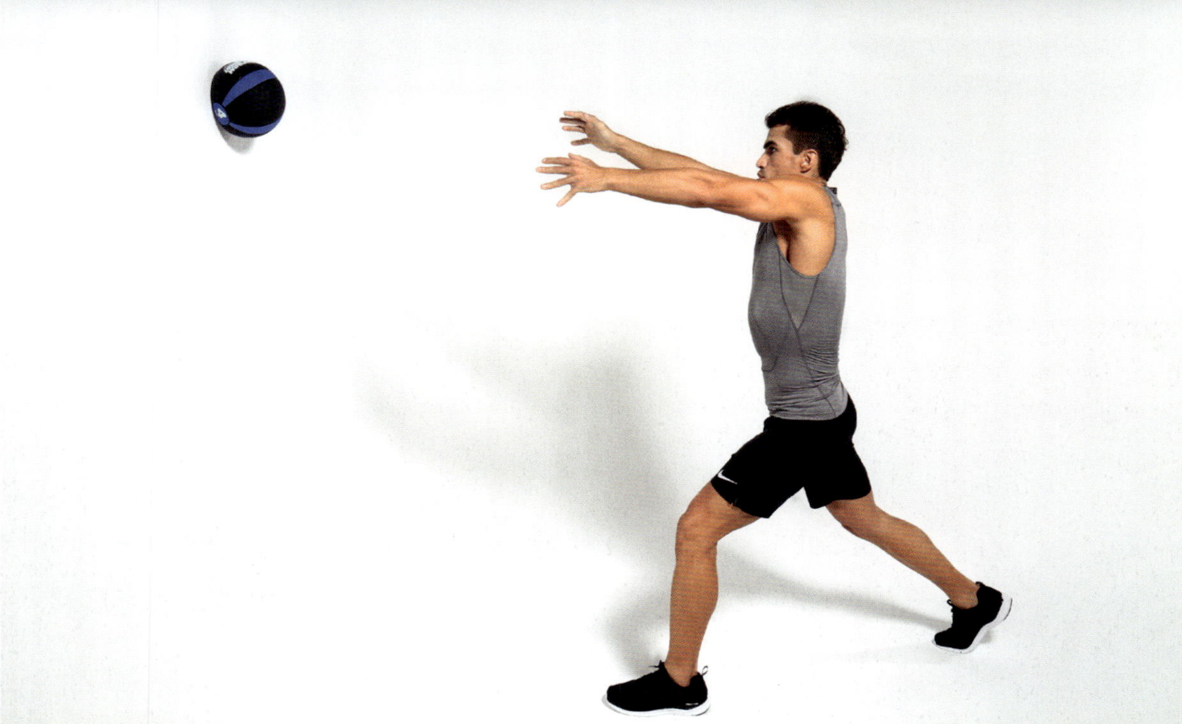

Ermitteln Sie vor Übungsbeginn die geeignete Distanz mit einigen Teststößen.

M 1 LEVEL 1 BRUSTSTOSS IM STAND

KRÄFTIGUNG

❁❁ Brust-, Schulter-, hintere Oberarm- und Rumpfmuskulatur

❁ Bein- und Gesäßmuskulatur

AUSGANGSPOSITION

Sie stehen im hüft- bis schulterbreiten Stand frontal mit einem Abstand von ein bis drei Metern vor einer Wand. Die Beine sind leicht gebeugt, die Arme sind nach vorne gestreckt, in den Händen halten Sie einen Medizinball. Spannen Sie die Bauch- und die Gesäßmuskulatur an und ziehen Sie die Schultern nach hinten unten. Fixieren Sie ein Ziel etwas über Kopfhöhe an der Wand (abhängig davon, wie weit Sie von der Wand entfernt sind).

DURCHFÜHRUNG

Bewegen Sie den Ball zuerst zur Brust und stoßen Sie ihn dann mit beiden Händen explosiv zum Ziel. Fangen Sie den Ball vor dem Körper und wiederholen Sie die Übung. Achten Sie auf rhythmische Bewegungen und darauf, dass Sie die Körperspannung durchgehend aufrechterhalten.

VARIANTE

Sie intensivieren die Übung, indem Sie sich auf Balance-Pad, Therapiekreisel oder Kissen stellen.

Wenn Sie die Übung mit Partner ausführen, können Sie etwas mehr Abstand wählen.

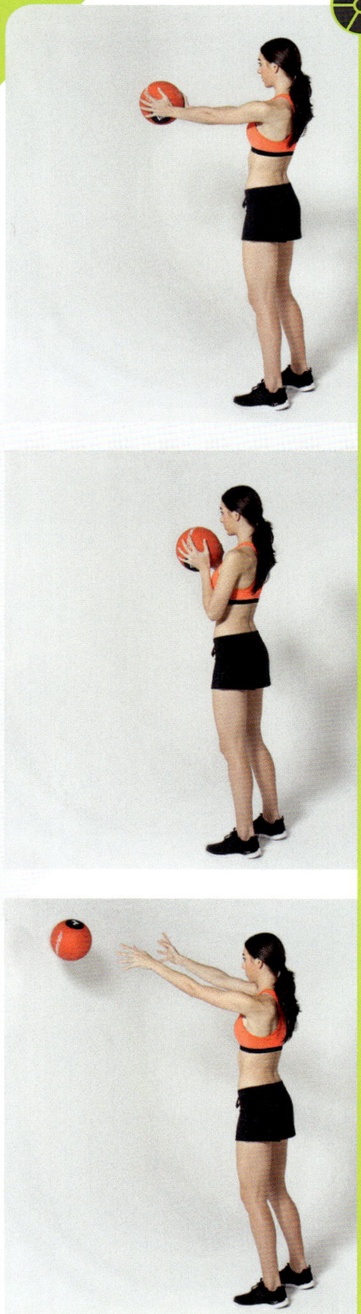

Der Bewegungsablauf.

BRUSTSTOSS IM AUSFALLSCHRITT

M 2
LEVEL 2

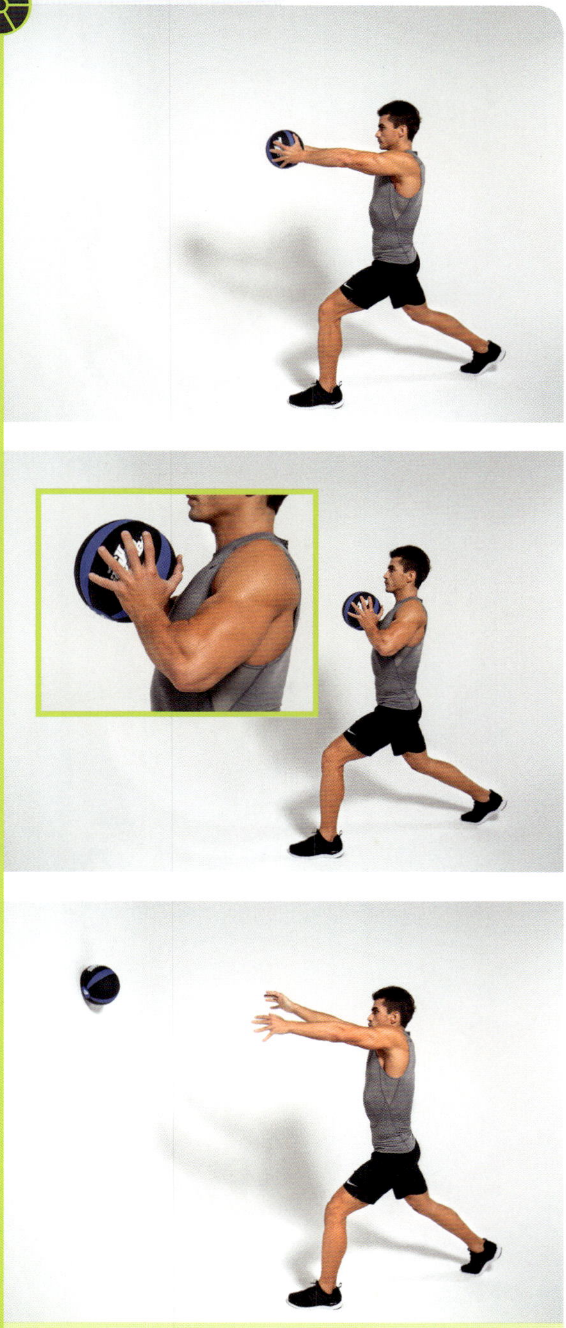

Der Bewegungsablauf.

KRÄFTIGUNG

●● Brust-, Schulter-, hintere Oberarm- und Rumpfmuskulatur
● Bein- und Gesäßmuskulatur

AUSGANGSPOSITION

Sie befinden sich im Ausfallschritt vor einer Wand oder einem Trainingspartner. Der Abstand zum Ziel beträgt ein bis drei Meter. Der Oberkörper ist aufrecht, und der Ball wird mit gestreckten Armen vor der Brust gehalten. Spannen Sie die Bauch- und die Gesäßmuskulatur an.

DURCHFÜHRUNG

Nun bewegen Sie den Ball zur Brust und halten kurz die Position, bevor Sie den Ball explosiv zum Ziel stoßen. Fangen Sie den Ball in vorderer Position und wiederholen Sie dann die Übung. Achten Sie darauf, dass Sie die Standposition beibehalten und keine Ausweichbewegungen machen. Nach einem Übungssatz wechseln Sie die Beinstellung.

VARIANTE

Fortgeschrittene können den vorderen Fuß auf einen instabilen Untergrund stellen.

M 3 LEVEL 3 (EINARMIGER) BRUSTSTOSS IM EINBEINSTAND

KRÄFTIGUNG

- ❁❁ Brust-, Schulter-, hintere Oberarm- und Rumpfmuskulatur
- ❁ Bein- und Gesäßmuskulatur

AUSGANGSPOSITION

Nehmen Sie den Einbeinstand mit leicht gebeugtem Standbein ein und belasten Sie den Fußballen, die Fußaußenseite und die Ferse. Das freie Bein befindet sich vor dem Körper mit hochgezogenem Knie oder weist nach hinten. Halten Sie den Ball mit gestreckten Armen vor dem Körper und bringen Sie den Rumpf in Spannung.

DURCHFÜHRUNG

Ziehen Sie den Ball zur Brust und führen Sie von dort einen explosiven Stoß aus. Der Ball wird vorne gefangen und dann die Übung wiederholt. Achten Sie darauf, dass Sie die Hüften gerade halten. Nach Durchführung aller Wiederholungen wechseln Sie das Übungsbein.

VARIANTE

Auch diese Variante können Sie mit instabilem Untergrund intensivieren. Wenn Sie einarmig trainieren, dann nutzen Sie als Übungsarm den Arm der dem Standbein gegenüberliegenden Seite.

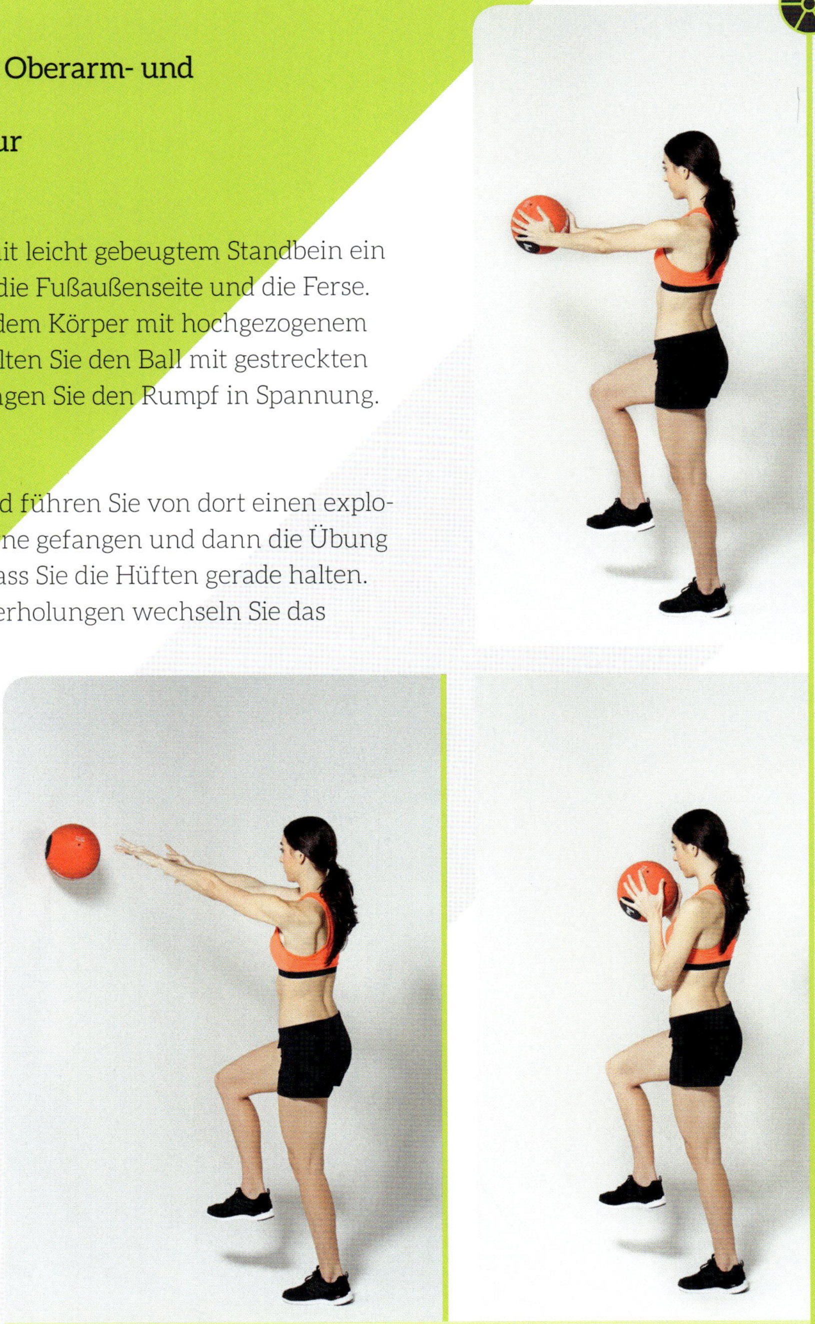

Der Bewegungsablauf.

STOSSÜBUNGEN

BRUSTSTOSS AUS DEM STAND MIT SCHRITT VOR

M 4
LEVEL 1

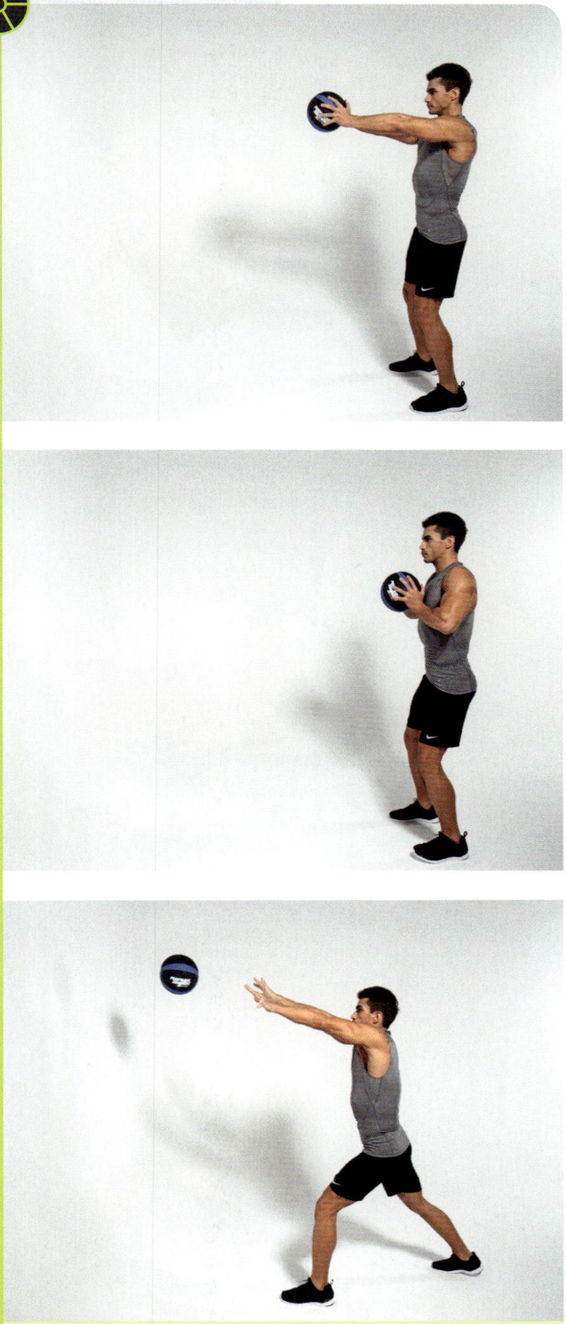

Der Bewegungsablauf.

KRÄFTIGUNG

●● Brust-, Schulter-, hintere Oberarm- und Rumpfmuskulatur
● Bein- und Gesäßmuskulatur

AUSGANGSPOSITION

Sie stehen im hüft- bis schulterbreiten Stand frontal mit einem Abstand von zwei bis vier Metern vor einer Wand. Die Beine sind leicht gebeugt, die Arme sind nach vorne gestreckt, in den Händen halten Sie einen Medizinball. Spannen Sie die Bauch- und die Gesäßmuskulatur an und ziehen Sie die Schultern nach hinten unten. Fixieren Sie ein Ziel etwas über Kopfhöhe an der Wand.

DURCHFÜHRUNG

Bewegen Sie den Ball zuerst zur Brust und halten Sie kurz die Position. Dann machen Sie einen Schritt mit dem linken Fuß vor und stoßen dabei den Ball mit beiden Händen explosiv zum Ziel. Fangen Sie den Ball vor dem Körper und machen Sie die Schrittbewegung rückwärts in die Ausgangsposition zurück. Anschließend wiederholen Sie die Übung mit dem rechten Bein. Achten Sie darauf, dass Sie bei den Schritten vorwärts und rückwärts das Gleichgewicht bewahren und nicht zur Seite ausweichen.

VARIANTE

Die Übung lässt sich auch gut mit Partner ausführen.

M 5
LEVEL 2

(EINARMIGER) BRUSTSTOSS AUS DEM AUSFALLSCHRITT MIT SCHRITT/SPRUNG VOR

KRÄFTIGUNG

❁❁ Brust-, Schulter-, hintere Oberarm- und Rumpfmuskulatur
❁ Bein- und Gesäßmuskulatur

AUSGANGSPOSITION

Sie befinden sich im Ausfallschritt vor dem Ziel. Der Oberkörper ist aufrecht, und der Ball wird mit gestreckten Armen vor der Brust gehalten. Spannen Sie die Bauch- und die Gesäßmuskulatur an.

DURCHFÜHRUNG

Bewegen Sie den Ball zur Brust und halten Sie kurz die Position. Dann stellen Sie schnell den hinteren Fuß vor und stoßen dabei den Ball explosiv zum Ziel. Fangen Sie den Ball in vorderer Position und machen Sie die entsprechende Schrittfolge in den Ausfallschritt zurück. Wechseln Sie nach einem Satz die Beinstellung.

VARIANTE

Sie intensivieren die Übung, indem Sie mit Absprung trainieren. Alternativ können Sie den Stoß einarmig mit dem hinteren Arm ausführen. Fortgeschrittene (Level 3) können die Übung aus dem Parallelstand mit vorgestreckten Armen beginnen. Zuerst erfolgt ein Ausfallschritt, wobei der Ball zur Brust gezogen wird. Beim Schritt mit dem hinteren Fuß vor wird der Ball dann zum Ziel gestoßen. Danach wird eine entsprechende Schrittfolge zum Parallelstand zurück ausgeführt.

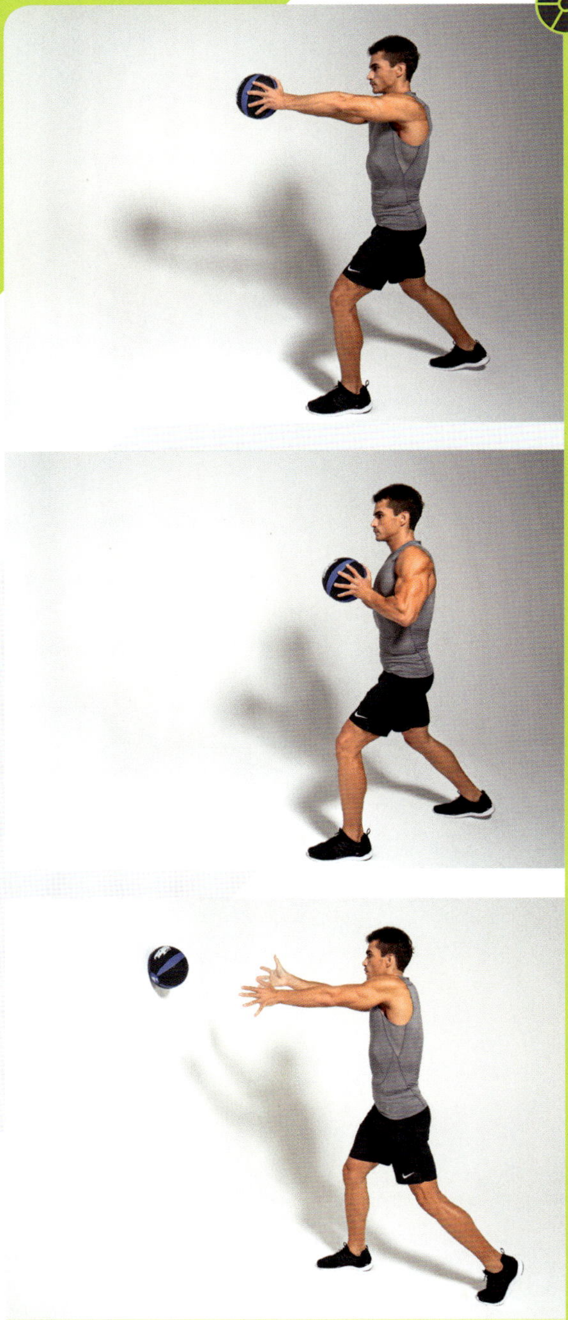

Der Bewegungsablauf.

STOSSÜBUNGEN

(EINARMIGER) BRUSTSTOSS AUS DEM EINBEINSTAND MIT SCHRITT/SPRUNG VOR

M 6
LEVEL 3

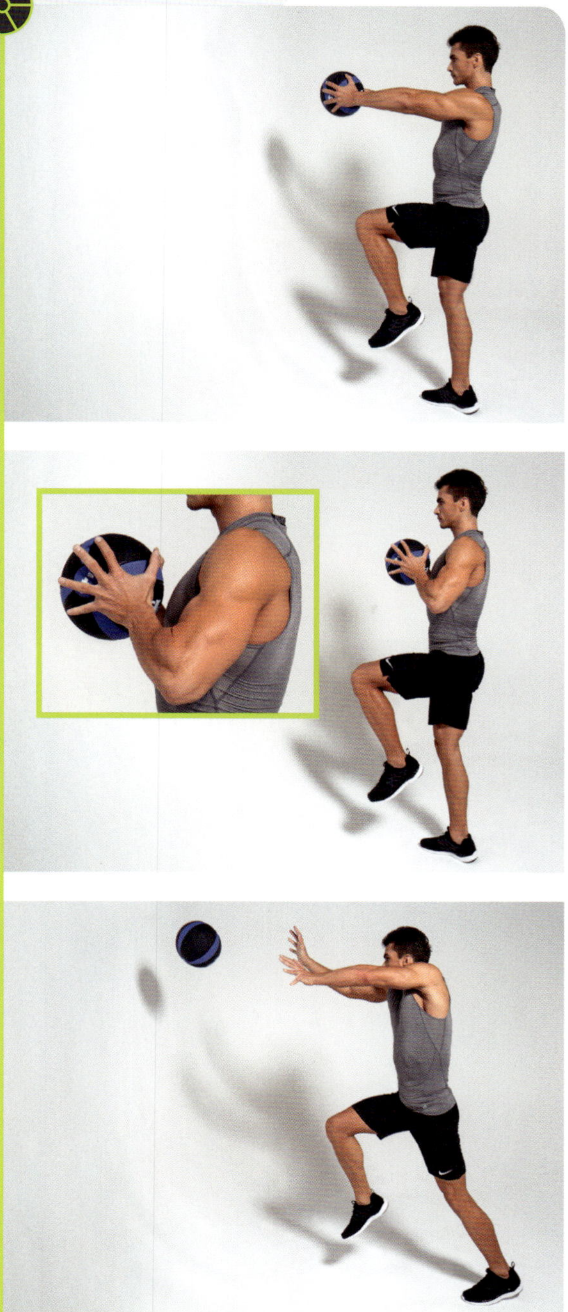

Der Bewegungsablauf.

KRÄFTIGUNG

❁❁ Brust-, Schulter-, hintere Oberarm- und Rumpfmuskulatur
❁ Bein- und Gesäßmuskulatur

AUSGANGSPOSITION

Nehmen Sie den Einbeinstand mit leicht gebeugtem Standbein ein und belasten Sie den Fußballen, die Fußaußenseite und die Ferse. Das freie Bein befindet sich vor dem Körper, mit hochgezogenem Knie. Halten Sie den Ball vor der Brust und bringen Sie den Rumpf in Spannung.

DURCHFÜHRUNG

Machen Sie einen Schritt mit dem freien Bein nach vorne und stoßen Sie gleichzeitig den Ball kraftvoll zum Ziel. Balancieren Sie die neue Position aus und fangen Sie den Ball. Dann bewegen Sie sich entsprechend rückwärts in die Ausgangsposition zurück.

VARIANTE

Sie intensivieren die Übung, indem Sie diese mit Absprung ausführen. Alternativ können Sie den Stoß einarmig machen, wozu Sie in der Ausgangsposition den Ball seitlich über der Schulter halten. Nutzen Sie als Übungsarm den dem Standbein gegenüberliegenden Arm.

M 7 LEVEL 1 BRUSTSTOSS AUS DER KNIEBEUGE

KRÄFTIGUNG

❂❂ Rumpf-, Bein-, Gesäß- und Oberkörpermuskulatur

AUSGANGSPOSITION

Sie stehen im schulterbreiten Stand mit einem Abstand von ein bis drei Metern frontal zu einer Wand. Die Füße stehen parallel oder weisen leicht nach außen, die Arme sind nach vorne gestreckt. In den Händen halten Sie einen Medizinball. Spannen Sie die Bauch- und die Gesäßmuskulatur an und ziehen Sie die Schultern nach hinten unten. Fixieren Sie ein Ziel etwa in Kopfhöhe an der Wand.

DURCHFÜHRUNG

Bewegen Sie sich in die beidbeinige Kniebeuge, wozu Sie das Gesäß nach hinten schieben, und bringen Sie dabei den Ball zur Brust. Halten Sie kurz die Position, bevor Sie explosiv die Beine strecken und dabei auf die Zehen gehen. Gleichzeitig stoßen Sie kraftvoll den Ball zum Ziel. Fangen Sie den Ball in vorderer Position und gehen Sie dann wieder in die Kniebeuge, um die Übung zu wiederholen. Achten Sie darauf, dass Sie die Hüften gerade halten.

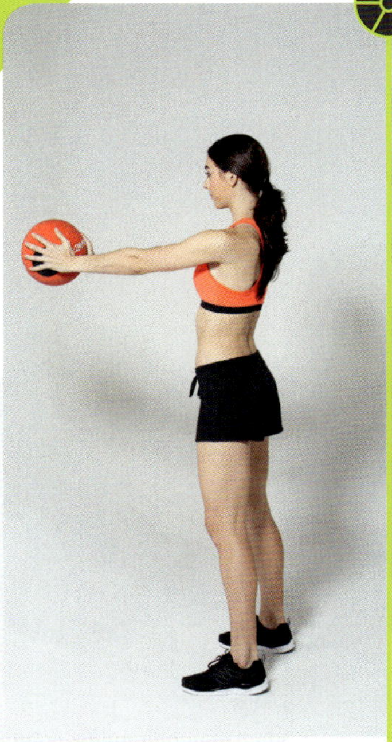

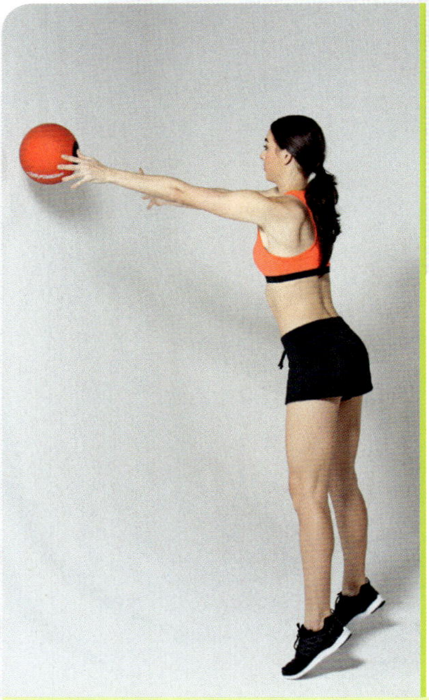

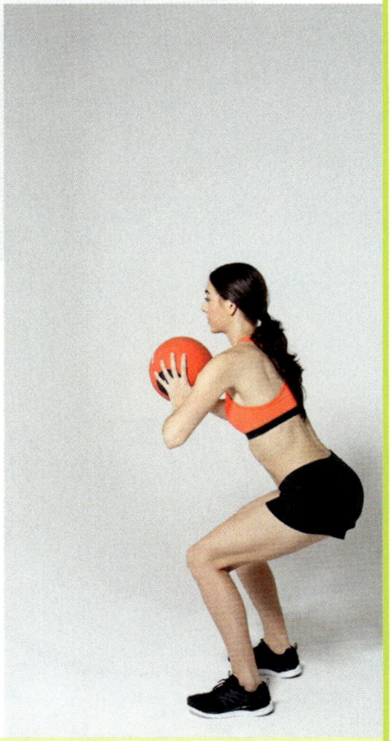

Der Bewegungsablauf.

VARIANTE

Sie vereinfachen die Übung, wenn Sie den Bewegungsradius der Kniebeuge verringern und auf das Fersenheben verzichten. Sie intensivieren die Übung durch einen instabilen Untergrund oder indem Sie aus der Kniebeuge gerade nach oben springen.
Sie können die Übung auch mit Partner ausführen.

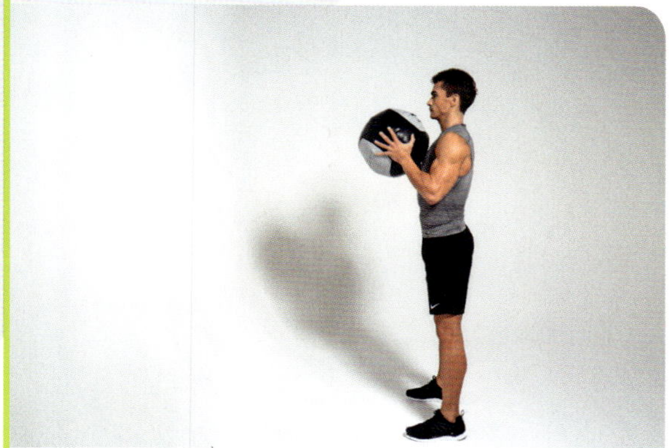

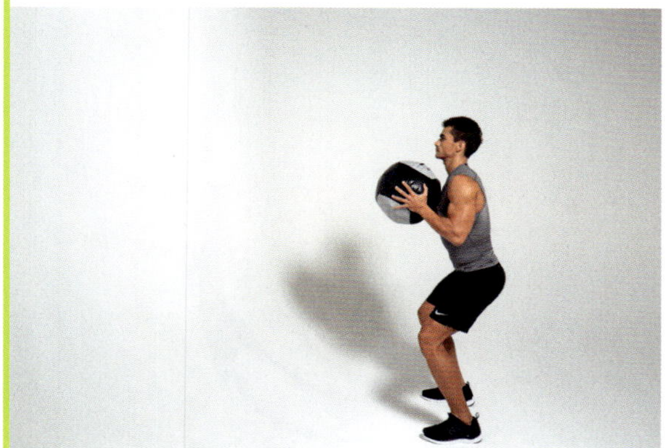

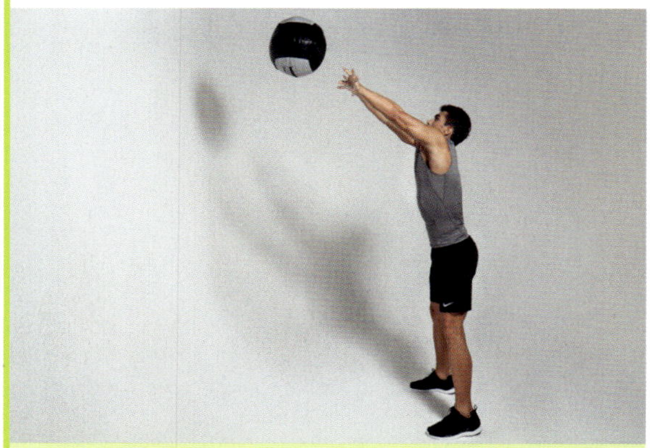

Alternativ können Sie ein mindestens drei Meter hohes Ziel an der Wand fixieren und dahin die Übung ausführen, wie dies oft im Cross Fit® gemacht wird. Sie können dazu noch tiefer in die Kniebeuge gehen, als in der Abbildung gezeigt.

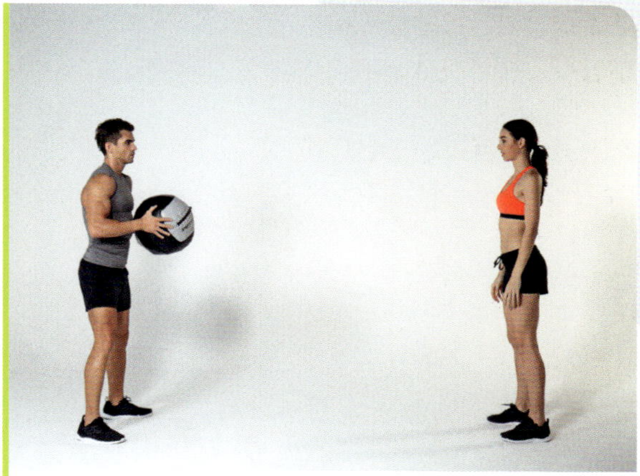

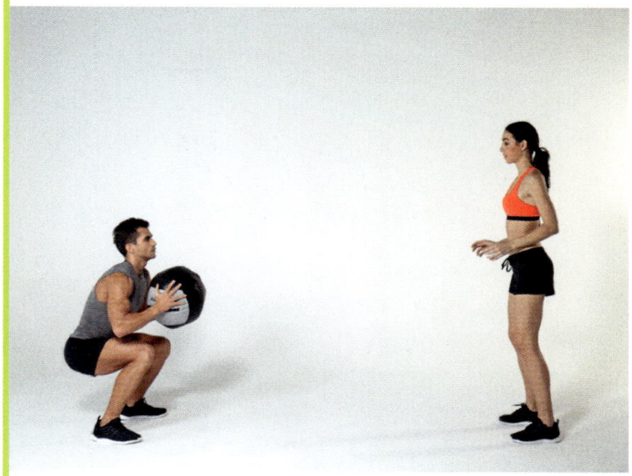

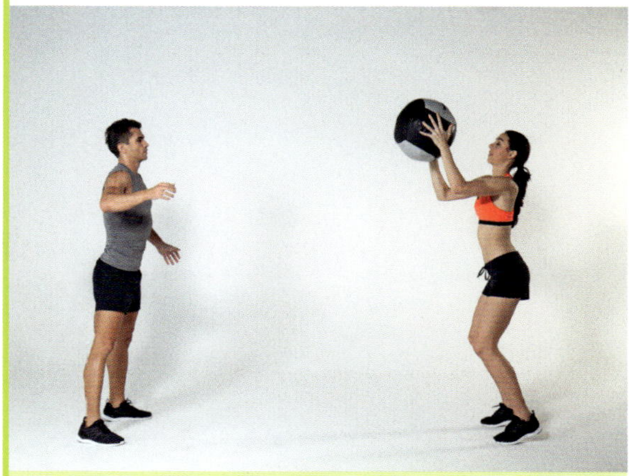

Die Übung mit Partner.

M 8
LEVEL 2

BRUSTSTOSS AUS DER KNIEBEUGE MIT SCHRITT/SPRUNG VOR

KRÄFTIGUNG
Rumpf-, Bein-, Gesäß- und Oberkörpermuskulatur

AUSGANGSPOSITION
Sie befinden sich im schulterbreiten Stand etwa zwei bis vier Meter vom Ziel entfernt. Die Arme sind nach vorne gestreckt, in den Händen halten Sie den Ball, und der Rumpf ist in Spannung.

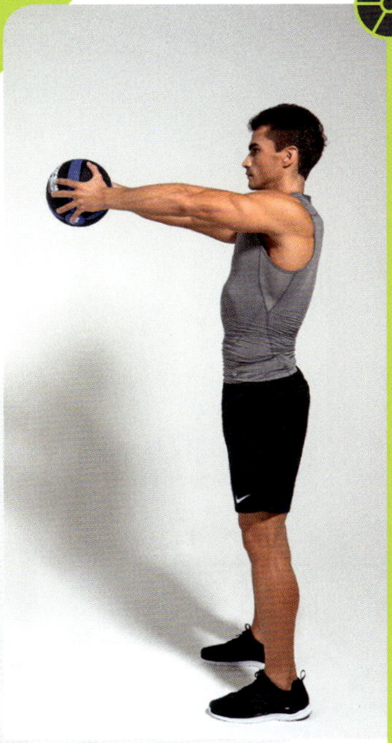

DURCHFÜHRUNG
Zuerst begeben Sie sich in die Kniebeuge. Dann strecken Sie die Beine und stellen einen Fuß vor, wobei Sie den Ball explosiv zum Ziel stoßen. Fangen Sie den Ball in dieser vorderen Position wieder auf und machen Sie dann die entsprechende Schrittbewegung in die Ausgangsposition zurück, um die Übung zu wiederholen. Achten Sie darauf, dass Sie das Gleichgewicht halten.

VARIANTE
Sie intensivieren die Übung, indem Sie einen Sprung nach vorne machen.

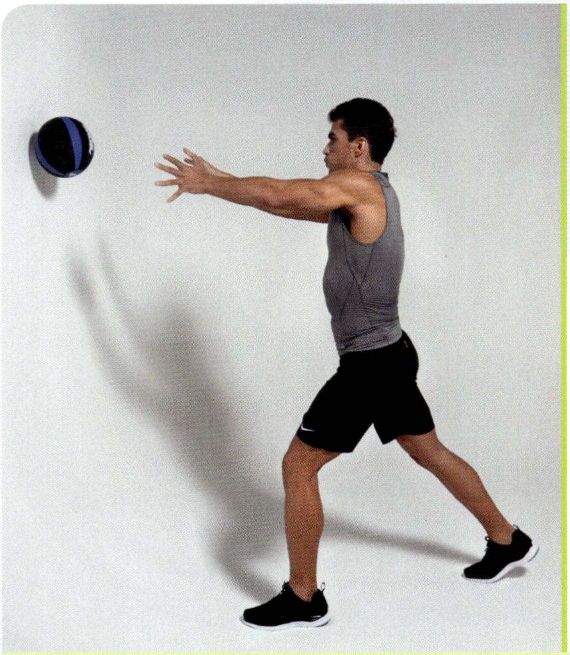

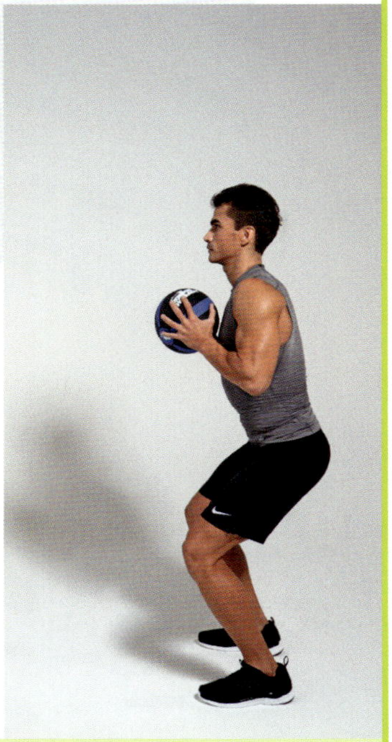

Der Bewegungsablauf.

(EINARMIGER) BRUSTSTOSS AUS DER EINBEINIGEN KNIEBEUGE

M 9
LEVEL 3

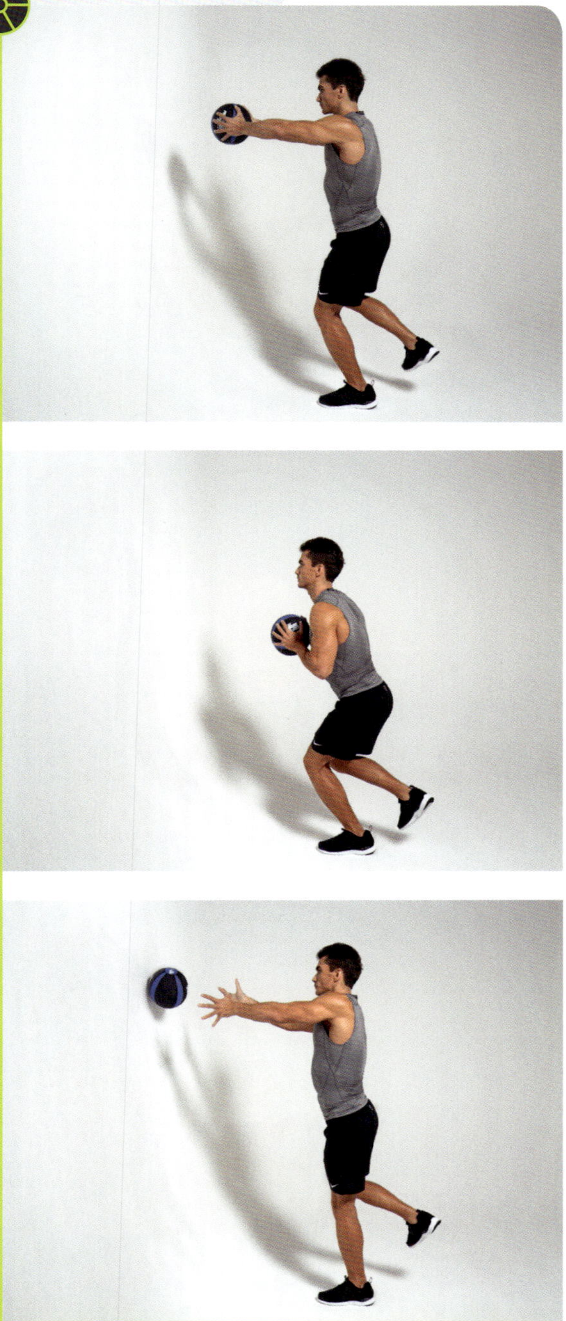

Die Bewegungsfolge beim Bruststoß im Einbeinstand.

KRÄFTIGUNG

⚙⚙ Rumpf-, Bein-, Gesäß- und Oberkörpermuskulatur

AUSGANGSPOSITION

Sie stehen im Einbeinstand etwa ein bis zwei Meter vom Ziel entfernt. Das freie Bein halten Sie gebeugt hinter dem Körper oder mit hochgezogenem Knie vor dem Körper. Belasten Sie Fußballen, Fußaußenseite und Ferse und spannen Sie die Bauch- und die Gesäßmuskulatur an. Den Ball halten Sie mit gestreckten Armen vor dem Körper.

DURCHFÜHRUNG

Bewegen Sie sich in die einbeinige Kniebeuge, wozu Sie das Gesäß nach hinten schieben, und bringen Sie dabei den Ball zur Brust. Dann strecken Sie explosiv das Bein und stoßen den Ball kraftvoll zum Ziel. Achten Sie darauf, dass Sie die Hüften gerade halten. Fangen Sie den Ball vorne und wiederholen Sie dann die Übung.

VARIANTE

Sie intensivieren diese Übung, indem Sie aus der Kniebeuge gerade nach oben abspringen. Auch der Einsatz von Therapiekreisel, Balance-Pad oder Kissen ist möglich.
Alternativ kann die Übung einarmig ausgeführt werden.

M 10 (EINARMIGER) BRUSTSTOSS AUS EINBEINIGER KNIEBEUGE MIT SCHRITT/SPRUNG VOR

LEVEL 3

KRÄFTIGUNG

Rumpf-, Bein-, Gesäß- und Oberkörpermuskulatur

AUSGANGSPOSITION

Bei dieser intensiven Variante begeben Sie sich in den Einbeinstand mit einem Abstand zum Ziel von zwei bis vier Metern. Das freie Bein halten Sie gebeugt hinter oder mit hochgezogenem Knie vor dem Körper. Belasten Sie Fußballen, Fußaußenseite und Ferse und spannen Sie die Bauch- und die Gesäßmuskulatur an. Den Ball halten Sie mit gestreckten Armen vor dem Körper.

DURCHFÜHRUNG

Bewegen Sie sich in die einbeinige Kniebeuge, wozu Sie das Gesäß nach hinten schieben, und bringen Sie dabei den Ball zur Brust. Dann springen Sie aus der Kniebeuge nach vorne in einen Ausfallschritt mit dem anderen Bein, während Sie den Ball zum Ziel stoßen. Anschließend fangen Sie den Ball vorne und machen wieder einen kontrollierten Schritt in die Ausgangsposition zurück.

VARIANTE

Alternativ kann die Übung einarmig ausgeführt werden.

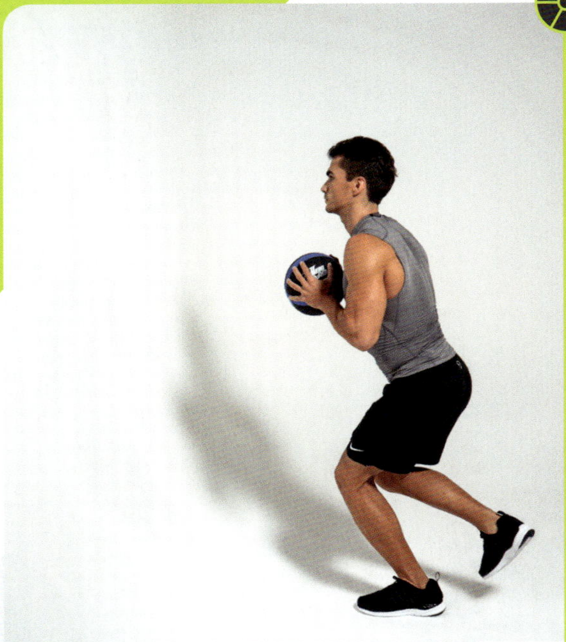

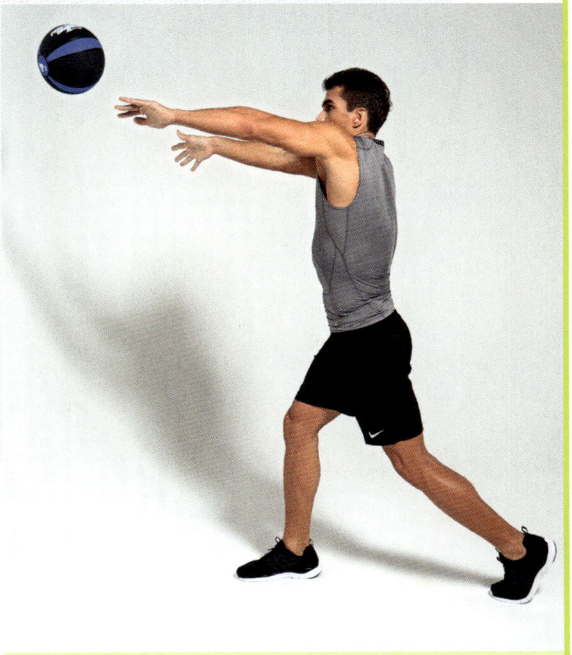

Die Variante mit Sprung nach vorne.

STOSSÜBUNGEN

BRUSTSTOSS MIT DREHUNG AUS DEM AUSFALLSCHRITT

M 11
LEVEL 2

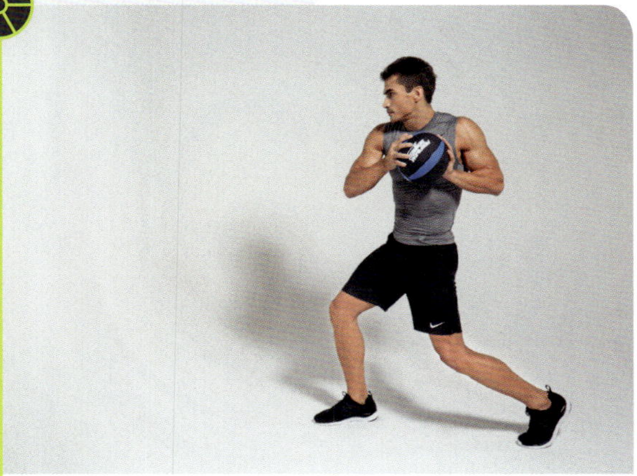

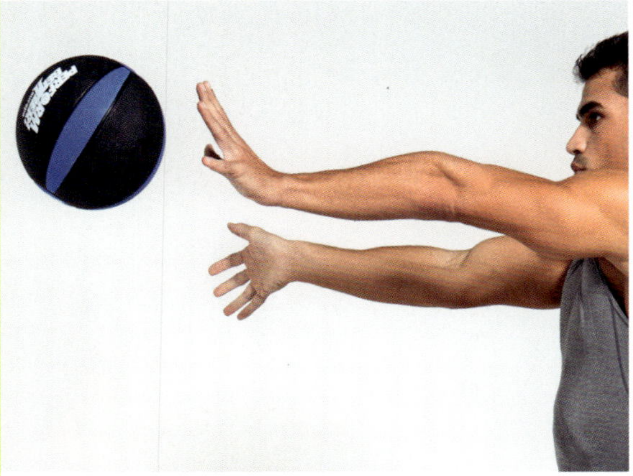

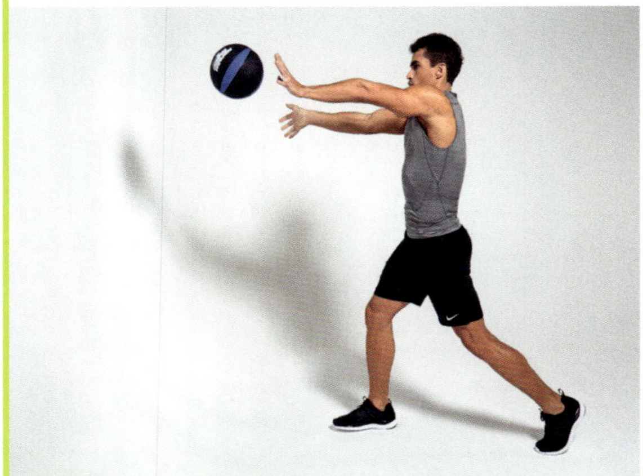

Der Stoß mit links.

KRÄFTIGUNG

●● Rumpf-, Bein-, Gesäß- und Oberkörpermuskulatur

AUSGANGSPOSITION

Sie stehen im leichten Ausfallschritt mit einem Abstand von zwei bis drei Metern frontal zu einer Wand oder einem Partner. Mit der hinteren Hand halten Sie den Ball, die andere Hand stützt den Ball von der Seite. Spannen Sie die Bauch- und die Gesäßmuskulatur an und fixieren Sie ein Ziel etwa in Kopfhöhe.

DURCHFÜHRUNG

Beugen Sie die Knie und drehen Sie dabei den Oberkörper etwas nach unten vom Ziel weg. Halten Sie kurz diese Position, um Vorspannung aufzubauen. Dann drehen Sie sich schnell zurück und stoßen den Ball explosiv mit Hüfteinsatz zum Ziel. Dabei drehen sich der hintere Fuß, die Hüften und der Oberkörper in Stoßrichtung mit. Achten Sie darauf, dass Sie den Körper durchgehend in Spannung halten.
Machen Sie erst alle Wiederholungen zu einer Seite, bevor Sie die Übungsseite wechseln.

VARIANTE

Sie können den Stoß auch mit beiden Händen ausführen.
Sie intensivieren die Übung, indem Sie gleichzeitig zum Stoß nach vorne springen, ohne die Beinstellung zu verändern, oder wenn Sie das hintere Bein beim Stoßen vorbewegen.

M 12 LEVEL 2 BRUSTSTOSS FALLEND IM KNIESTAND

KRÄFTIGUNG

❁❁ Brust-, Schulter-, hintere Oberarm- und Rumpfmuskulatur
❁ Bein- und Gesäßmuskulatur

AUSGANGSPOSITION

Diese Übung wird am besten als Partnerübung ausgeführt. Sie befinden sich im Kniestand, die Knie sind auf einer Matte oder einem Kissen positioniert. Die geeignete Entfernung zum Partner beträgt drei bis fünf Meter – probieren Sie es aus. Halten Sie den Ball nach vorne zeigend vor dem Körper und bringen Sie die Bauch-, die Gesäß- und die Schultermuskulatur in Spannung.

DURCHFÜHRUNG

Bewegen Sie den Ball zur Brust und halten Sie kurz die Position. Dann stoßen Sie den Ball mit beiden Händen explosiv zum Ziel, wobei Sie sich gleichzeitig nach vorne fallen lassen. Nehmen Sie schnell wieder den Kniestand ein, um dann wieder den Ball aufzunehmen.

VARIANTE

Wenn Sie die Übung gegen eine Wand ausführen, dann müssen Sie auf den Fall nach vorne verzichten, damit Sie der Ball beim Rückprall nicht unkontrolliert treffen kann. Alternativ ist der Stoß aus sehr weiter Distanz möglich; die Übung lässt sich dann aber schwer rhythmisch durchführen, da sie zum Aufnehmen des Balls oft unterbrochen werden muss.

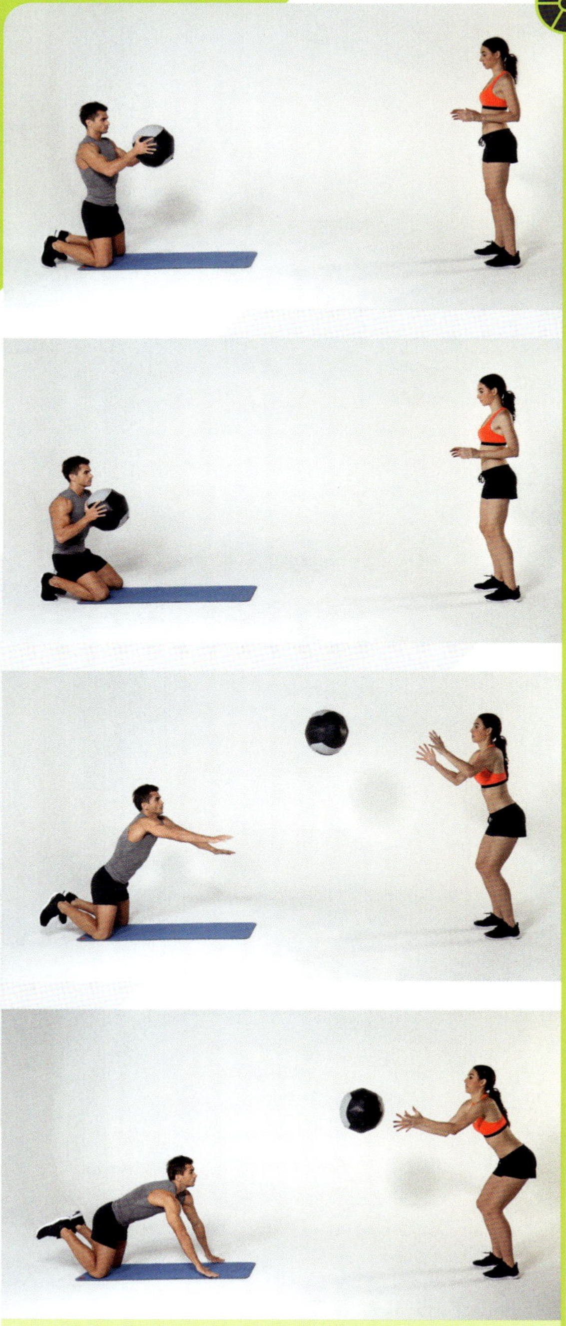

Der Bewegungsablauf im Kniestand mit Partner.

HOCHSTOSS IM STAND

M 13
LEVEL 1

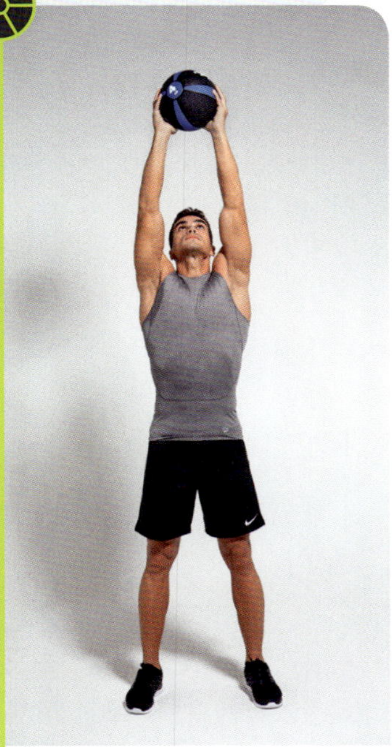

KRÄFTIGUNG

❁ ❁ Brust-, Schulter-, hintere Oberarm- und Rumpfmuskulatur

AUSGANGSPOSITION

Sie befinden sich im hüft- bis schulterbreiten Stand mit leicht gebeugten Beinen. Über dem Kopf halten Sie einen Medizinball mit gestreckten Armen. Spannen Sie die Bauch- und die Gesäßmuskulatur an und die Schultern nach hinten unten.

DURCHFÜHRUNG

Senken Sie den Ball zur Brust und halten Sie kurz die Position, um Vorspannung aufzubauen. Dann strecken Sie explosiv die Arme und stoßen dabei den Ball möglichst weit senkrecht in die Luft. Fangen Sie den Ball in hoher Position und wiederholen Sie die Übung. Achten Sie darauf, dass Sie die Bewegung rhythmisch ausführen und der Körper in Spannung bleibt. Vermeiden Sie es, den Kopf nach hinten zu überstrecken.

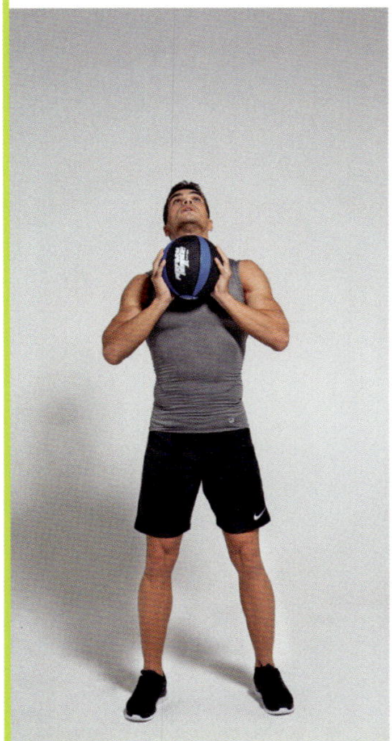

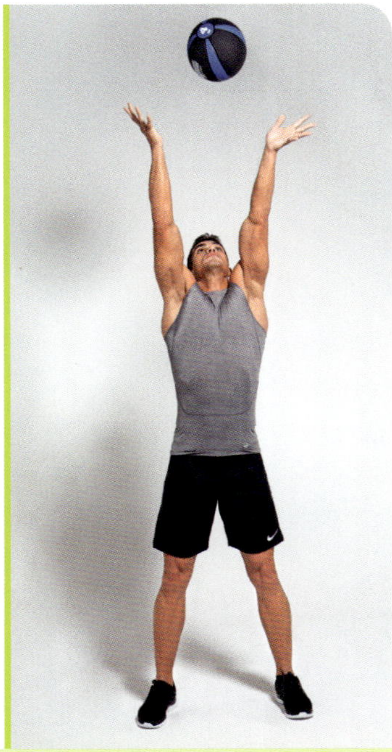

VARIANTE

Sie können eine Viertel-Kniebeuge machen, um Schwung zu holen.
Sie intensivieren die Übung, indem Sie diese auf instabilem Untergrund (Level 2) ausführen. Dies ist auch einbeinig möglich (Level 3).

Der Bewegungsablauf.

M 14 LEVEL 1 HOCHSTOSS AUS DER KNIEBEUGE

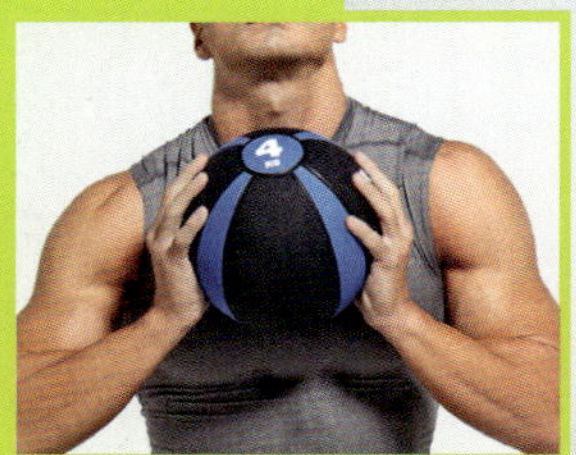

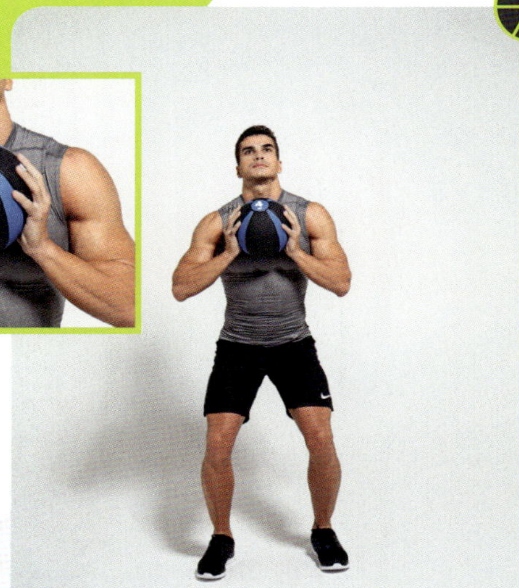

KRÄFTIGUNG

❁❁ Brust-, Schulter-, hintere Oberarm-, Rumpf-, Gesäß- und Beinmuskulatur

AUSGANGSPOSITION

Mit dieser Variante trainieren Sie auch die Bein- und die Gesäßmuskulatur. Nehmen Sie einen hüft- bis schulterbreiten Stand mit leicht gebeugten Beinen ein. Den Medizinball halten Sie mit gestreckten Armen über dem Kopf. Spannen Sie die Bauch- und die Gesäßmuskulatur an und die Schultern nach hinten unten.

DURCHFÜHRUNG

Bewegen Sie sich in die beidbeinige Kniebeuge und senken Sie den Ball zur Brust. Halten Sie kurz die Position, bevor Sie sich explosiv hochdrücken und gleichzeitig den Ball möglichst weit senkrecht in die Luft stoßen. Sie können dabei auf die Zehen gehen, was jedoch nicht zwingend erforderlich ist. Fangen Sie den Ball in hoher Position und wiederholen Sie die Übung.

VARIANTE

Sie intensivieren die Übung, indem Sie auf instabilem Untergrund trainieren (Level 2).

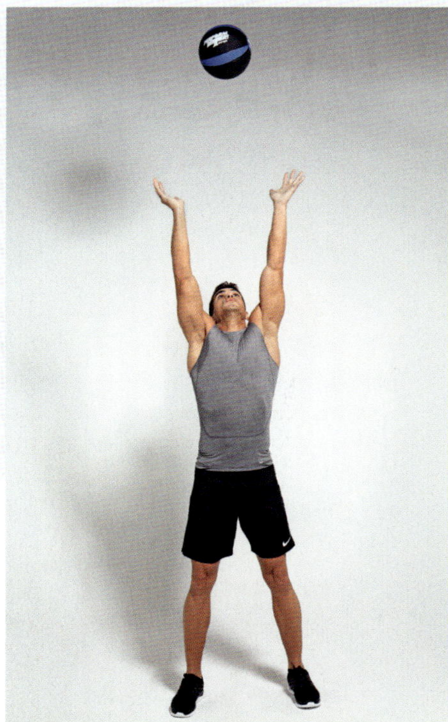

Der Hochstoß aus der beidbeinigen Kniebeuge. Sie intensivieren die Übung, indem Sie sich tiefer in die Kniebeuge bewegen.

(EINARMIGER) HOCHSTOSS AUS DER (EINBEINIGEN) KNIEBEUGE

M 15

LEVEL 3

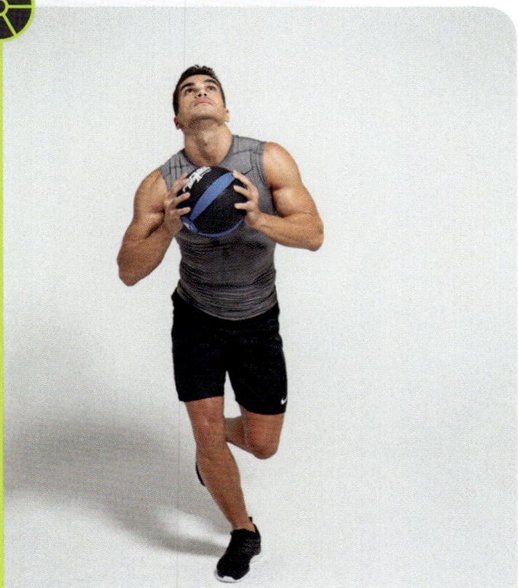

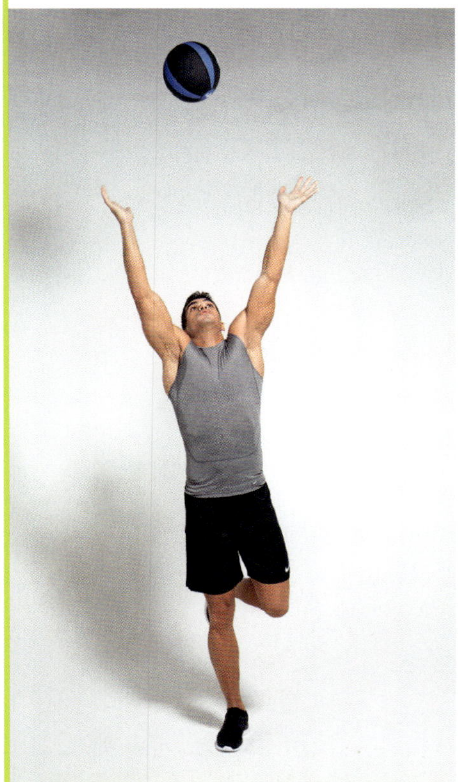

Der Hochstoß aus der einbeinigen Kniebeuge.

KRÄFTIGUNG

Brust-, Schulter-, hintere Oberarm-, Rumpf-, Gesäß- und Beinmuskulatur

AUSGANGSPOSITION

Diese intensive Variante führen Sie im Einbeinstand aus. Der Medizinball wird über dem Kopf gehalten. Belasten Sie Fußballen, Fußaußenseite und Ferse und spannen Sie die Bauch- und die Gesäßmuskulatur an.

DURCHFÜHRUNG

Machen Sie eine einbeinige Kniebeuge und senken Sie den Ball zur Brust. Halten Sie kurz die Position, bevor Sie sich explosiv hochdrücken und gleichzeitig den Ball möglichst weit senkrecht in die Luft stoßen.

VARIANTE

Sie vereinfachen die Übung, wenn Sie den Bewegungsradius bei der Kniebeuge reduzieren. Intensivieren können Sie die Übung mit instabilem Untergrund oder indem Sie aus der Kniebeuge nach oben springen.
Alternativ können Sie den Stoß einarmig ausführen. Dazu wird der Ball auf der dem Standbein entgegengesetzten Seite gehalten.

M 16 LEVEL 1 (EINARMIGER) BRUSTSTOSS NACH OBEN IN RÜCKENLAGE

KRÄFTIGUNG

❁❁ Brust- und hintere Oberarmmuskulatur
❁ Rumpf- und Schultermuskulatur, insbesondere vorderer Anteil

AUSGANGSPOSITION

Sie befinden sich in Rückenlage und halten einen Medizinball mit gestrecktem Arm über der Brust. Die andere Hand stützt die Ballposition von außen. Die Beine sind angewickelt, und die Füße sind aufgestellt. Spannen Sie die Gesäßmuskulatur an und den unteren Rücken gegen den Boden, sodass er Bodenkontakt hat.

DURCHFÜHRUNG

Senken Sie den Ball zur Brust und halten kurz die Position, bevor Sie ihn kraftvoll gerade nach oben stoßen. Achten Sie dabei darauf, dass Sie den Arm beim Stoßen lang machen, ohne jedoch den Körper zu verdrehen. Fangen Sie den Ball in hoher Position und senken Sie ihn dann wieder, um die nächste Wiederholung auszuführen. Der untere Rücken muss durchgehend Bodenkontakt behalten.

VARIANTE

Die Übung lässt sich auch beidarmig ausführen. Sie intensivieren die Übung, indem Sie den Oberkörper durchgehend leicht angehoben halten. Alternativ intensivieren Sie die Übung in Rückenlage auf einem Gymnastikball, was sich jedoch besser als Partnerübung durchführen lässt.

STOSSÜBUNGEN

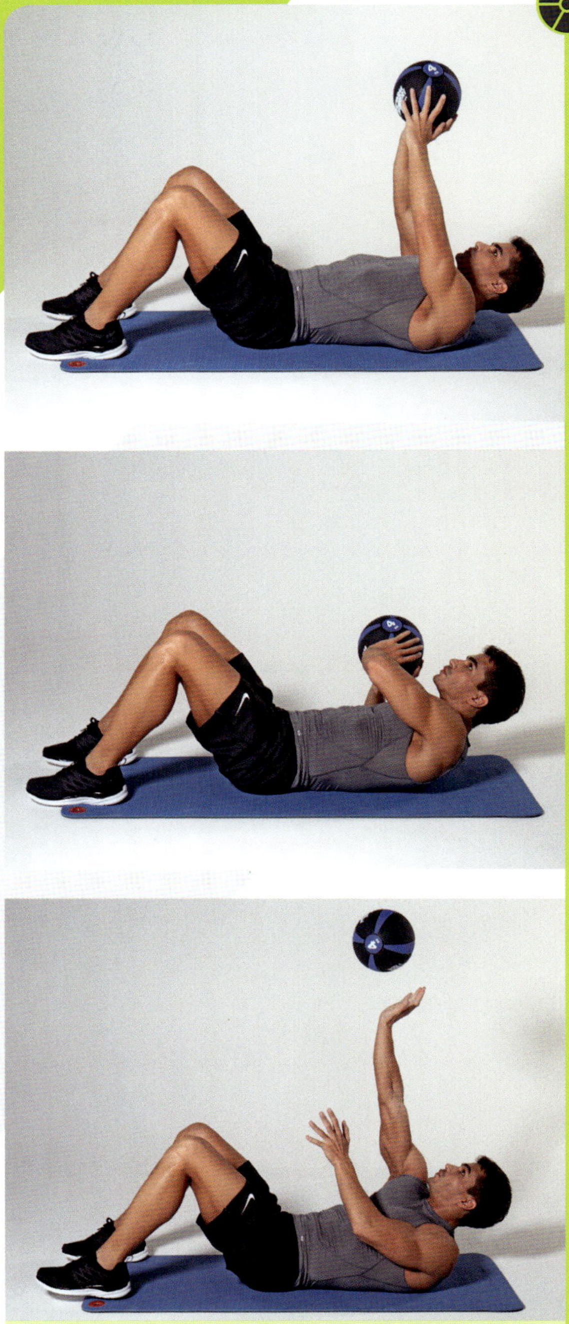

Der einarmige Bruststoß nach oben in Rückenlage.

(EINARMIGER) BRUSTSTOSS NACH OBEN IM V-SITZ

M 17
LEVEL 2

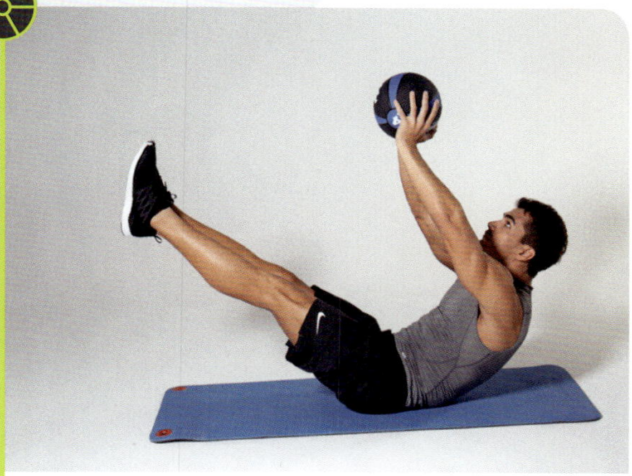

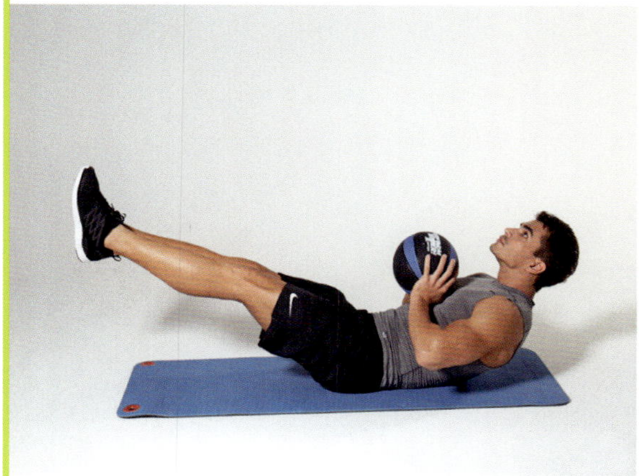

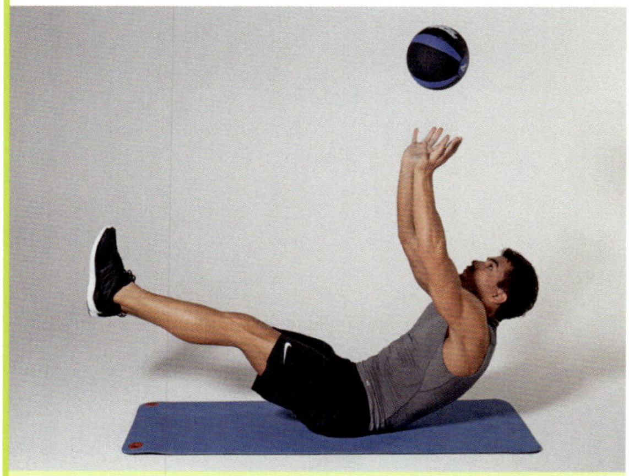

Der beidarmige Bruststoß nach oben im V-Sitz.

KRÄFTIGUNG

- ●● Brust-, hintere Oberarm- und Rumpfmuskulatur
- ● Schultermuskulatur, insbesondere vorderer Anteil

AUSGANGSPOSITION

Diese Variante intensiviert die Aktivität der Rumpfmuskulatur. Aus der Rückenlage heben Sie die gestreckten Beine und den Oberkörper leicht in die Luft. Den Ball halten Sie mit gestreckten Armen über der Brust.

DURCHFÜHRUNG

Senken Sie zuerst den Ball zur Brust und stoßen Sie ihn dann gerade nach oben. Die Beine und der Oberkörper werden möglichst wenig bewegt und bleiben durchgehend angehoben.

VARIANTE

Auch diese Übung ist einarmig möglich.
Sie vereinfachen die Übung, indem Sie die Beine gebeugt in der Luft halten.

M 18 LEVEL 2 BRUSTSTOSS NACH OBEN MIT CRUNCH BEI AUFGESTELLTEN FÜSSEN

KRÄFTIGUNG

●● Brust-, hintere Oberarm- und Rumpfmuskulatur

● Schultermuskulatur, insbesondere vorderer Anteil

AUSGANGSPOSITION

Bei dieser Übung liegen Sie auf dem Rücken, wobei die gebeugten Beine aufgestellt sind. Den Ball halten Sie über der Brust. Die Gesäßmuskulatur ist angespannt und der untere Rücken gegen den Boden gedrückt.

DURCHFÜHRUNG

Heben Sie den Oberkörper schnell über die Kraft der Bauchmuskulatur an und stoßen Sie dabei den Ball gerade hoch in die Luft. Fangen Sie den Ball in hoher Position und senken Sie dann den Ball und den Oberkörper wieder, ohne ihn abzulegen.

VARIANTE

Sie intensivieren die Übung, indem Sie die Beine in der Luft halten (Level 3). Die Übung ist auch einarmig möglich sowie als Partnerübung auf einem Gymnastikball.

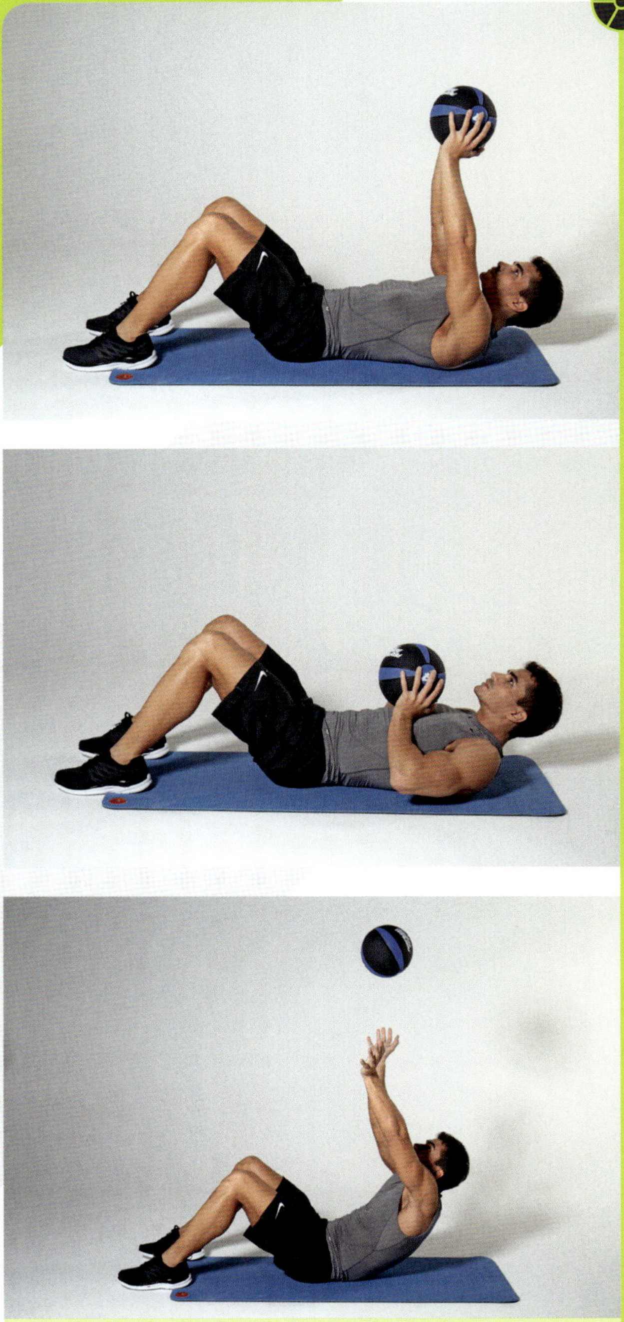

Der beidarmige Bruststoß nach oben mit Crunch.

BEIDARMIGER BRUSTSTOSS NACH VORNE MIT CRUNCH

M 19
LEVEL 2

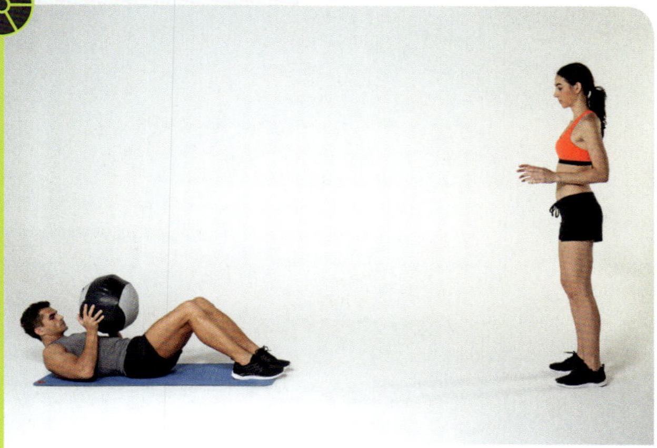

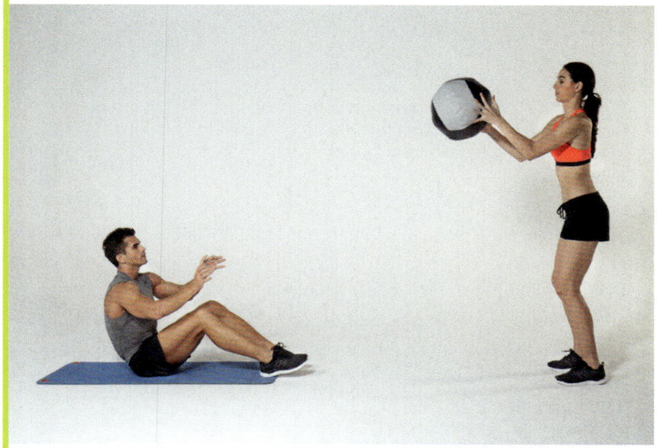

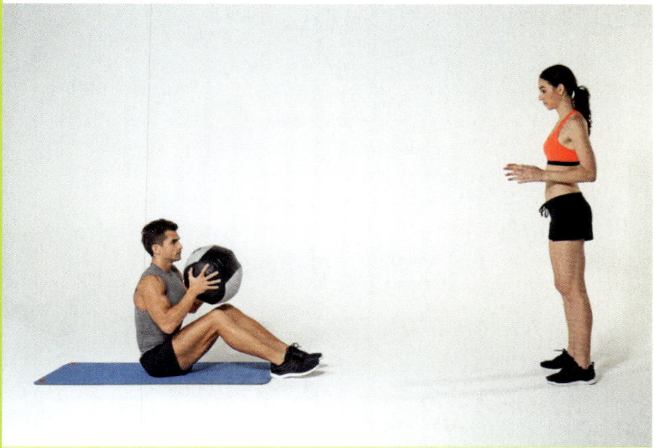

Ausgangsposition, Stoßen und Fangen mit Partner.

KRÄFTIGUNG

- ❁❁ Rumpf-, Brust- und hintere Oberarmmuskulatur
- ❁ vordere Oberschenkel- und Schultermuskulatur, insbesondere vorderer Anteil

AUSGANGSPOSITION

Sie liegen auf dem Rücken, etwa zwei bis drei Meter von einem Trainingspartner oder einer Wand entfernt. Die Beine sind aufgestellt, den Medizinball halten Sie über der Brust. Spannen Sie die Bauch- und die Gesäßmuskulatur an, bevor Sie den Oberkörper leicht anheben.

DURCHFÜHRUNG

Bewegen Sie zuerst den Ball zur Brust, bevor Sie den Oberkörper aufrichten und gleichzeitig den Ball kraftvoll zum Ziel stoßen. Fangen Sie den Ball im Sitz und bewegen Sie sich dann wieder auf den Rücken zurück, um die Übung zu wiederholen. Achten Sie auch darauf, dass Sie beim Stoßen keine Ausweichbewegung machen und dass der Rumpf in Spannung bleibt.

VARIANTE

Sie intensivieren die Übung, indem Sie die Beine in der Luft halten (V-Sitz).
Die Übung lässt sich auch gegen eine Wand ausführen.

M 20 LEVEL 3 EINARMIGER BRUSTSTOSS NACH VORNE MIT CRUNCH

KRÄFTIGUNG

- ❁❁ Rumpf-, Brust- und hintere Oberarmmuskulatur
- ❁ vordere Oberschenkel- und Schultermuskulatur, insbesondere vorderer Anteil

AUSGANGSPOSITION

Bei dieser intensiveren Variante erfolgt der Stoß einarmig. Sie liegen auf dem Rücken, zwei bis drei Meter vom Ziel entfernt, mit aufgestellten Beinen. Den Ball halten Sie auf einer Hand, wobei die andere Hand von der Seite stützt, und der Oberkörper ist leicht angehoben. Aktivieren Sie die Gesäßmuskulatur und drücken Sie den unteren Rücken gegen den Boden.

DURCHFÜHRUNG

Heben Sie den Oberkörper schnell über die Kraft der Bauchmuskulatur an und stoßen Sie dabei den Ball kraftvoll nach vorne zum Ziel. Fangen Sie den Ball im Sitz, bevor Sie den Oberkörper senken, ohne ihn abzulegen, um die Übung zu wiederholen.

VARIANTE

Zur Intensivierung halten Sie die Beine angehoben in der Luft (V-Sitz).
Die Übung ist auch auf einem Gymnastikball mit Partner möglich.

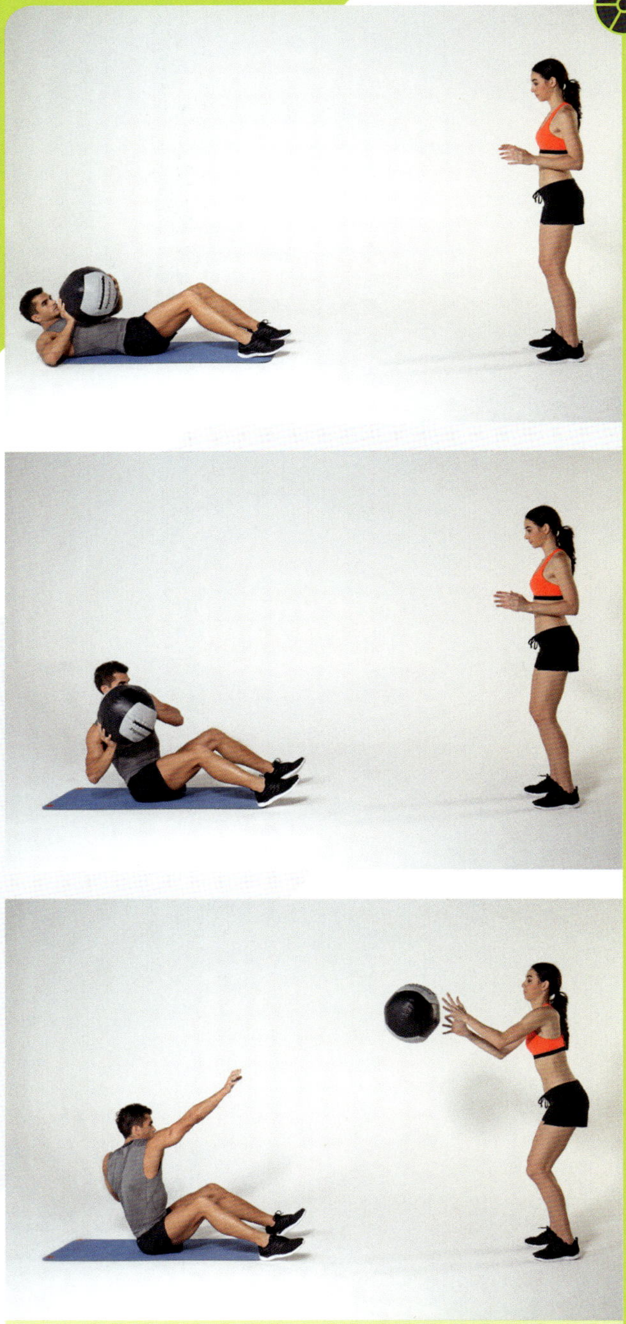

Der Bewegungsablauf mit Partner.

STOSSÜBUNGEN

(EINARMIGER) HOCHSTOSS AUS DEM SITZ

M 21

LEVEL 1

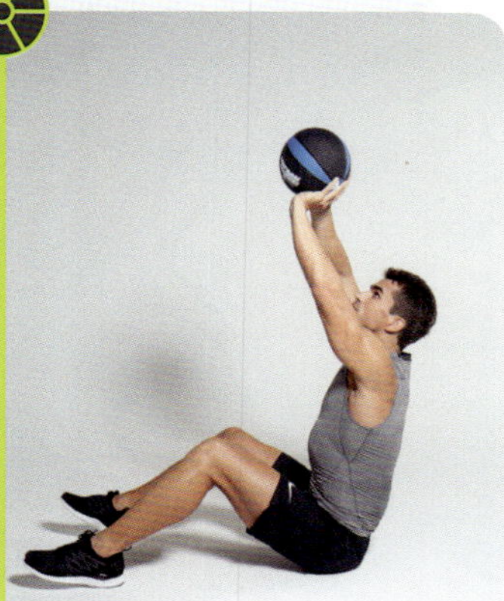

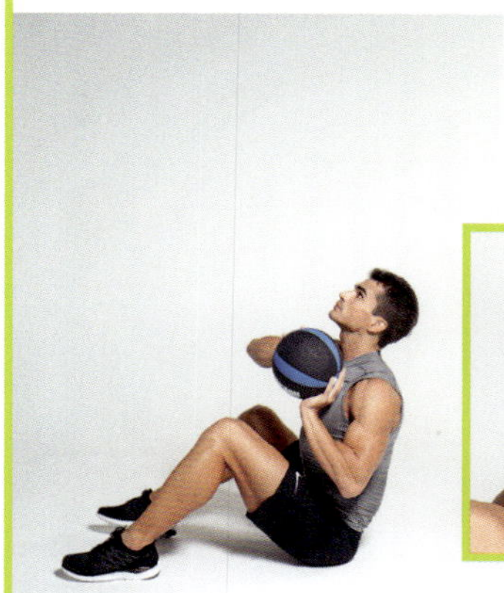

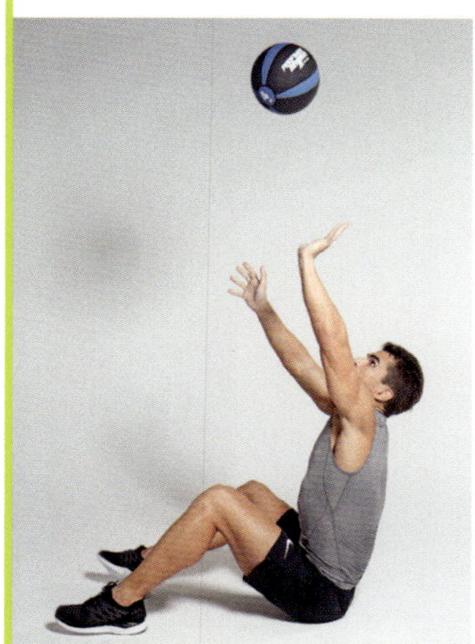

Der Bewegungsablauf.

KRÄFTIGUNG

Rumpf- und Oberkörpermuskulatur

AUSGANGSPOSITION

Sie sitzen mit aufrechtem Oberkörper auf dem Boden und halten den Medizinball auf einer Hand, nach oben ausgerichtet. Die andere Hand kann die Ballposition etwas von der Seite sichern. Spannen Sie die Bauch- und die Gesäßmuskulatur an und die Schultern nach hinten unten.

DURCHFÜHRUNG

Bewegen Sie den Ball zuerst zur Brust und stoßen Sie ihn dann explosiv gerade hoch in die Luft. Fangen Sie den Ball in hoher Position mit beiden Händen und senken Sie ihn dann in der Übungshand in die Ausgangsposition zurück, um die Übung zu wiederholen. Achten Sie auf Körperspannung und rhythmische Bewegungen und vermeiden Sie es, den Kopf nach hinten zu überstrecken.

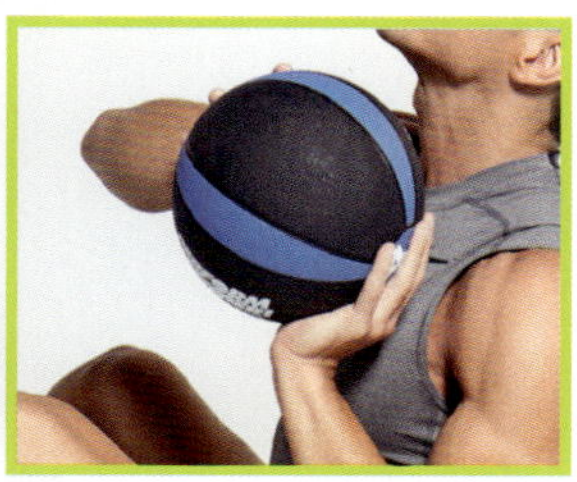

Sie können erst alle Wiederholungen mit einer Hand ausführen, bevor Sie die Seite wechseln, oder Sie wechseln nach jeder Wiederholung die Übungsseite.

VARIANTE

Wenn Sie einen schweren Medizinball nutzen, dann können Sie auch beidarmig stoßen.

Ist die Decke im Trainingsraum hoch genug, dann ist die Übung auch im Sitz auf einem Gymnastikball möglich.

M 22 LEVEL 2 (EINARMIGER) HOCHSTOSS AUS DEM SITZ UND FANGEN IM STAND

KRÄFTIGUNG
●● Rumpf-, Bein-, Gesäß- und Oberkörpermuskulatur

AUSGANGSPOSITION
Sie sitzen mit aufrechtem Oberkörper auf dem Boden und halten den Medizinball mit gestreckten Armen über dem Kopf, wobei die Handflächen nach oben weisen. Spannen Sie die Bauch- und die Gesäßmuskulatur an und die Schultern nach hinten unten.

DURCHFÜHRUNG
Senken Sie zuerst den Ball, bevor Sie ihn explosiv gerade hoch über den Kopf stoßen. Springen Sie dabei vom Boden auf. Fangen Sie den Ball in hoher Position und begeben Sie sich dann wieder kontrolliert auf den Boden zurück, um die Übung zu wiederholen.

VARIANTE
Sie können die Übung vereinfachen, indem Sie diese im Sitz von einem Stuhl ausführen.
Zur Intensivierung können Sie die Übung einarmig machen. Auch können Sie den Schwierigkeitsgrad erhöhen, indem Sie sich vor dem Fangen einmal um die Körperachse drehen. Fortgeschrittene können die Übung aus der Rückenlage beginnen.

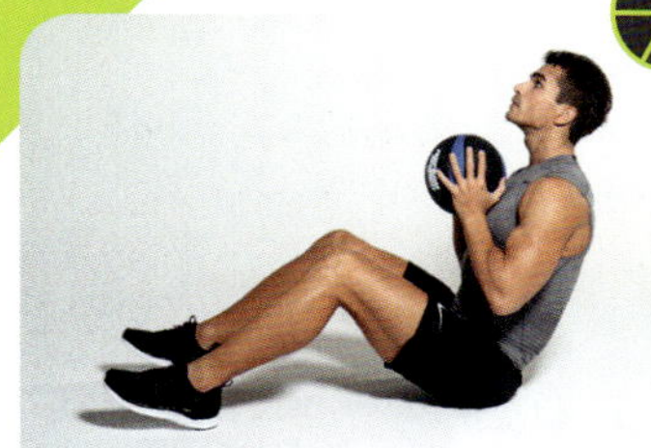
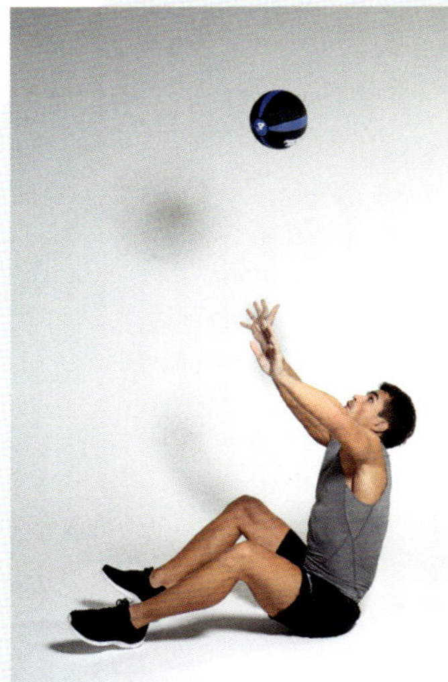
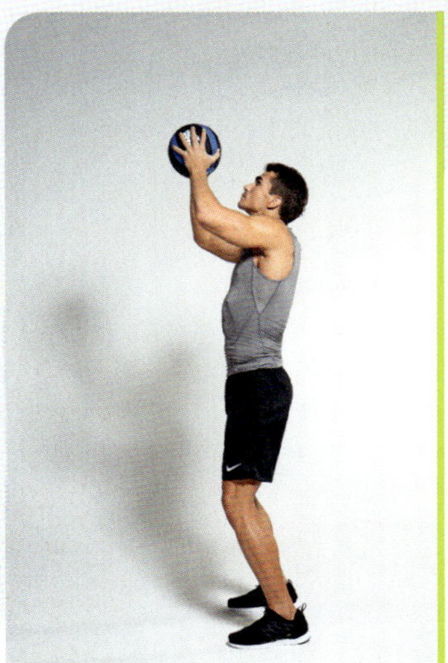
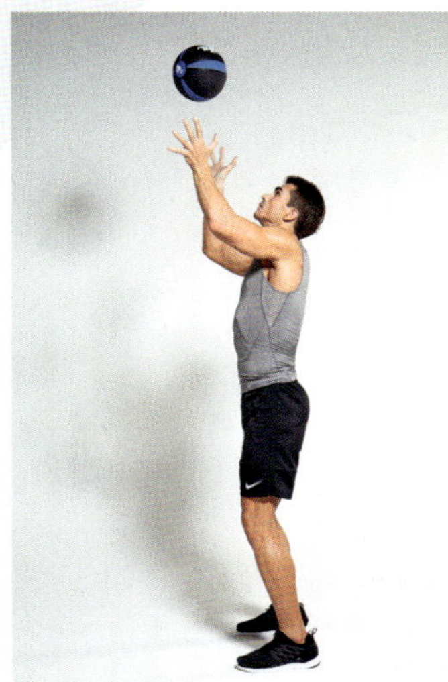

Die Bewegungsfolge beim beidarmigen Hochstoß.

3. WURFÜBUNGEN

Mit den Medizinball-Würfen entwickeln Sie Ihre Explosivkraft und kräftigen die stabilisierende Muskulatur insbesondere des Rumpfes. Sie schulen das Zusammenspiel der Muskulatur von den Füßen bis zu den Händen, indem Sie lernen, die Kraft zuerst aufzubauen und sie dann explosiv durch den Körper zu leiten. Dafür eignen sich im Stand ausgeführte Übungen besonders gut.

Wichtige Bewegungsabläufe beim Training mit dem Medizinball sind Würfe von oben, welche nach vorne und auf den Boden ausgeführt werden, sowie Hüftwürfe. Ergänzend können Hochwürfe und Würfe von unten geübt werden. Außerdem wurden dem Übungsrepertoire effektive Wurfübungen am Boden hinzugefügt, sodass Sie ein Work-out mit Würfen auch beim Training zu Hause, beispielsweise im Wohnzimmer, ausführen können. Die Übungen sind nach Schwierigkeitslevel geordnet. Gehen Sie so vor, dass Sie zuerst die Einstiegsvariante üben und nach einigen Trainingswochen zu einer intensiveren Variante beziehungsweise zu einer Übung im nächsten Level übergehen, vorausgesetzt, dass Sie mindestens zehn Wiederholungen der aktuellen Variante kontrolliert ausführen können.

Übungen im Level 1 sollten normalerweise noch nicht einarmig trainiert werden. Am Boden ist eine einarmige Ausführung jedoch aufgeführt, da die Oberkörperposition leichter stabilisiert werden kann und sich eine einarmige Ausführung anbietet, wenn der Ball recht leicht ist und die Decke eher niedrig. Generell sind einarmige Ausführungen für Fitnesssportler nicht so wichtig; deren Training kann sich jedoch für einige Sportarten lohnen. Einbeinige Ausführungen hingegen sind auch für geübte Fitnesssportler effektive Übungen, da das Ausbalancieren solcher Bewegungen die Anforderungen bei vielen Alltags- und Sportbewegungen wiederspiegelt.

Wurfübungen, insbesondere nach vorne ausgeführt, eignen sich gut, um entscheidende Bewegungen für einige Sportarten zu simulieren und für diese eine größere Kraftfreisetzung zu entwickeln. Fortgeschrittene können noch andere Wurfvarianten ergänzen, um weitere Bewegungen in ihrer Sportdisziplin zu simulieren, und dazu auch komplexe Schrittfolgen nutzen. Überlegen Sie bei solchen Übungen, wie sich die Bewegung in Ihrer Sportart exakt darstellt, und versuchen Sie, die Bewegung mit dem Medizinball möglichst ähnlich zu simulieren. Achten Sie darauf, dass Sie sich keine Bewegungen aneignen, die im Gegensatz zur optimalen Bewegungskette in Ihrer Sportart stehen. Das Einstudieren von sehr komplexen und nicht alltagstypischen Bewegungen ist jedoch für einen Fitnesssportler unnötig.

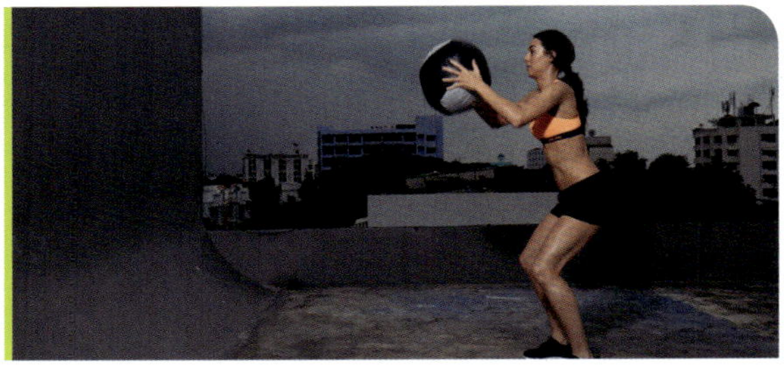

Überkopf- und Bodenwurf im Stand

Bei den Würfen von oben, die nach vorne oder auf den Boden gerichtet sind, wird der Körper zuerst in Vorspannung gebracht und dann der Ball explosiv zum Ziel geworfen. Dies trainiert nicht nur die Schnellkraft, sondern kräftigt auch alle Muskeln der Körpervorderseite. Die Bewegung wird zuerst im frontalen Stand mit einer Übung aus dem Level 1 geübt. Dann werden die technischen Anforderungen progressiv bis hin zum Einbeinstand erhöht. Einige Übungen (beispielsweise M 23, M 25, M 26 und M 29) lassen sich noch intensivieren, indem instabile Untergründe wie Therapiekreisel, Balance-Pad oder ein dickes Kissen eingesetzt werden.

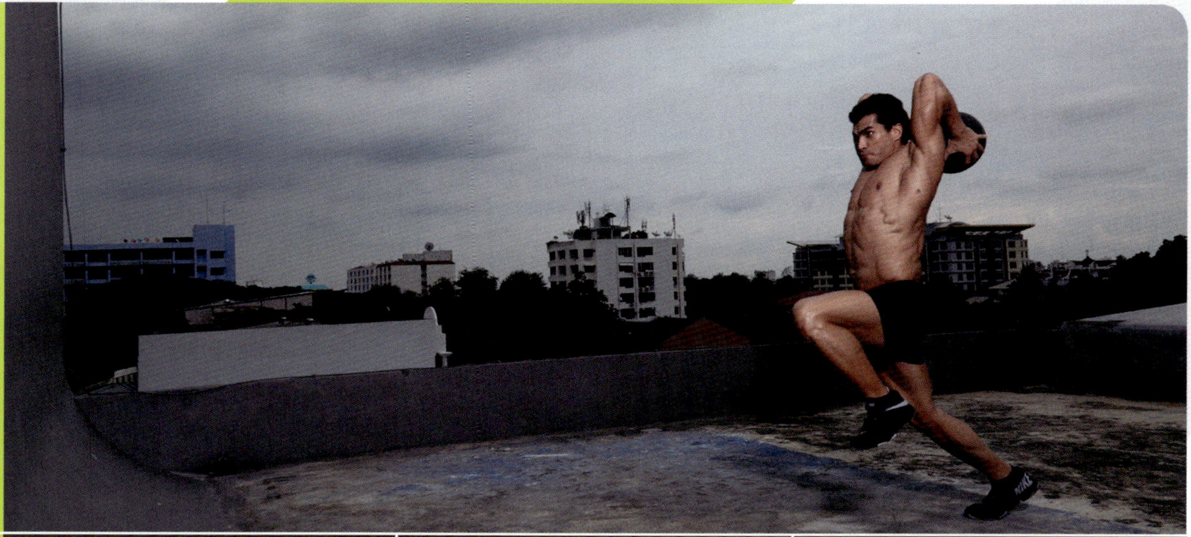

LEVEL 1 EINSTEIGER	LEVEL 2 LEICHT GEÜBTE	LEVEL 3 FORTGESCHRITTENE
M 23: Überkopfwurf im Stand	M 24: Überkopfwurf im Kniestand M 25: Überkopfwurf im Ausfallschritt	M 26: (Einarmiger) Überkopfwurf im Einbeinstand
M 27: Überkopfwurf aus dem Stand mit Schritt vor	M 28: Überkopfwurf aus dem seitlichen Stand ohne Schritt vor	M 28: Überkopfwurf aus dem seitlichen Stand mit Schritt/Sprung vor
M 29: Überkopfwurf aus der Kniebeuge	M 30: Überkopfwurf aus der Kniebeuge im Sprung (Sprungeinwurf) Alternative: M 29 auf instabilem Untergrund	M 31: (Einarmiger) Überkopfwurf aus der einbeinigen Kniebeuge im Sprung
M 32: Bodenwurf im Stand (Ball Slam)	M 33: Bodenwurf mit Schwungholen	M 34: (Einarmiger) Bodenwurf im Einbeinstand

WURFÜBUNGEN

Hüftwurf

Beim Hüftwurf wird die Core-Muskulatur intensiv darin trainiert, Drehbewegungen durchzuführen und diese zu stabilisieren. Einsteiger üben in frontaler Standposition; Fortgeschrittene auch aus seitlicher Position. Einige Trainer lassen außerdem aus rückwärtiger Position üben, da dies eine intensive Aktivierung der Rückenmuskulatur bewirkt. Allerdings besteht hierbei durch die weite, intensive Drehbewegung eine erhöhte Verletzungsgefahr, weshalb diese Variante nur von Fortgeschrittenen genutzt werden darf.

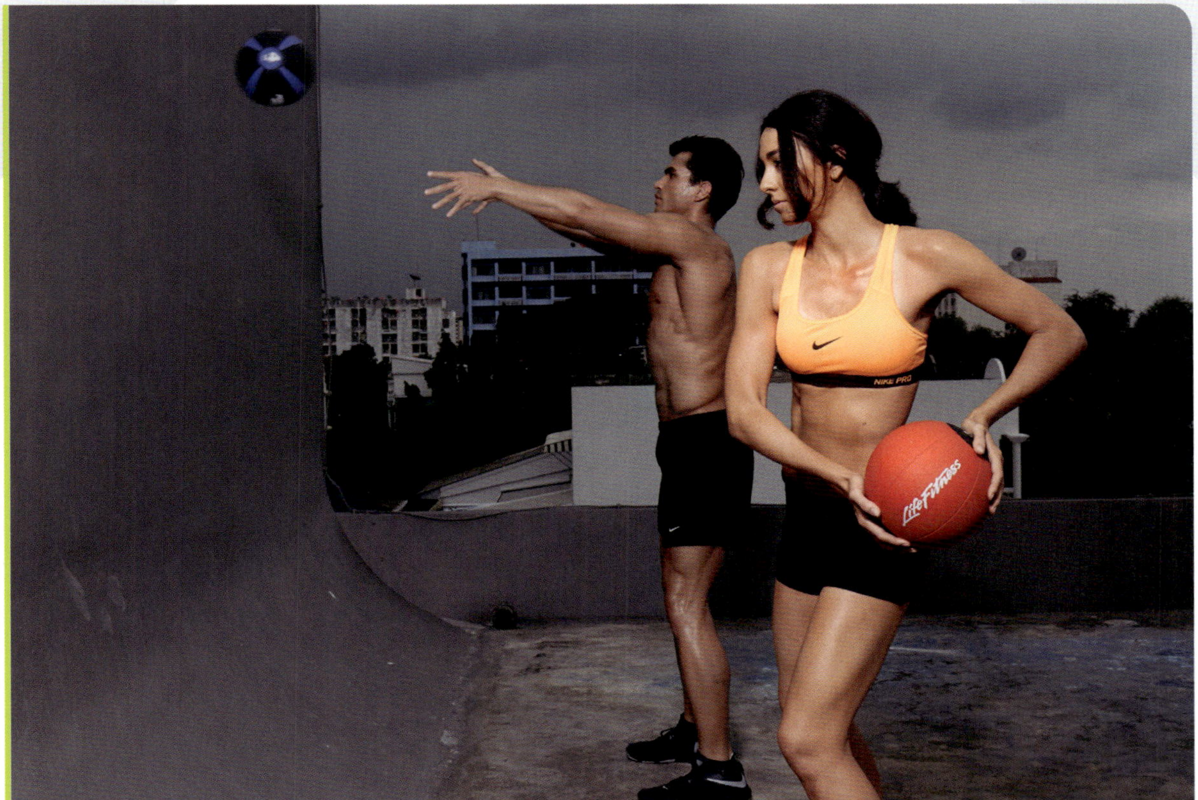

LEVEL 1 EINSTEIGER	LEVEL 2 LEICHT GEÜBTE	LEVEL 3 FORTGESCHRITTENE
M 35: Hüftwurf im Stand Alternative: Hüftwurf im Kniestand (ohne Abbildung)	M 36: Hüftwurf im Ausfallschritt	M 37: Hüftwurf im Einbeinstand
	M 38: Hüftwurf im seitlichen Stand	M 39: Hüftwurf im seitlichen Einbeinstand
M 40: Hüftwurf im seitlichen V-Sitz mit aufgestellten Füßen	M 40: Hüftwurf im seitlichen V-Sitz	M 41: Rückwärtiger Hüftwurf (aus der Kniebeuge)

❂ Ergänzende Wurfübungen im Stand

Sie können Ihr Work-out erweitern, indem Sie trainieren, den Ball aus der unteren Position gerade nach oben oder nach vorne zu werfen. Erhöhen Sie dabei die Anforderungen mit fortschreitender Trainingserfahrung, bis Sie die Übung einbeinig ausführen können.

LEVEL 1 EINSTEIGER	LEVEL 2 LEICHT GEÜBTE	LEVEL 3 FORTGESCHRITTENE
M 42: Hochwurf (Streckwurf) aus der Kniebeuge	M 43: Hochwurf (Streckwurf) aus der Kniebeuge mit Absprung	M 44: (Einarmiger) Hochwurf (Streckwurf) aus der einbeinigen Kniebeuge (mit Absprung)
M 45: Vorwärtswurf aus der Kniebeuge	M 45: Vorwärtswurf aus der Kniebeuge auf instabilem Untergrund	Vorwärtswurf aus der einbeinigen Kniebeuge (ohne Abbildung)

❂ Ergänzende Wurfübungen am Boden

Die Übungen am Boden können nach oben oder nach vorne ausgeführt werden, beispielsweise in sehr naher Distanz gegen eine Couch, und sind so auch beim Training zu Hause einsetzbar. Achten Sie darauf, dass sich keine zerbrechlichen Gegenstände in der Nähe befinden.

WURFÜBUNGEN

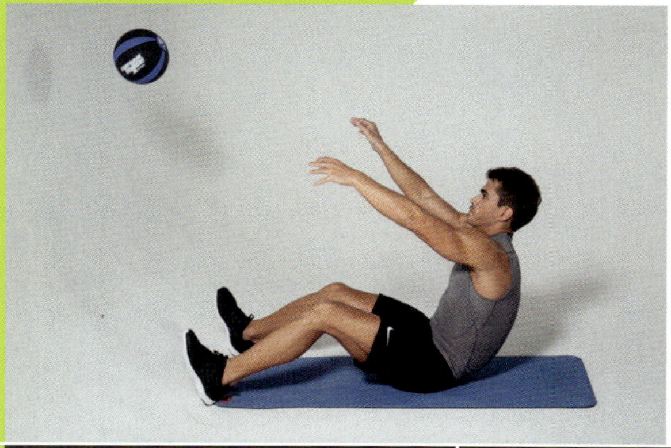

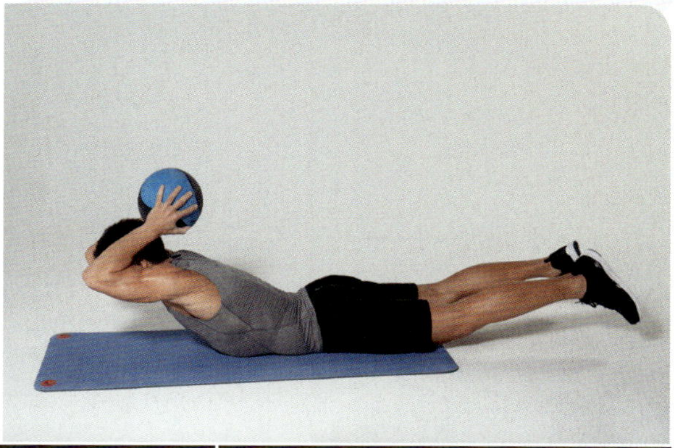

LEVEL 1 EINSTEIGER	LEVEL 2 LEICHT GEÜBTE	LEVEL 3 FORTGESCHRITTENE
M 46: (Einarmiger) Hochwurf im Sitz	M 47: (Einarmiger) Hochwurf aus dem Sitz und Fangen im Stand	
	M 48: Überkopfwurf mit Crunch M 49: Überkopfwurf in Bauchlage	

INFO: WURFDISTANZ

Die optimale Distanz zur Wand beziehungsweise zum Partner ist von Ballgewicht und Balleigenschaften abhängig. Führen Sie zuerst einige Wiederholungen aus, um sich an den Rückprall und das Fangen des Medizinballs zu gewöhnen und die richtige Distanz zu finden. Wenn Sie die Übung mit Partner ausführen, sind eine mittlere Distanz und ein mittelgroßer Ball oder ein großer Softball meist gut geeignet.

Beim Werfen gegen eine Wand sind drei Distanzen möglich.

- Naher Abstand zur Wand (zirka ein Meter). In dieser Distanz können Sie die Würfe über Kopf sehr schnell ausführen und den Ball über dem Kopf fangen. Zusätzlich zum Rumpf trainieren Sie die Schultern intensiv. Allerdings können Sie nicht sehr kraftvoll werfen.
- Mittlerer Abstand zur Wand (zirka zwei bis drei Meter). Bei mittlerem Abstand können Sie kraftvoll werfen und somit den ganzen Körper intensiv trainieren. Allerdings werden Sie den Ball voraussichtlich nur vor dem Körper fangen können, und so gelingt die Übung weniger schnell. Es kann abhängig von Ballart und Handmuskulatur beim Fangen zu Schmerzen kommen.
- Weiter Abstand (fünf Meter und mehr). Bei weitem Abstand werfen Sie mit aller Kraft gegen die Wand und lassen den Ball einmal auf dem Boden aufspringen, bevor Sie ihn aufnehmen. Das Fangen ist so nicht schmerzhaft; die Übungen müssen aber manchmal unterbrochen werden, um den Ball aufzuheben, wenn er die gewünschte Bewegungsrichtung verlässt.

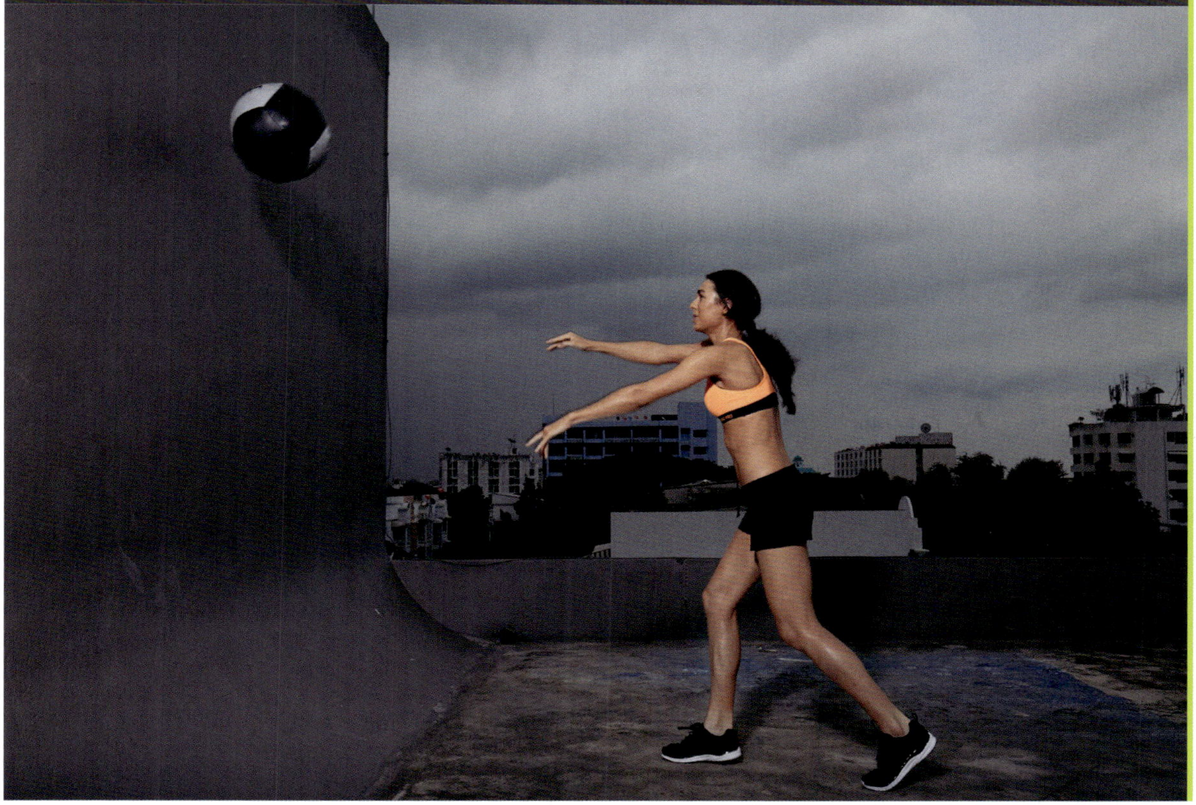

M 23 ÜBERKOPFWURF IM STAND

LEVEL 1

KRÄFTIGUNG

❁❁ Rumpf- und hintere Oberarmmuskulatur
❁ Oberkörpermuskulatur

AUSGANGSPOSITION

Sie stehen im hüft- bis schulterbreiten Stand mit einem Abstand von ein bis zwei Metern frontal vor einer Wand. Die Beine sind leicht gebeugt, die Arme sind gerade nach vorne oben gerichtet, und in den Händen halten Sie einen Medizinball. Spannen Sie die Bauch- und die Gesäßmuskulatur an und ziehen Sie die Schultern nach hinten unten. Fixieren Sie ein Ziel etwas über Kopfhöhe an der Wand.

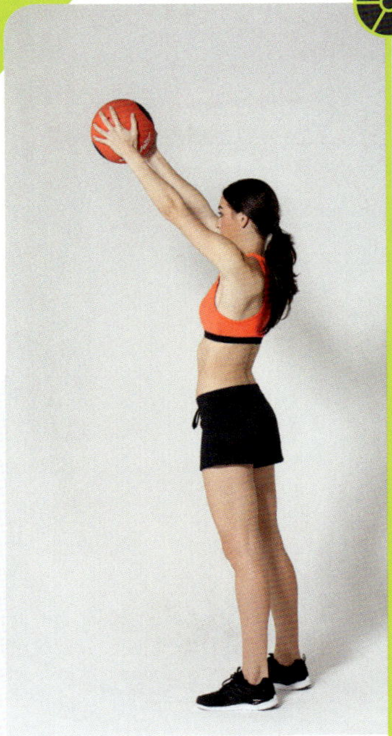

DURCHFÜHRUNG

Holen Sie aus, indem Sie die Ellbogen beugen und den Ball hinter den Kopf führen, und werfen Sie dann den Ball explosiv nach vorne zum Ziel. Dabei können Sie die Fersen anheben. Fangen Sie den Ball über dem Kopf und wiederholen Sie die Bewegung. Achten Sie darauf, dass Sie die Bewegung kontrolliert und dynamisch ausführen.

VARIANTE

Sie intensivieren die Übung, indem Sie sich auf Balance-Pad, Therapiekreisel oder Kissen stellen.

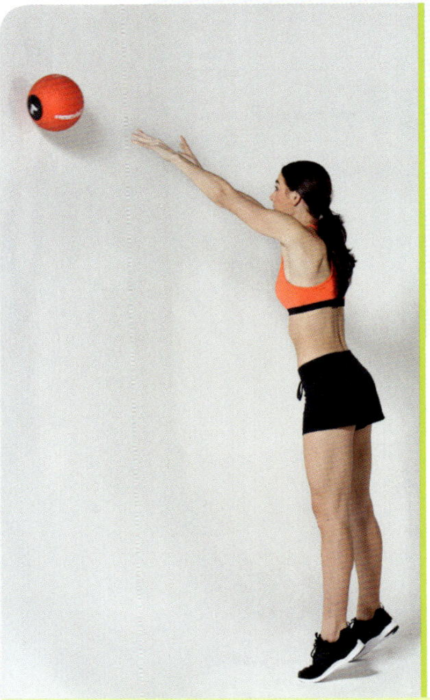

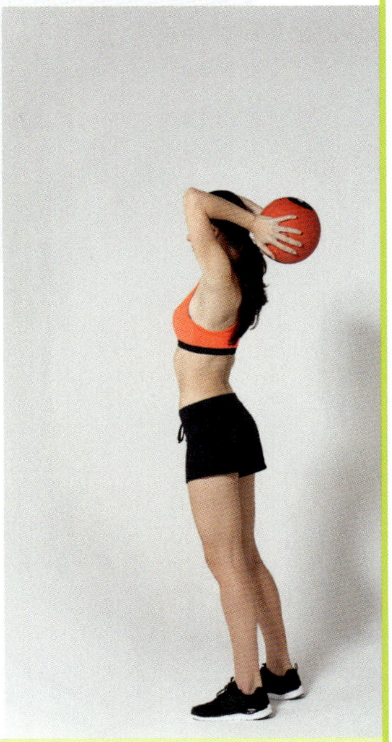

Der Bewegungsablauf in naher Distanz mit kleinem Ball.

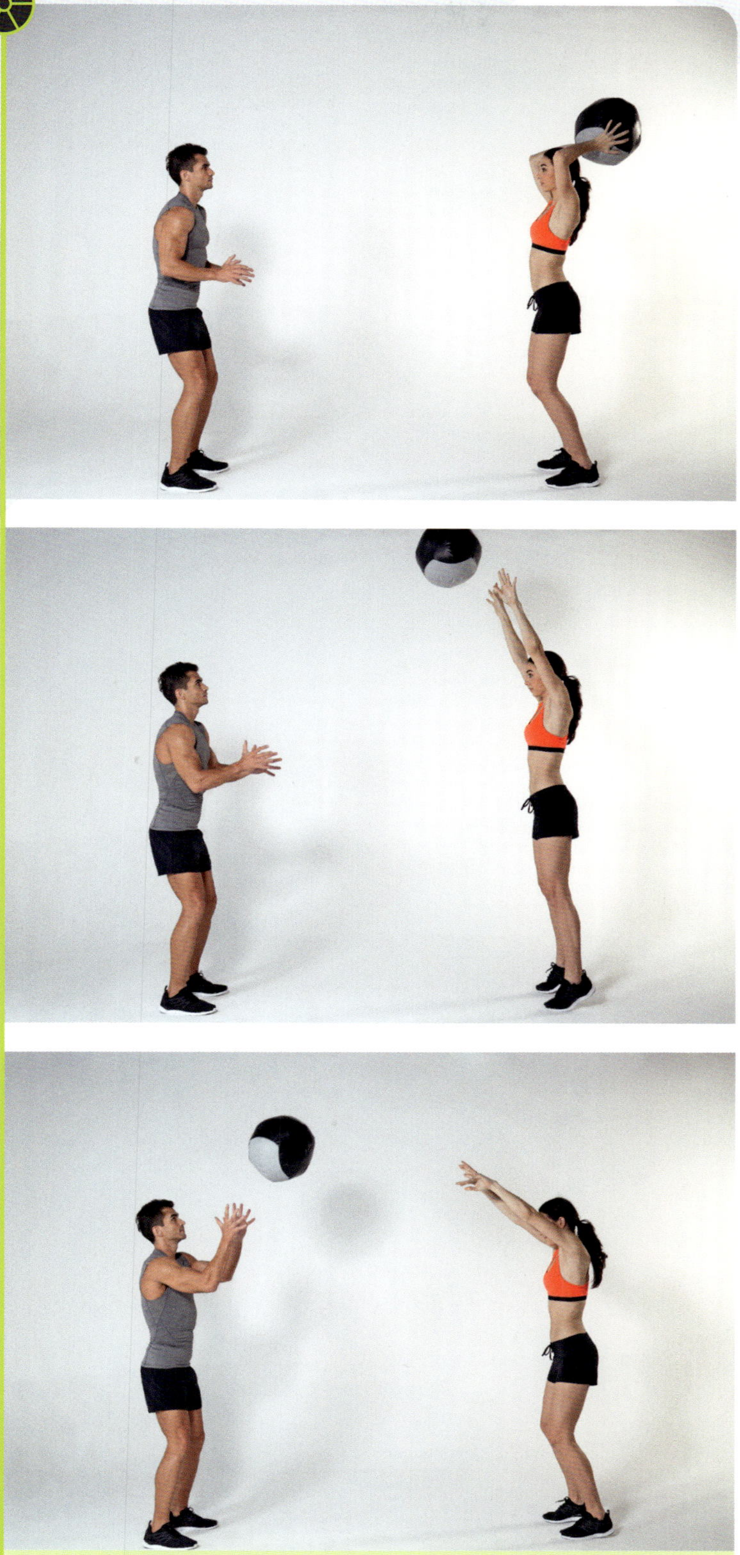

Die Übung mit Partner und großem Softball.

INFO

Sie können die Übung auch mit mittlerem Abstand ausführen. Der Ball wird dann vor dem Körper gefangen und zur nächsten Wiederholung angehoben. Prallt der Ball jedoch sehr hart zurück, dann wählen Sie die Distanz so, dass der Ball erst einmal aufprallt, bevor Sie ihn fangen. Auch empfiehlt es sich, einen größeren Ball einzusetzen, der weniger hart ist.

Für das Partnertraining sind die mittlere Distanz und ein großer Softball optimal; die Übung ist jedoch auch unter anderen Voraussetzungen durchführbar.

M 24 ÜBERKOPFWURF IM KNIESTAND

LEVEL 2

KRÄFTIGUNG

❁❁ Rumpf- und hintere Oberarmmuskulatur
❁ Oberkörper- und Gesäßmuskulatur

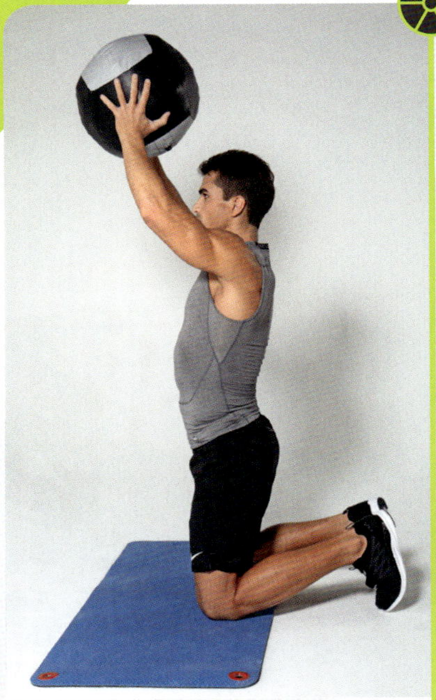

AUSGANGSPOSITION

Nehmen Sie einen Kniestand etwa ein bis zwei Meter vor der Wand ein. Die Knie sind hüftbreit auseinander. Halten Sie den Ball nach vorne oben mit gestreckten Armen. Spannen Sie die Bauch- und die Gesäßmuskulatur an und ziehen Sie die Schultern nach hinten unten. Fixieren Sie ein Ziel etwas über Kopfhöhe an der Wand.

DURCHFÜHRUNG

Führen Sie den Ball hinter den Kopf und werfen Sie ihn dann explosiv zum Ziel. Fangen Sie den Ball in hoher Position und beginnen Sie die nächste Wiederholung. Achten Sie auf Ihre Körperspannung und vermeiden Sie Ausweichbewegungen.

VARIANTE

Auch diese Übung lässt sich mit Partner ausführen.

WURFÜBUNGEN

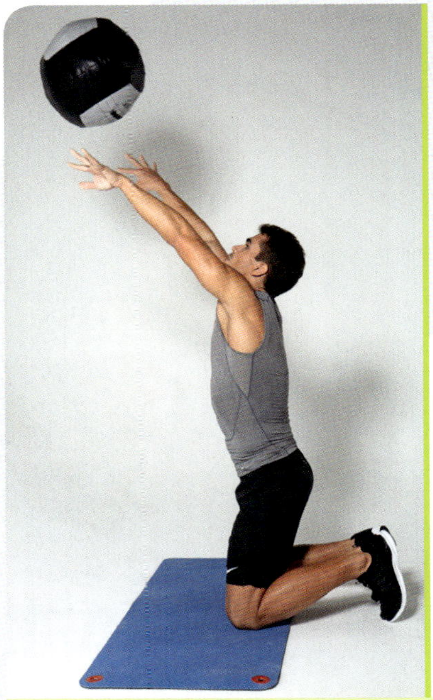

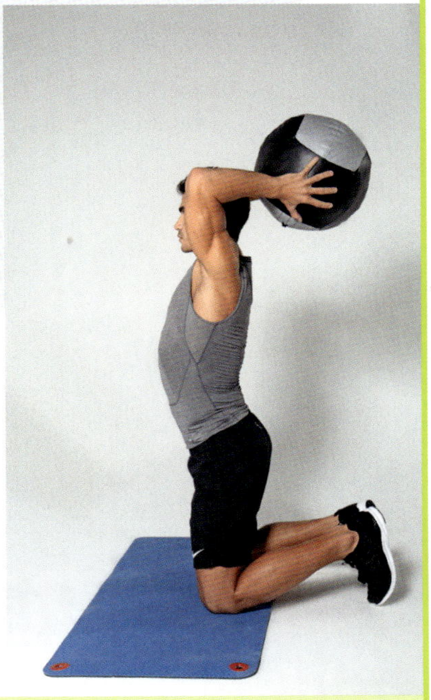

Der Bewegungsablauf im Kniestand.

ÜBERKOPFWURF IM AUSFALLSCHRITT

M 25

LEVEL 2

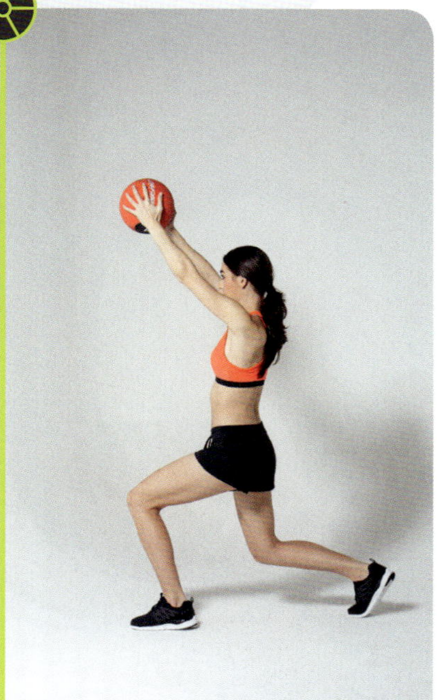

KRÄFTIGUNG

●● Rumpf- und hintere Oberarmmuskulatur
● Oberkörper-, Bein- und Gesäßmuskulatur

AUSGANGSPOSITION

Bei dieser Variante befinden Sie sich im Ausfallschritt vor der Wand oder dem Partner und halten den Ball nach vorne oben mit gestreckten Armen. Das hintere Knie ist angehoben, der Oberkörper ist aufrecht, und die Bauch-, die Gesäß- und die Schultermuskulatur sind in Spannung.

DURCHFÜHRUNG

Holen Sie aus, indem Sie den Ball hinter den Kopf bewegen, und führen Sie dann einen explosiven Wurf aus. Nach dem Übungssatz wechseln Sie die Beinstellung.
Testen Sie zuerst die geeignete Distanz mit einigen Wiederholungen, bevor Sie die Übung dynamisch und kraftvoll ausführen. Bei naher Distanz von etwa einem Meter fangen Sie den Ball über Kopf; bei weiterer Distanz vor dem Körper.

VARIANTE

Fortgeschrittene können den vorderen Fuß auf einem instabilen Untergrund aufstellen.

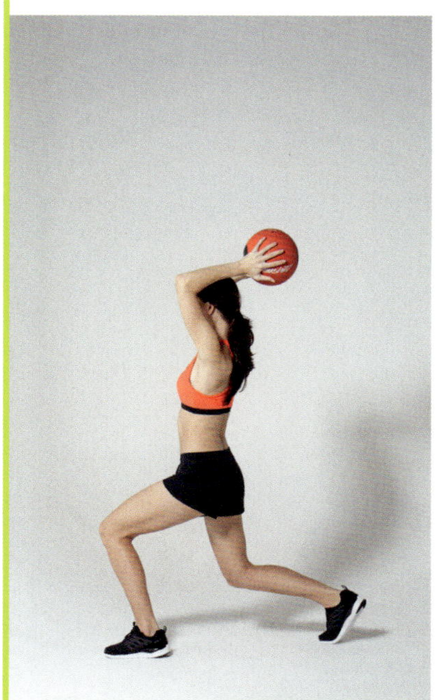

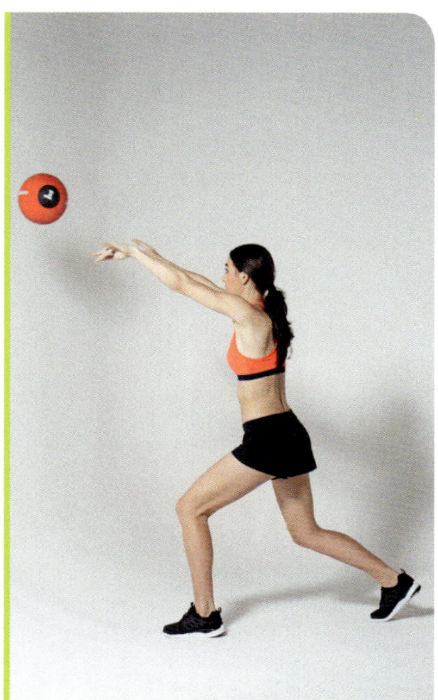

Der Bewegungsablauf.

M 26 (EINARMIGER) ÜBERKOPFWURF IM EINBEINSTAND

LEVEL 3

KRÄFTIGUNG

❁❁ Rumpf- und hintere Oberarmmuskulatur
❁ Oberkörper-, Bein- und Gesäßmuskulatur

AUSGANGSPOSITION

Diese anspruchsvolle Übung führen Sie im Einbeinstand nahe dem Ziel aus. Der Ball wird mit gestreckten Armen nach vorne oben gehalten, und das Standbein ist leicht gebeugt. Das andere Bein befindet sich vor dem Körper mit hochgezogenem Knie. Belasten Sie den Fußballen, die Fußaußenseite und die Ferse und bringen Sie den Rumpf in Spannung.

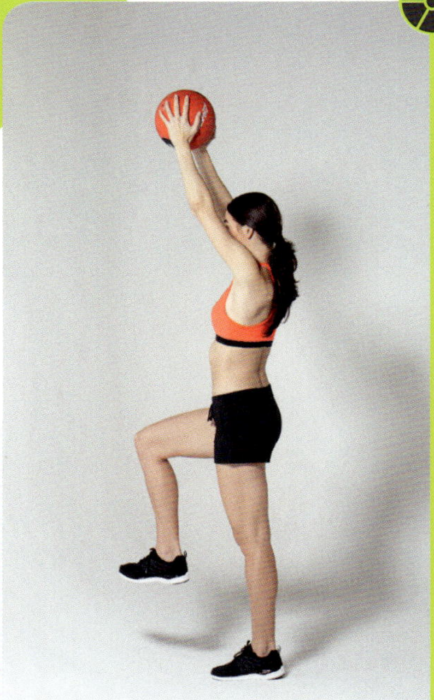

DURCHFÜHRUNG

Holen Sie aus und halten Sie kurz die Position. Dann werfen Sie den Ball explosiv zum Ziel. Wenn möglich, fangen Sie den Ball über dem Kopf und wiederholen Sie die Übung. Achten Sie darauf, dass Sie die Hüften gerade halten. Nach Durchführung eines Übungssatzes wechseln Sie das Standbein.

VARIANTE

Sie können diese Übung mit instabilem Untergrund noch intensivieren.
Wenn Sie einarmig im Einbeinstand trainieren, dann üben Sie mit dem rechten Arm bei Stand auf dem linken Bein und umgekehrt. Den Ball halten Sie in der Handfläche des nach oben gestreckten Armes.

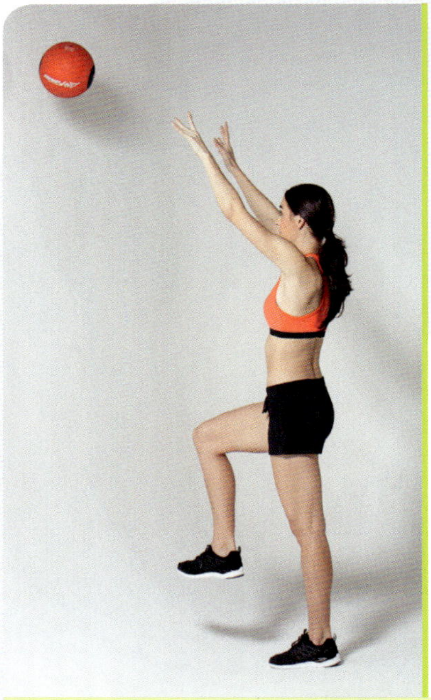

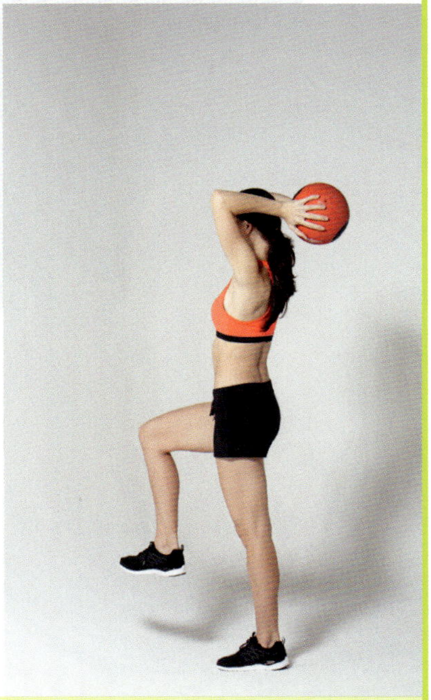

Der Bewegungsablauf.

ÜBERKOPFWURF AUS DEM STAND MIT SCHRITT VOR

M 27
LEVEL 1

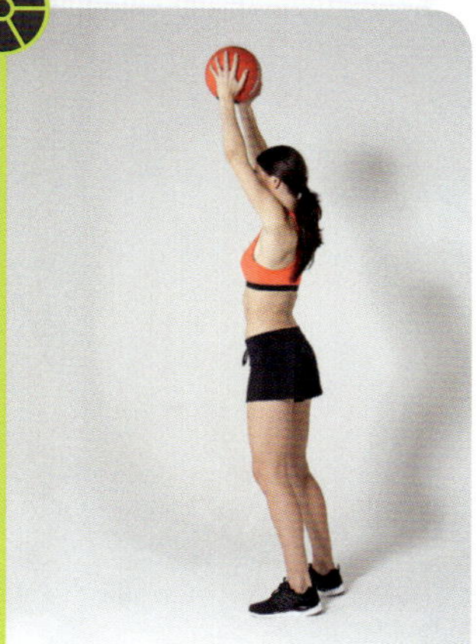

KRÄFTIGUNG

❂❂ Rumpf- und hintere Oberarmmuskulatur
❂ Oberkörper-, Bein- und Gesäßmuskulatur

AUSGANGSPOSITION

Sie stehen im hüft- bis schulterbreiten Stand mit einem Abstand von zwei bis vier Metern frontal vor einer Wand. Die Beine sind leicht gebeugt, die Arme sind nach vorne oben gestreckt. In den Händen halten Sie einen Medizinball. Spannen Sie die Bauch- und die Gesäßmuskulatur an und ziehen Sie die Schultern nach hinten unten. Fixieren Sie ein Ziel etwas über Kopfhöhe an der Wand.

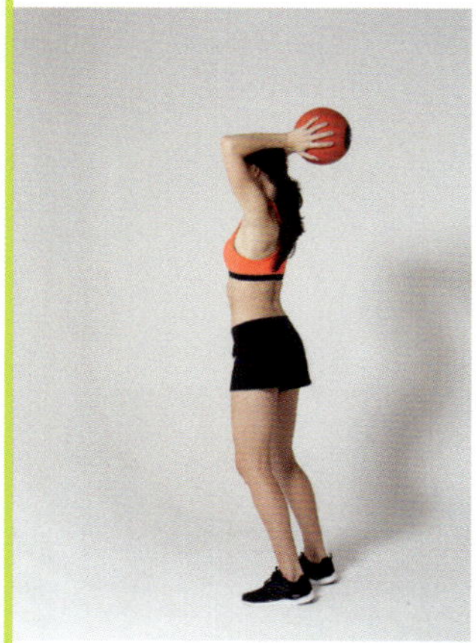

DURCHFÜHRUNG

Holen Sie aus, indem Sie die Ellbogen beugen und den Ball hinter den Kopf führen, und halten Sie kurz die Position. Dann machen Sie einen Schritt mit dem rechten Bein vor und werfen dabei den Ball explosiv zum Ziel. Fangen Sie den Ball und machen Sie dann die gleiche Schrittbewegung in die Ausgangsposition zurück. Anschließend wiederholen Sie die Übung mit dem linken Bein. Achten Sie darauf, dass Sie bei dem Schritt vor und zurück das Gleichgewicht halten.

VARIANTE

Die Übung lässt sich auch gut mit Partner ausführen.

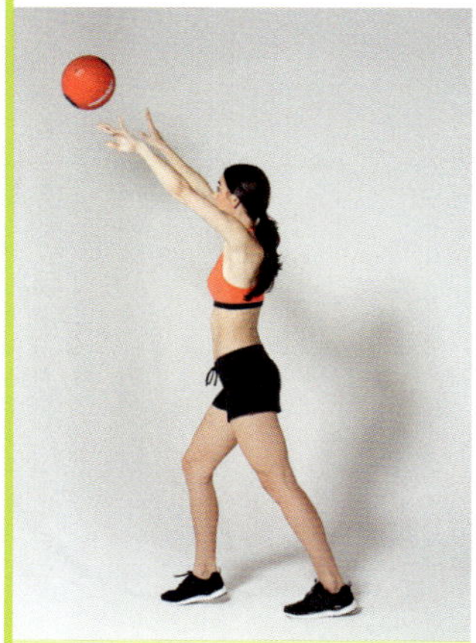

Der Bewegungsablauf.

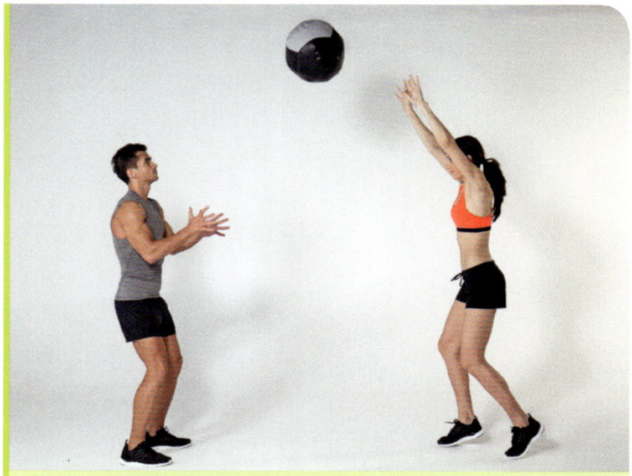

Der Wurf mit Partner.

M 28 LEVEL 2 ÜBERKOPFWURF AUS DEM SEITLICHEN STAND (MIT SCHRITT/SPRUNG VOR)

KRÄFTIGUNG

●● Rumpf- und hintere Oberarmmuskulatur
● Oberkörper-, Bein- und Gesäßmuskulatur

AUSGANGSPOSITION

Sie stehen seitlich zu einer Wand, mit einem Abstand von etwa drei bis vier Metern. Die leicht gebeugten Beine sind schulterbreit auseinander, und den Medizinball halten Sie vor dem Körper. Aktivieren Sie die Bauch-, die Gesäß- und die Schultermuskulatur.

DURCHFÜHRUNG

Drehen Sie den Oberkörper von der Wand weg und bringen Sie den Ball auf Hüfthöhe seitlich neben den Körper. Nun drehen Sie sich schnell zur Wand, sodass Sie im beginnenden Ausfallschritt in Richtung Ziel stehen. Dabei heben Sie erst den Ball hinter den Kopf und werfen ihn dann kraftvoll gegen die Wand. Achten Sie auf eine dynamische Bewegungsfolge.

VARIANTE

Sie intensivieren die Übung, wenn Sie gleichzeitig zum Wurf einen Schritt zum Ziel hin machen (Level 3). Dann ist für die Übung aber ein größerer Abstand zur Wand nötig. Sie intensivieren die Übung ebenfalls, wenn Sie aus dem Ausfallschritt nach vorne springen.

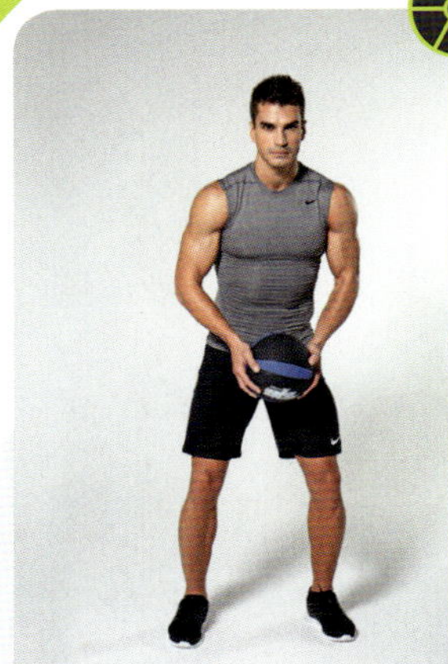
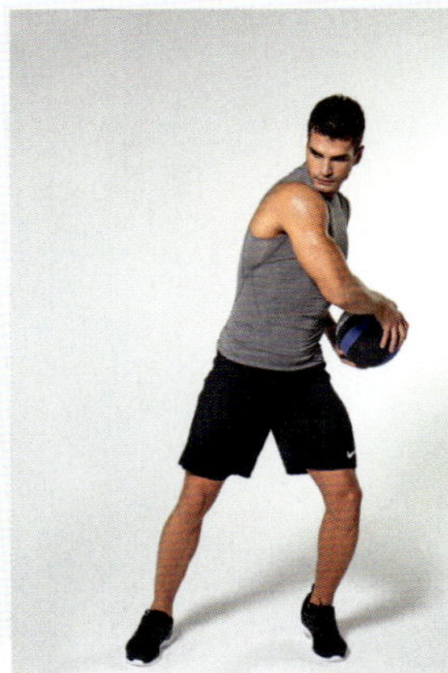
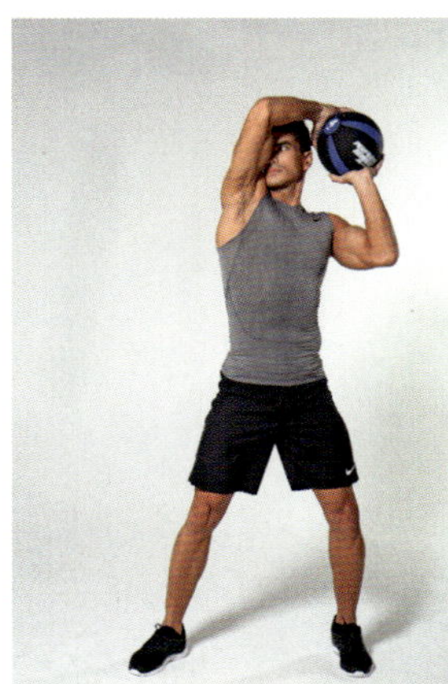
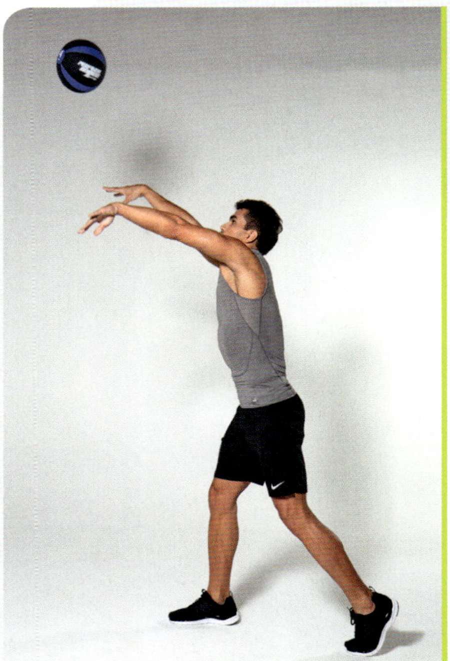

Der Bewegungsablauf.

ÜBERKOPFWURF AUS DER KNIEBEUGE

M 29

LEVEL 1

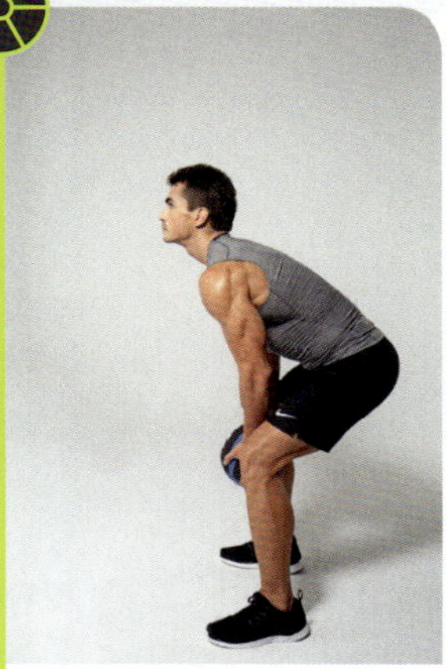

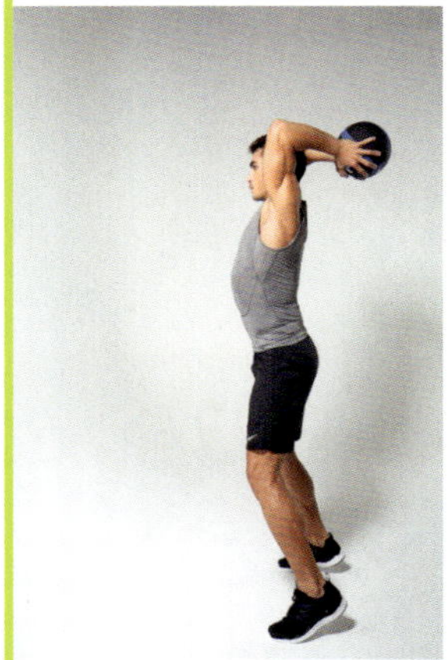

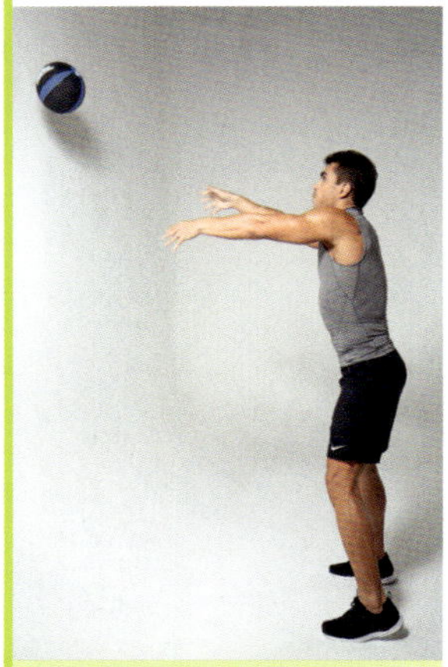

Der Bewegungsablauf aus der Kniebeuge.

KRÄFTIGUNG

❁ ❁ Rumpf-, Bein-, Gesäß- und Oberkörpermuskulatur

AUSGANGSPOSITION

Sie stehen im schulterbreiten Stand vor einer Wand, mit einem Abstand von zwei bis drei Metern. Die Arme hängen vor dem Bauch nach unten, und in den Händen halten Sie einen Medizinball. Bringen Sie die Bauch-, die Gesäß- und die Schultermuskulatur in Spannung. Visieren Sie ein Ziel deutlich über Kopfhöhe und bewegen Sie sich in die beidbeinige Kniebeuge, wozu Sie das Gesäß nach hinten schieben.

DURCHFÜHRUNG

Richten Sie sich schnell auf, gehen Sie dabei auf die Zehenspitzen und führen Sie den Ball über dem Kopf nach hinten. Sie können die Position kurz halten, bevor Sie den Ball explosiv gerade zum Ziel werfen. Fangen Sie den Ball und wiederholen Sie die Übung, indem Sie wieder die Kniebeuge einnehmen. Vermeiden Sie Ausweichbewegungen und achten Sie darauf, dass Sie die Bauch- und die Gesäßmuskulatur durchgehend angespannt halten.

VARIANTE

Sie intensivieren die Übung, indem Sie sich auf Balance-Pad, Therapiekreisel oder Kissen stellen. Wenn Sie mit einem harten Ball üben, dann wählen Sie eine weite Distanz von vier bis fünf Metern und lassen den Ball einmal aufspringen, bevor Sie ihn aufnehmen. Die Variante mit Partner wird am besten mit einem Softball ausgeführt.

M 30 LEVEL 2 ÜBERKOPFWURF AUS DER KNIEBEUGE IM SPRUNG (SPRUNGEINWURF)

KRÄFTIGUNG

Rumpf-, Bein-, Gesäß- und Oberkörpermuskulatur

AUSGANGSPOSITION

Diese komplexe Übung beginnen Sie aus dem schulterbreiten Stand mit zwei bis fünf Metern Abstand zum Ziel. Der Körper ist in Spannung, die Arme hängen vor dem Bauch nach unten. Visieren Sie ein Ziel deutlich über Kopfhöhe und nehmen Sie dann die beidbeinige Kniebeuge ein.

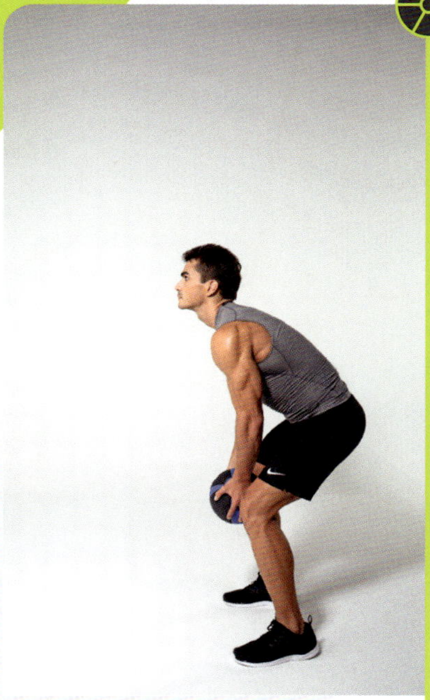

DURCHFÜHRUNG

Springen Sie aus der Kniebeuge gerade nach oben und reißen Sie dabei die Arme hinter den Kopf, um den Körper in Vorspannung zu bringen. Während der Bewegung werfen Sie den Ball kraftvoll zum Ziel. Dann kommen Sie auf dem Boden auf, fangen den Ball und bewegen sich wieder in die Kniebeuge, um die Übung zu wiederholen. Achten Sie auf dynamische Bewegungen.

VARIANTE

Bei weitem Abstand können Sie den Ball einmal auf dem Boden aufkommen lassen. Alternativ können Sie den Sprung nach vorne ausführen. Die Variante mit Partner wird am besten mit einem Softball ausgeführt.

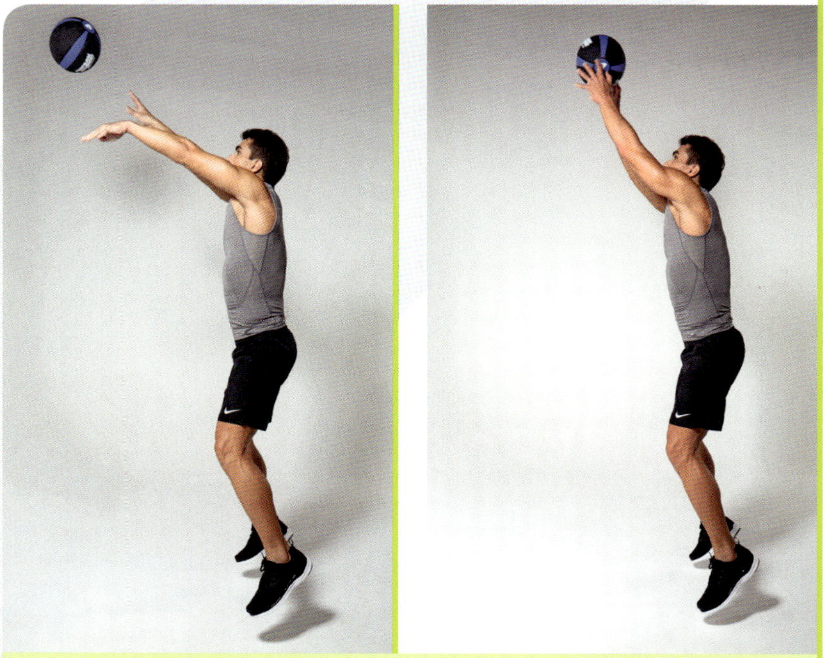

Der Bewegungsablauf aus der Kniebeuge.

WURFÜBUNGEN

(EINARMIGER) ÜBERKOPFWURF AUS DER EINBEINIGEN KNIEBEUGE IM SPRUNG

M 31
LEVEL 3

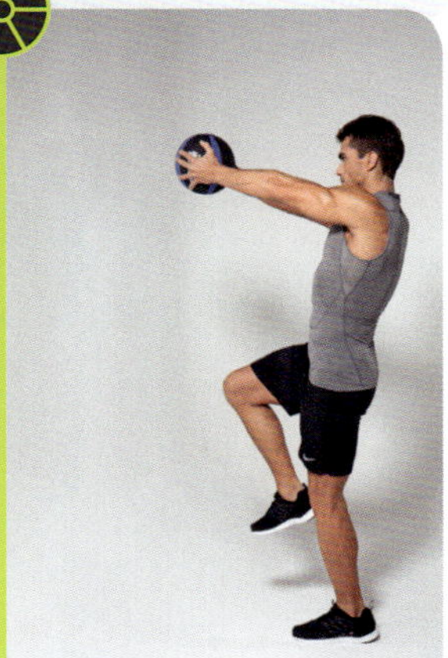

KRÄFTIGUNG

❂❂ Rumpf-, Bein-, Gesäß- und Oberkörpermuskulatur

AUSGANGSPOSITION

Diese komplexe Variante führen Sie im Einbeinstand etwa zwei bis drei Meter vom Ziel entfernt aus. Belasten Sie den Fußballen, die Fußaußenseite und die Ferse. Das freie Bein befindet sich mit hochgezogenem Knie vor dem Körper oder weist nach hinten. Die Arme sind vor dem Körper, und in den Händen halten Sie den Ball. Spannen Sie die Bauch- und die Gesäßmuskulatur an und bewegen Sie sich in die einbeinige Kniebeuge.

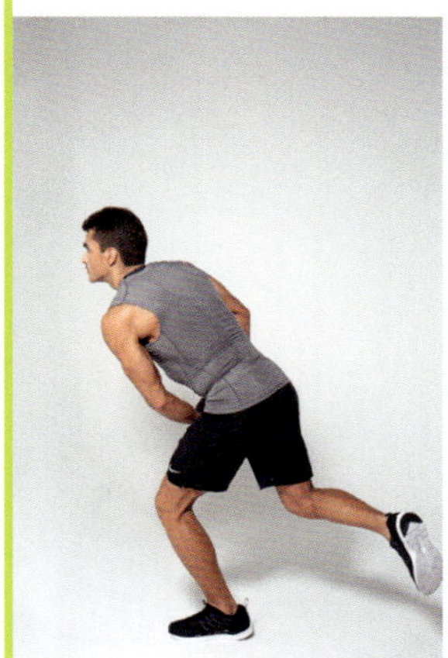

DURCHFÜHRUNG

Springen Sie gerade nach oben und reißen Sie dabei zuerst die Arme hinter den Kopf. Während der Sprungbewegung werfen Sie den Ball kraftvoll zum Ziel. Dann kommen Sie auf dem Boden auf, fangen den Ball und nehmen wieder die einbeinige Kniebeuge ein. Achten Sie auf dynamische Bewegungen und auf Körperspannung. Sie können erst alle Wiederholungen mit einem Bein ausführen oder nach jedem Wurf die Übungsseite wechseln.
Wenn Sie einarmig im Einbeinstand trainieren, dann werfen Sie mit dem rechten Arm bei Stand auf dem linken Bein und umgekehrt. Den Ball halten Sie in der Handfläche des nach oben gestreckten Armes.

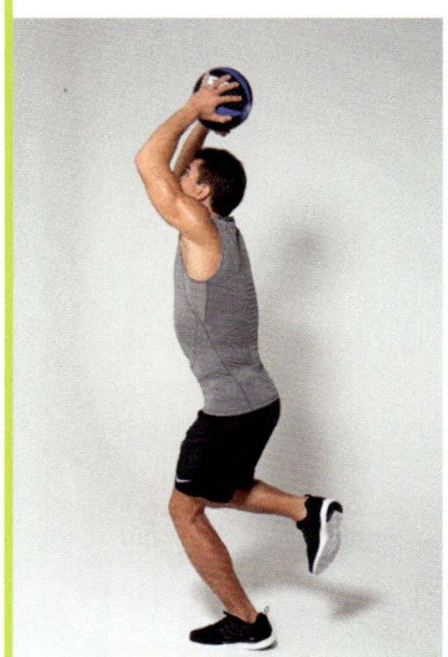

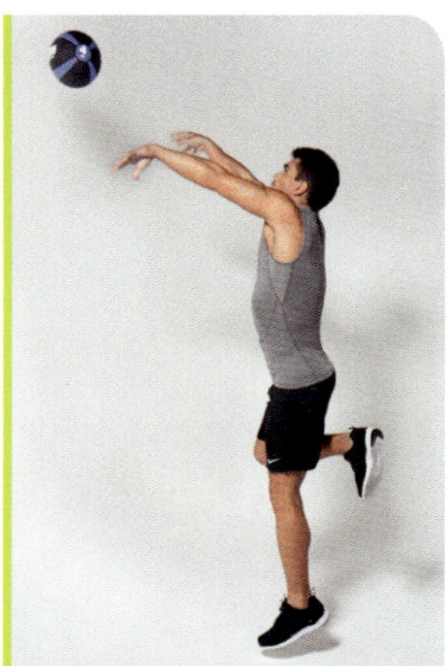

VARIANTE

Alternativ können Sie den Sprung nach vorne ausführen. Dann müssen Sie sich aber nach jedem Wurf wieder umgehend in die Ausgangsposition zurückbewegen. Die Variante mit Partner wird am besten mit einem großen, weichen Ball ausgeführt.

Der Bewegungsablauf.

M 32 LEVEL 1 BODENWURF IM STAND (BALL SLAM)

KRÄFTIGUNG

Rumpf-, Bein-, Gesäß- und Oberkörpermuskulatur

AUSGANGSPOSITION

Sie stehen im hüft- bis schulterbreiten Stand mit leicht gebeugten Beinen. Den Medizinball halten Sie vor den Oberschenkeln. Spannen Sie die Bauch- und die Gesäßmuskulatur an und die Schultern nach hinten unten.

DURCHFÜHRUNG

Bewegen Sie den Ball nach oben hinter den Kopf. Dabei strecken Sie den Körper mit und gehen auf die Zehen. Schleudern Sie den Ball aus dieser Position explosiv auf den Boden, wobei Sie etwas in die Kniebeuge gehen. Nehmen Sie den Ball schnell wieder auf und wiederholen Sie die Übung.

TIPP

Die Übung gelingt am besten mit dem Slam Ball. Wenn weder Slam Ball noch Softball verfügbar sind und Sie mit einem Standard-Gummiball trainieren, dann testen Sie zuerst einige Male, wie der Ball zurückprallt, damit er Sie nicht im Gesicht trifft. Prellt der Ball stark, dann werfen Sie ihn etwas nach vorne unten und bewegen sich dann dort hin, um den Ball aufzuheben. Prellt er jedoch nicht stark, dann können Sie ihn gerade nach unten werfen, wieder fangen beziehungsweise aufheben und die nächste Wiederholung ausführen.

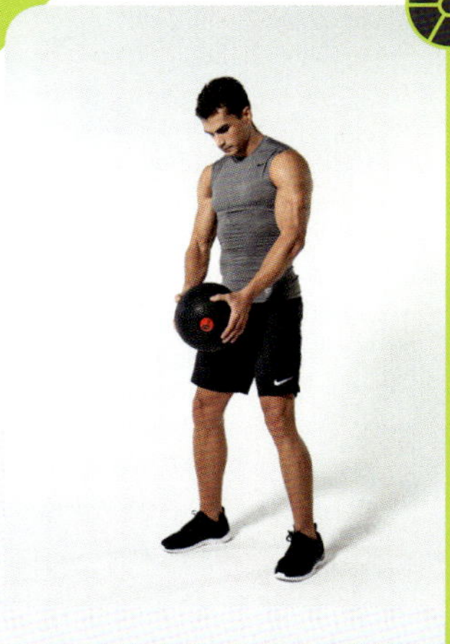

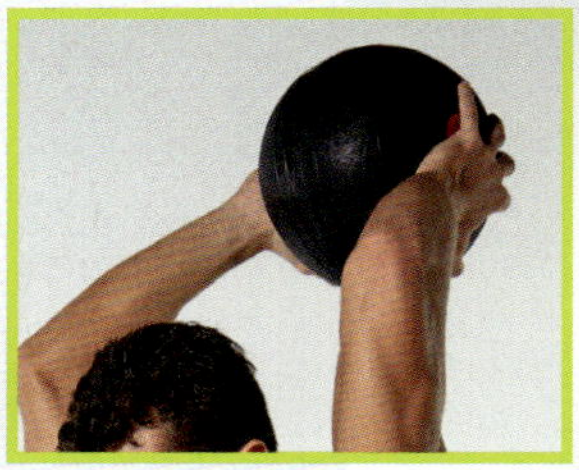

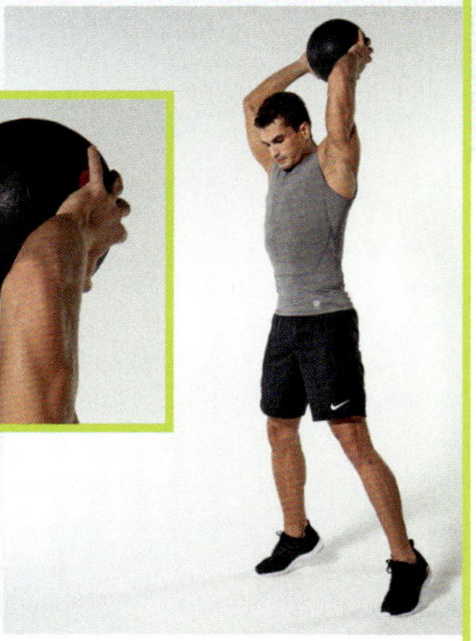

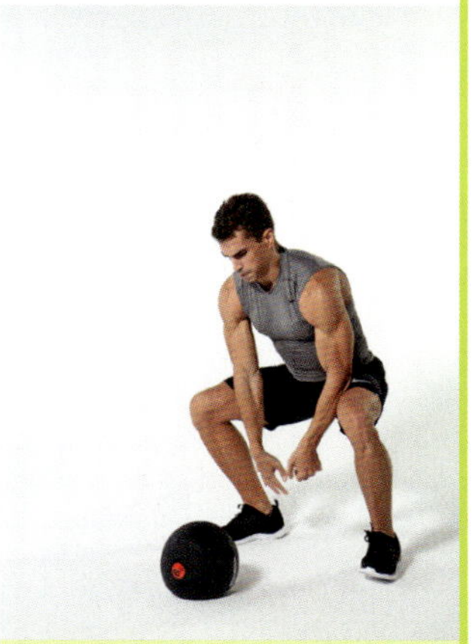

Der Bewegungsablauf.

BODENWURF MIT SCHWUNGHOLEN

M 33
LEVEL 2

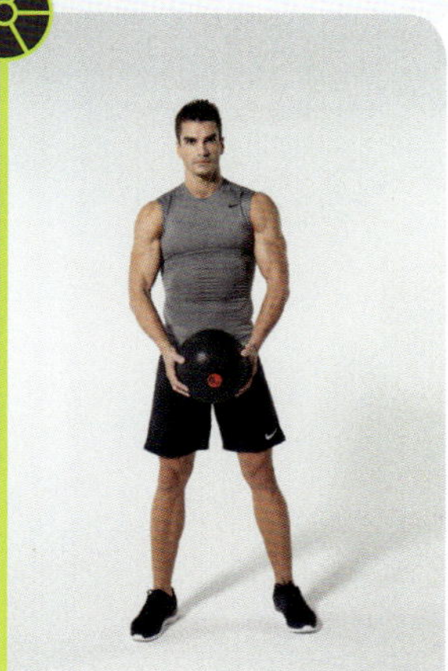

KRÄFTIGUNG

❂❂ Rumpf-, Bein-, Gesäß- und Oberkörpermuskulatur

AUSGANGSPOSITION

Sie stehen im hüft- bis schulterbreiten Stand mit leicht gebeugten Beinen und halten den Medizinball vor den Oberschenkeln. Bringen Sie die Bauch-, Gesäß- und Schultermuskulatur in Spannung.

DURCHFÜHRUNG

Bewegen Sie den Ball an der rechten Seite entlang nach oben, wobei Sie den Körper etwas mitdrehen und dann nach oben strecken. Holen Sie so Schwung und schleudern Sie dann den Ball kraftvoll auf den Boden, wobei Sie etwas in die Hocke gehen können, was aber nicht zwingend ist. Fangen Sie den Ball beziehungsweise heben Sie ihn auf. Nun bewegen Sie den Ball über die linke Seite nach oben, um ihn dann wieder auf den Boden zu schleudern.

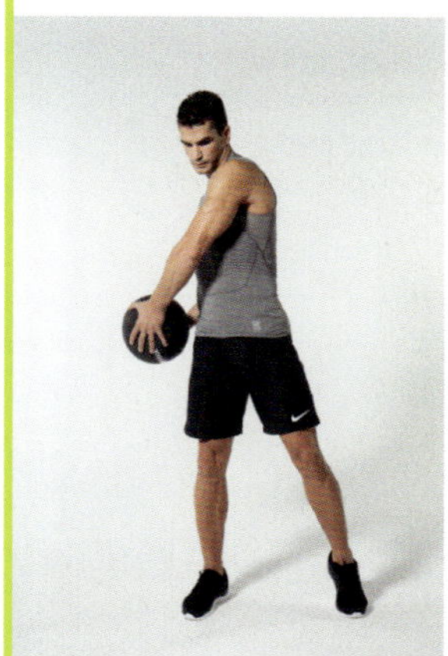

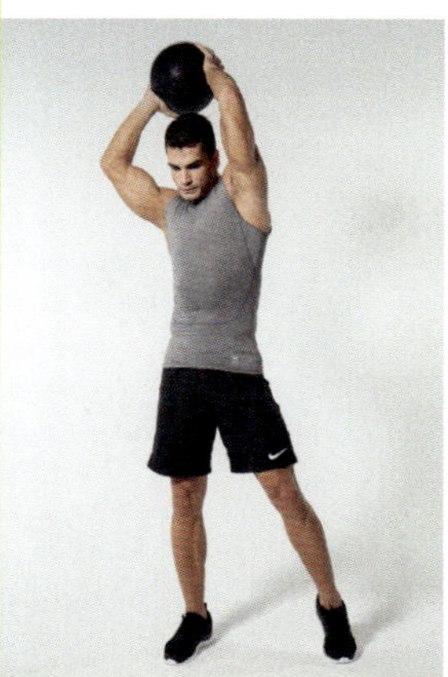

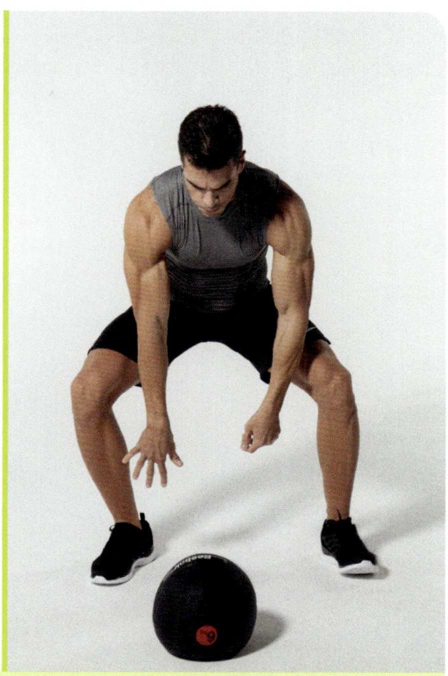

Der Bewegungsablauf.

M 34
LEVEL 3

(EINARMIGER) BODENWURF IM EINBEINSTAND

KRÄFTIGUNG
●● Rumpf-, Bein-, Gesäß- und Oberkörpermuskulatur

AUSGANGSPOSITION
Diese anspruchsvollen Variante führen Sie im Einbeinstand aus. Das Standbein ist leicht gebeugt, das andere Bein weist nach hinten oder befindet sich mit hochgezogenem Knie vor dem Körper. Belasten Sie den Fußballen, die Fußaußenseite und die Ferse. Halten Sie den Medizinball vor den Oberschenkeln und bringen Sie den Rumpf in Spannung.

DURCHFÜHRUNG
Bewegen Sie den Ball möglich weit nach oben hinter den Kopf und strecken Sie dabei den ganzen Körper mit. Schleudern Sie aus dieser Position den Ball explosiv auf den Boden, wobei Sie etwas in die Kniebeuge gehen. Nehmen Sie den Ball schnell wieder auf und wiederholen Sie die Übung.

VARIANTE
Sie können die Übung mit instabilem Untergrund intensivieren.
Wenn Sie einarmig im Einbeinstand trainieren, dann üben Sie mit dem rechten Arm bei Stand auf dem linken Bein und umgekehrt. Den Ball halten Sie in der Handfläche des nach oben gestreckten Armes.

WURFÜBUNGEN

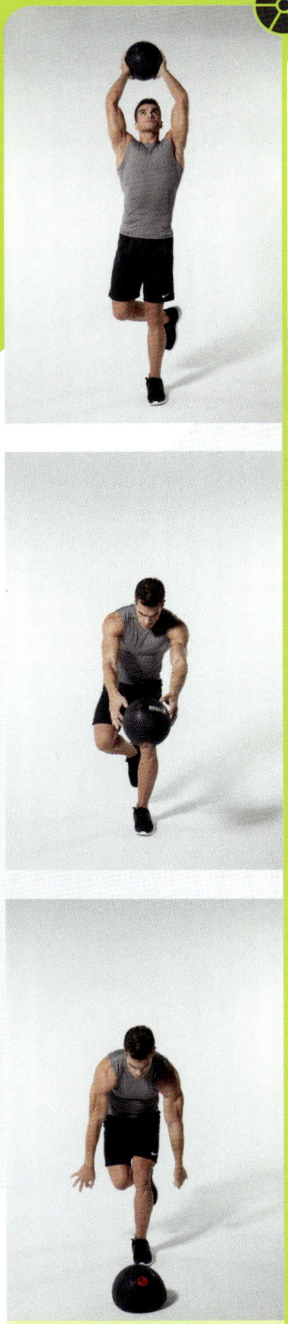

Der Bewegungsablauf.

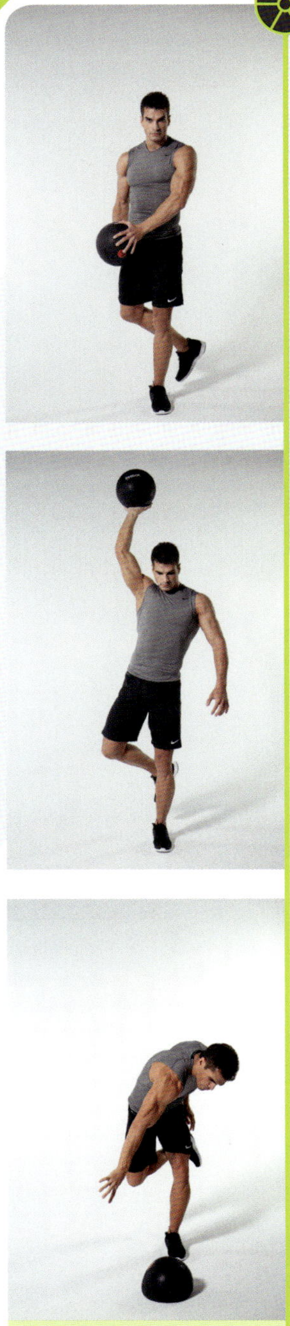

Die einarmige Ausführung.

HÜFTWURF IM STAND

M 35
LEVEL 1

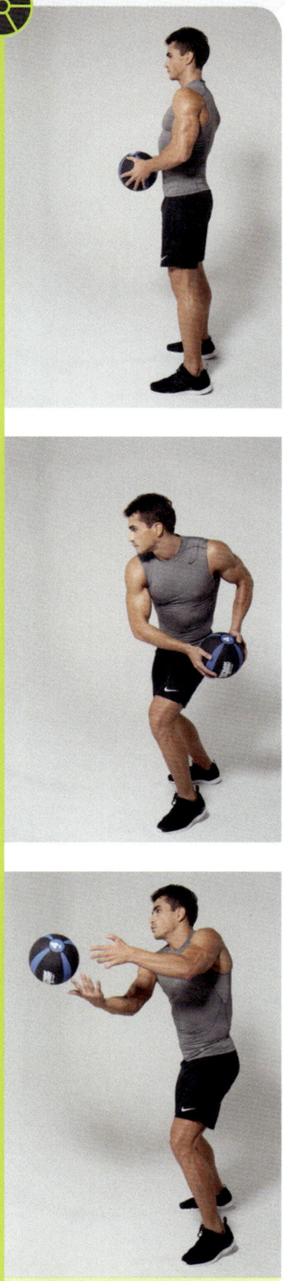

Die Bewegungsfolge mit Vordrehung nach links.

KRÄFTIGUNG

❁❁ Rumpf- und Oberkörpermuskulatur
❁ Bein- und Gesäßmuskulatur

AUSGANGSPOSITION

Sie stehen im schulterbreiten Stand mit einem Abstand von zwei bis fünf Metern vor einer Wand. Die Beine sind leicht gebeugt, und den Medizinball halten Sie vor dem Körper. Spannen Sie die Bauch- und Gesäßmuskulatur an und die Schultern nach hinten unten.

DURCHFÜHRUNG

Drehen Sie zuerst den Oberkörper, den Rumpf und die Hüften von der Wand weg. Dabei gehen Sie in eine leichte Kniebeuge und bringen den Ball auf Hüfthöhe seitlich neben den Körper. Halten Sie kurz die Position, um Vorspannung aufzubauen, und drehen Sie sich dann explosiv zurück. Die Hüfte beginnt die Bewegung, der Rumpf und der Oberkörper drehen sich mit, und am Ende der Bewegung lassen Sie den Ball los. Sie können dabei auf die Zehenspitzen gehen. Fangen Sie den Ball vorne und drehen Sie sich dann zur anderen Seite, um die Übung zu wiederholen. Sie können aber auch erst alle Wiederholungen zu einer Seite ausführen, bevor Sie im nächsten Übungssatz die Seite wechseln.

VARIANTE

Sie intensivieren die Übung, indem Sie sich auf Balance-Pad, Therapiekreisel oder Kissen stellen. Alternativ könnenSie die Übung im Kniestand ausführen.
Die Übung eignet sich auch als Partnerübung.

M 36 LEVEL 2 HÜFTWURF IM AUSFALLSCHRITT

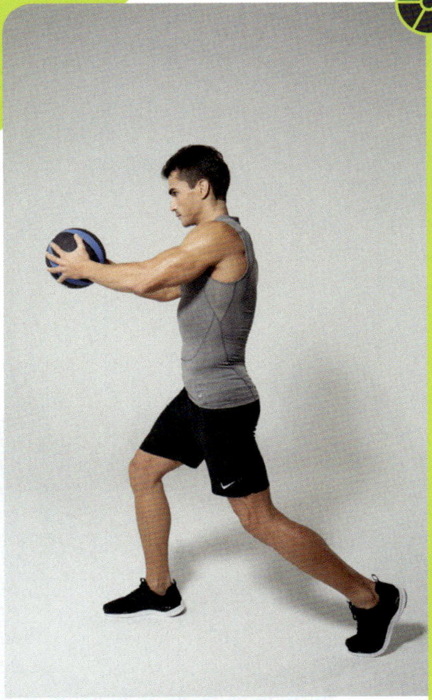

KRÄFTIGUNG

❁❁ Rumpf- und Oberkörpermuskulatur
❁ Bein- und Gesäßmuskulatur

AUSGANGSPOSITION

Sie befinden sich im Ausfallschritt zwei bis fünf Meter vor dem Ziel. Den Ball halten Sie zuerst nach vorne gerichtet in Brusthöhe. Spannen Sie die Bauch- und Gesäßmuskulatur an und die Schultern nach hinten unten.

DURCHFÜHRUNG

Bewegen Sie den Ball auf Hüfthöhe seitlich neben den Körper, wozu Sie den Oberkörper zum hinteren Fuß drehen. Halten Sie kurz die Position, bevor Sie sich explosiv zurückdrehen und den Ball mit Hüftdrehung zum Ziel werfen. Fangen Sie den Ball vorne und wiederholen Sie dann die Übung.
Der nächste Übungssatz wird mit dem anderen Bein vorne ausgeführt.

VARIANTE

Fortgeschrittene können einen instabilen Untergrund einsetzen.
Sie können die Übung auch als Partnerübung machen.

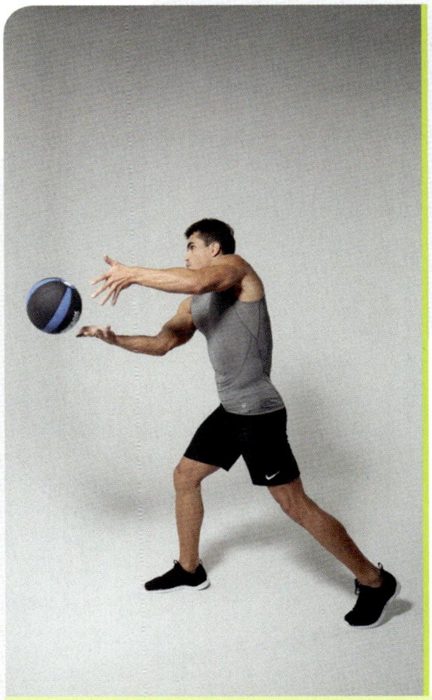

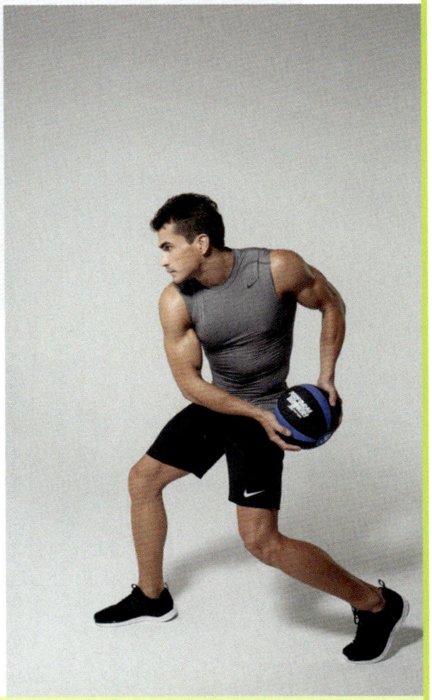

Der Bewegungsablauf.

WURFÜBUNGEN

HÜFTWURF IM EINBEINSTAND

M 37
LEVEL 3

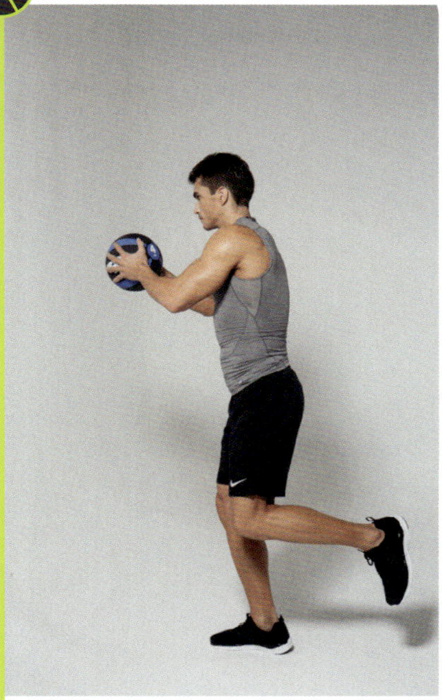

KRÄFTIGUNG

❂❂ Rumpf- und Oberkörpermuskulatur
❂ Bein- und Gesäßmuskulatur

AUSGANGSPOSITION

Bei dieser komplexen Variante stehen Sie im Einbeinstand mit einem Abstand von ein bis zwei Metern frontal vor einer Wand oder dem Partner. Belasten Sie den Fußballen, die Fußaußenseite und die Ferse. Der Ball wird nach vorne gerichtet vor der Brust gehalten.

DURCHFÜHRUNG

Drehen Sie den Oberkörper vom Ziel weg, wobei Sie den Ball seitlich neben die Hüftseite bringen. Dann drehen Sie sich explosiv zurück, wobei die Hüfte die Bewegung beginnt, und werfen den Ball zum Ziel. Fangen Sie den Ball vorne und wiederholen Sie die Übung. Für den nächsten Übungssatz wechseln Sie das Standbein.

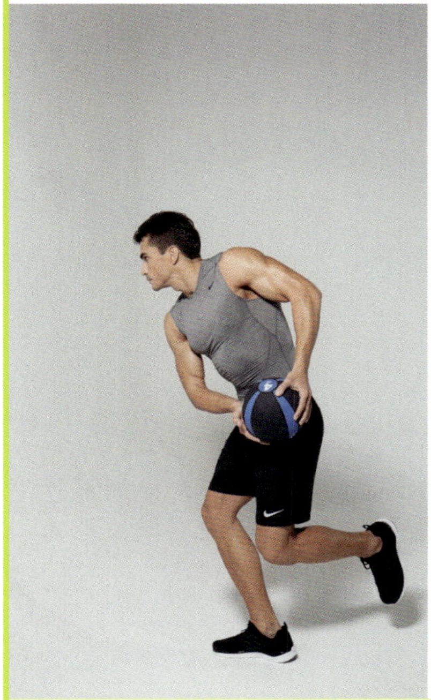

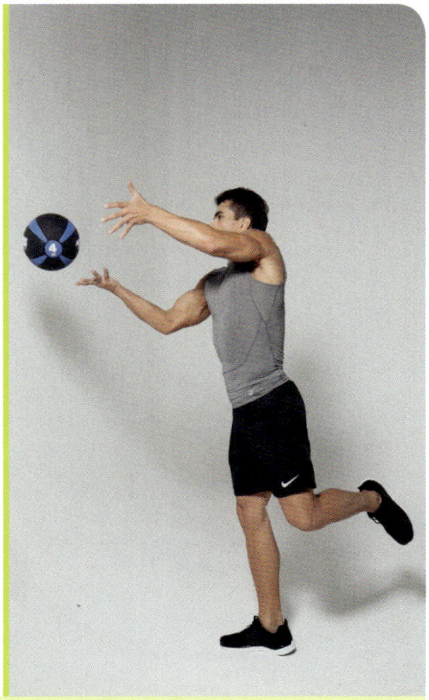

VARIANTE

Sie können sich zur äußeren oder inneren Seite drehen; wichtig ist, dass Sie den stabilen Stand bewahren, um das Knie des Standbeins zu schützen und die Stabilisatoren zu kräftigen. Fortgeschrittene können die Übung auf einem instabilem Untergrund ausführen.

Der Bewegungsablauf.

M 38 LEVEL 2 HÜFTWURF IM SEITLICHEN STAND

KRÄFTIGUNG

❁❁ Rumpf- und Oberkörpermuskulatur
❁ Bein- und Gesäßmuskulatur

AUSGANGSPOSITION

Sie stehen seitlich zu einer Wand, mit einem Abstand von zwei bis vier Metern. Die Beine sind leicht gebeugt, und die Füße stehen hüft- bis schulterbreit auseinander. Den Ball halten Sie vor dem Körper. Spannen Sie die Bauch- und die Gesäßmuskulatur an und die Schulter nach hinten unten.

DURCHFÜHRUNG

Drehen Sie zuerst die Schultern, den Rumpf und die Hüften weiter vom Ziel weg und gehen Sie dabei in eine leichte Kniebeuge. Den Ball bringen Sie neben die äußere Hüfte. Halten Sie kurz die Position, um Vorspannung aufzubauen, und drehen Sie sich dann explosiv zurück. Die Hüfte beginnt die Bewegung, der Rumpf und der Oberkörper drehen sich mit. Am Ende der Bewegung lassen Sie den Ball los. Fangen Sie den Ball in vorderer Position und wiederholen Sie die Übung. Nach einem Übungssatz trainieren Sie die andere Seite.

VARIANTE

Als Alternative zur Darstellung können Sie in der Ausgangsposition den Ball auch nach vorne gestreckt halten, um mit mehr Schwung zu trainieren – testen Sie beide Methoden.
Sie intensivieren die Übung mit instabilem Untergrund.
Die Übung eignet sich auch als Partnerübung.
Alternativ können Sie die Übung im seitlichen Kniestand ausführen.

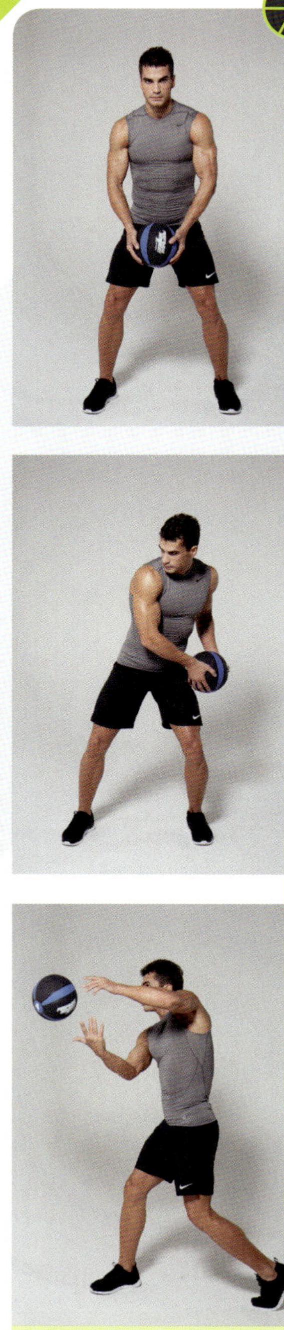

Der Bewegungsablauf.

HÜFTWURF IM SEITLICHEN EINBEINSTAND

M 39
LEVEL 3

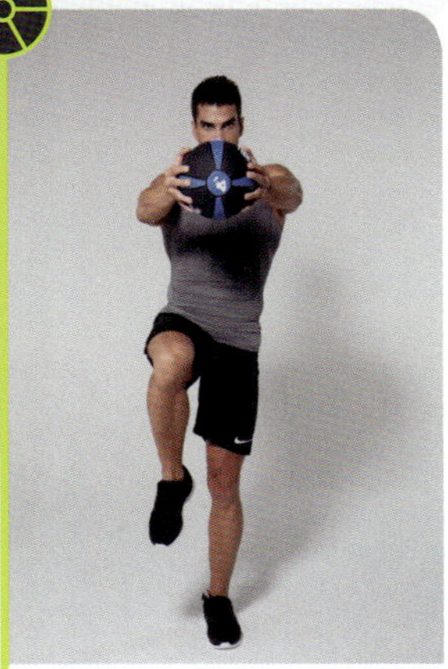

KRÄFTIGUNG

❁ ❁ Rumpf- und Oberkörpermuskulatur
❁ Bein- und Gesäßmuskulatur

AUSGANGSPOSITION

Bei dieser anspruchsvollen Variante stehen Sie im Einbeinstand mit einem Abstand von ein bis zwei Metern seitlich zum Ziel. Das leicht gebeugte Standbein ist außen, und das innere Bein halten Sie mit hochgezogenem Knie vor dem Körper. Der Ball befindet sich mit gestreckten Armen vor dem Körper. Balancieren Sie die Position aus und bringen Sie den Rumpf in Spannung.

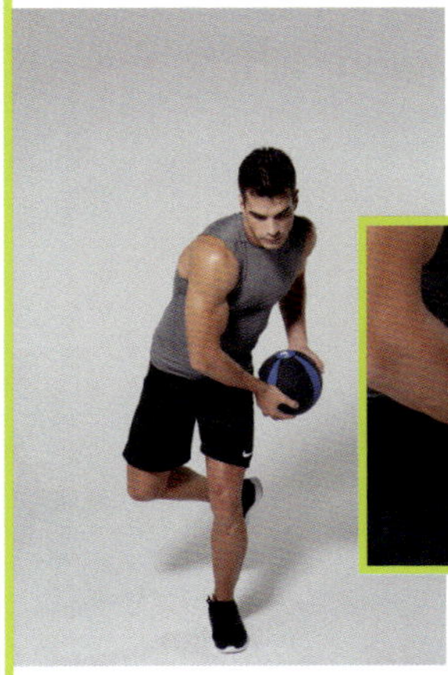

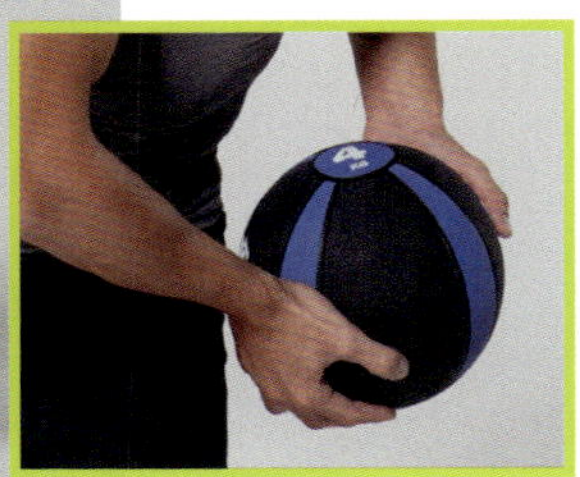

DURCHFÜHRUNG

Drehen Sie die Schultern, den Rumpf und die Hüften vom Ziel weg und bewegen dabei das innere Bein nach hinten, um Schwung zu holen. Den Ball bewegen Sie zur äußeren Hüfte. Halten Sie kurz die Position und drehen Sie sich dann schnell zurück. Die Hüfte beginnt die Bewegung, der Rumpf und der Oberkörper drehen sich mit. Am Ende der Bewegung lassen Sie den Ball los. Dabei ziehen Sie das freie Knie wieder zum Oberkörper hoch. Fangen Sie den Ball in vorderer Position und wiederholen Sie die Übung. Führen Sie erst alle Bewegungen zu einer Seite aus, bevor Sie das Übungsbein wechseln.

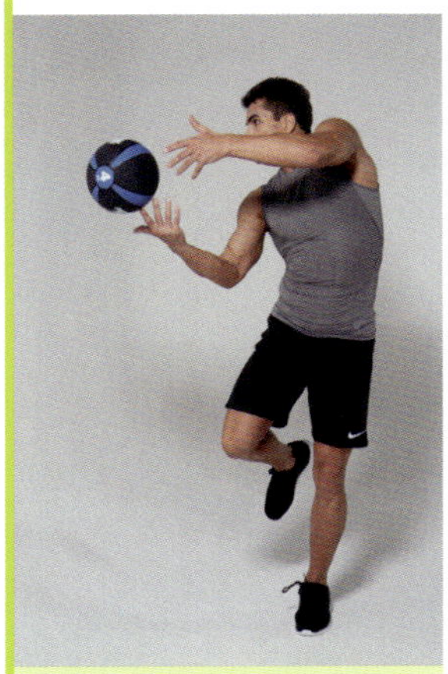

Der Bewegungsablauf.

VARIANTE

Weit Fortgeschrittene können auf einem instabilen Untergrund üben.

M 40 LEVEL 2 HÜFTWURF IM SEITLICHEN V-SITZ

KRÄFTIGUNG

- ❂❂ Rumpfmuskulatur
- ❂ Oberkörper- und vordere Oberschenkelmuskulatur

AUSGANGSPOSITION

Bei dieser Variante sitzen Sie auf dem Boden seitlich zur Wand, mit einem Abstand von ein bis drei Metern. Den Ball halten Sie vor dem Körper. Spannen Sie die Bauch- und Gesäßmuskulatur an und heben Sie die Beine an. Stabilisieren Sie die Position, wozu Sie den Oberkörper leicht zurücklehnen.

DURCHFÜHRUNG

Drehen Sie sich zuerst weiter von der Wand weg, wobei Sie kurz mit dem Ball auf dem Boden auftippen können. Dann drehen Sie den Körper zurück und werfen den Ball von unten gegen die Wand. Fangen Sie den Ball und wiederholen Sie die Übung. Achten Sie darauf, dass die Rumpfmuskulatur durchgehend aktiviert ist. Für den nächsten Übungssatz setzen Sie sich in die andere Richtung und wiederholen die Übung.

VARIANTE

Sie vereinfachen die Variante, indem Sie die Füße auf den Boden aufstellen (Level 1).
Die Übung lässt sich gut mit stehendem Partner ausführen, der den Ball fängt und zurückwirft. Fortgeschrittene können seitlich zueinander sitzen und so gleichzeitig üben.

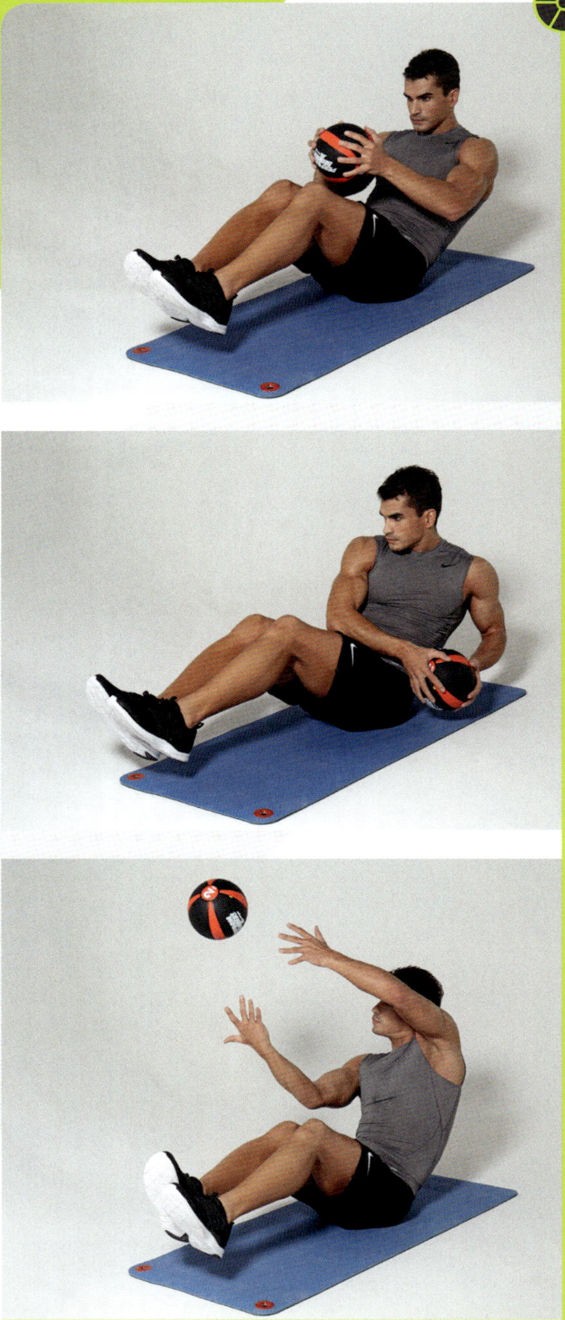

Der Bewegungsablauf.

RÜCKWÄRTIGER HÜFTWURF (AUS DER KNIEBEUGE)

M 41

LEVEL 3

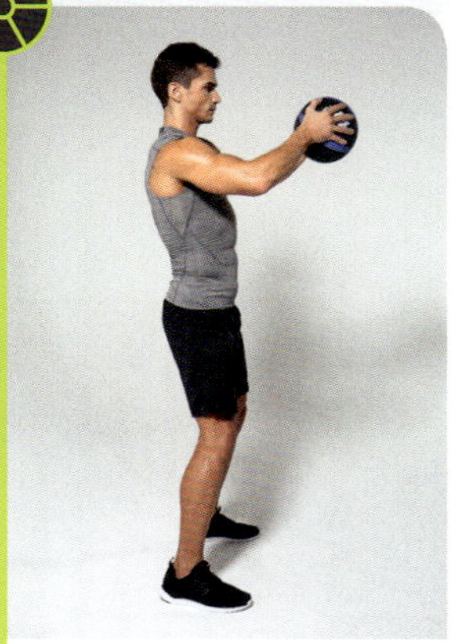

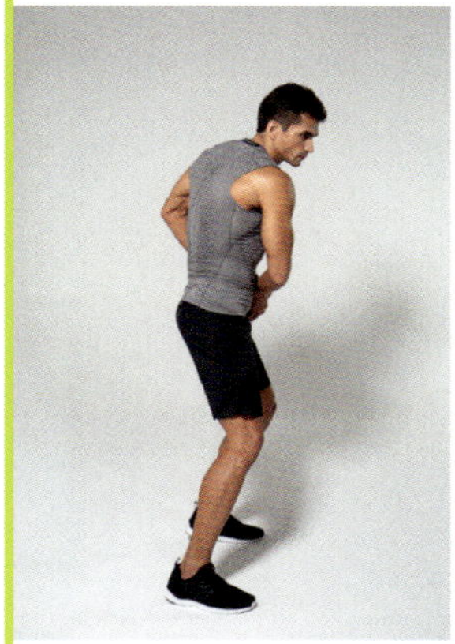

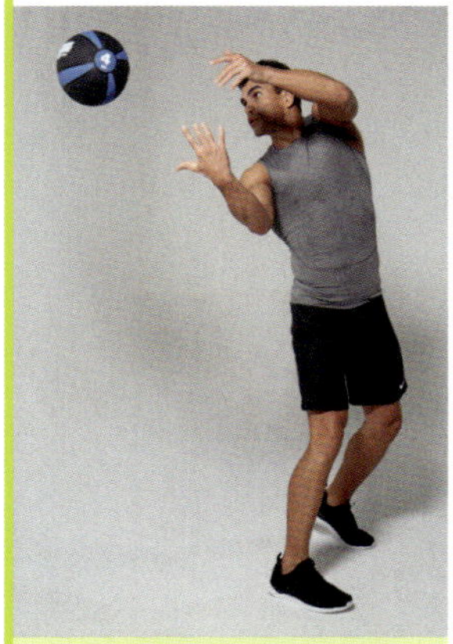

Vorspannung durch Drehung nach links und Wurf zur Wand mit Drehung nach rechts.

KRÄFTIGUNG

Rumpf-, Oberkörper-, Bein- und Gesäßmuskulatur

AUSGANGSPOSITION

Sie stehen mit dem Rücken zur Wand oder zum Partner, mit einem Abstand von zwei bis drei Metern. Die Beine sind leicht gebeugt, und den Medizinball halten Sie in den nach vorne weisenden Armen. Bringen Sie die Rumpfmuskulatur in Spannung.

DURCHFÜHRUNG

Bewegen Sie sich etwas in die Kniebeuge und nehmen Sie dabei die Arme nach unten. Sie können den Ball entweder zur Seite entgegen der folgenden Drehrichtung bewegen (wie in den Abbildungen gezeigt) oder nach unten zwischen die Beine. Halten Sie einen Moment die Position, um Vorspannung aufzubauen, und drehen Sie sich dann explosiv zur Wand. Dabei werfen Sie den Ball in etwa 1,50 Metern Höhe zum Ziel. Die Hüfte beginnt die Bewegung, der Rumpf und der Oberkörper drehen sich mit, und am Ende der Bewegung lassen Sie den Ball los. Fangen Sie den Ball in vorderer Position und wiederholen Sie dann die Übung. Achten Sie auf durchgehend angespannte Rumpfmuskulatur. Sie können erst alle Wiederholungen zu einer Seite ausführen, bevor Sie wechseln, oder aber bei jeder Wiederholung die Seite wechseln.

VARIANTE

Sie intensivieren die Übung, indem Sie tief in die Kniebeuge gehen sowie die Wurfhöhe erhöhen.
Bei einer Distanz von zwei bis drei Metern können Sie direkt fangen und dynamisch üben; bei einer größeren Distanz kann der Ball erst einmal aufspringen. Bei der Ausführung mit Partner empfiehlt sich die Nutzung eines großen Softballs.

M 42 LEVEL 1 HOCHWURF (STRECKWURF) AUS DER KNIEBEUGE

KRÄFTIGUNG

Rumpf-, Bein-, Gesäß- und Oberkörpermuskulatur

AUSGANGSPOSITION

Sie stehen im schulterbreiten Stand mit leicht gebeugten Beinen. Die Arme sind nach oben gestreckt, und in den Händen halten Sie einen Medizinball. Spannen Sie die Bauch- und die Gesäßmuskulatur an und die Schultermuskulatur nach hinten unten; das Gesäß schieben Sie etwas nach hinten.

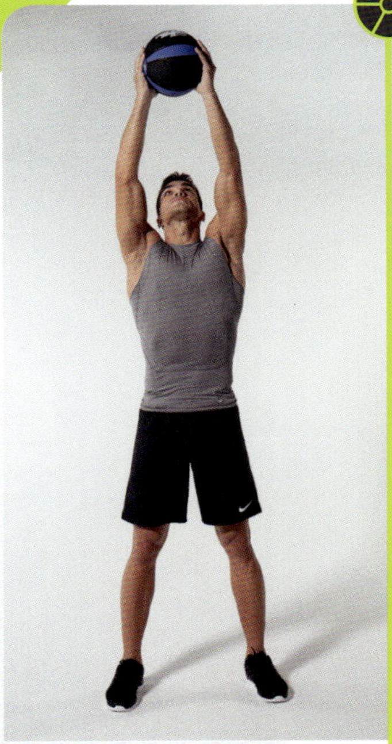

DURCHFÜHRUNG

Machen Sie eine beidbeinige Kniebeuge, wozu Sie das Gesäß weiter nach hinten schieben, und schwingen Sie dabei die gestreckten Arme zwischen die Beine. Dann drücken Sie sich aus der Kniebeuge hoch. Den Ball werfen Sie gleichzeitig möglichst weit senkrecht nach oben. Fangen Sie den Ball in hoher Position und wiederholen Sie die Übung. Achten Sie darauf, dass Sie die Bewegung dynamisch ausführen und der Körper durchgehend in Spannung bleibt.

VARIANTE

Sie können beim Hochgehen auf die Zehen gehen. Sie intensivieren die Übung, indem Sie tief in die Kniebeuge gehen und/oder einen instabilen Untergrund nutzen.

Wenn Sie mit einem Gummiball trainieren, kann das Fangen hart sein; dann bietet es sich an, den Ball einmal aufprellen zu lassen. Bei einem Softball besteht die Problematik nicht.

Wenn kein Raum mit hoher Zimmerdecke verfügbar ist, dann können Sie im Sitz üben (siehe M 46). Allerdings trainieren Sie dabei vorrangig die Muskulatur des Oberkörpers.

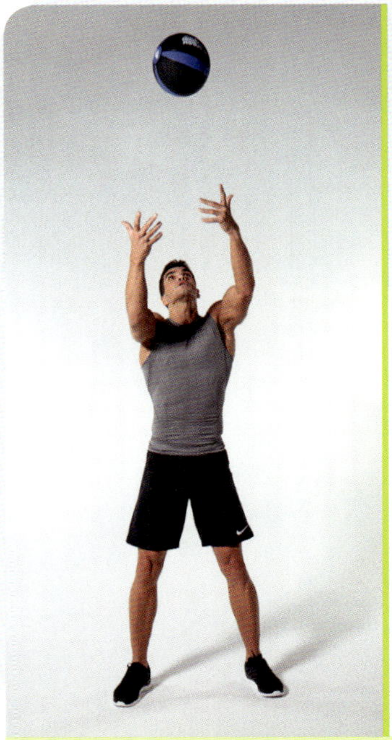

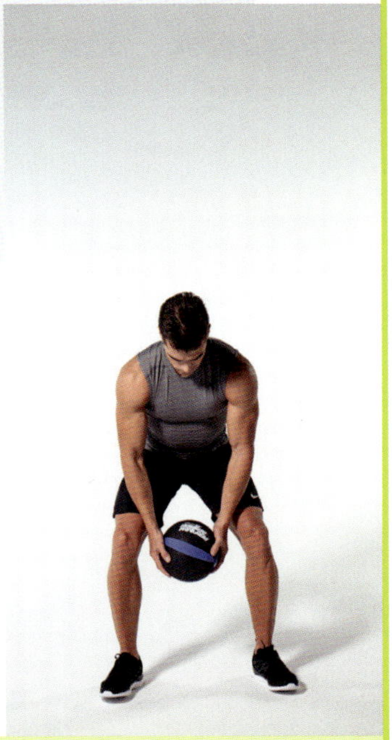

Der Bewegungsablauf mir kleiner Kniebeuge.

HOCHWURF (STRECKWURF) AUS DER KNIEBEUGE MIT ABSPRUNG

M 43
LEVEL 2

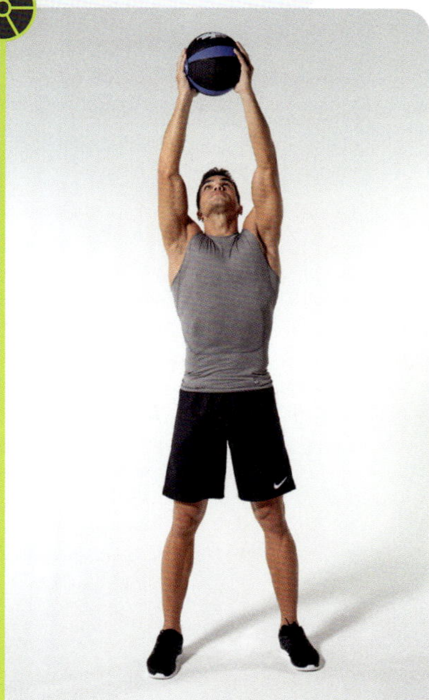

KRÄFTIGUNG

❁❁ Rumpf-, Bein-, Gesäß- und Oberkörpermuskulatur

AUSGANGSPOSITION

Bei dieser Übung nehmen Sie wieder den schulterbreiten Stand ein. Die Arme sind nach oben gestreckt, den Medizinball halten Sie in den Händen. Bringen Sie die Bauch-, Gesäß- und Schultermuskulatur in Spannung und schieben Sie das Gesäß etwas nach hinten.

DURCHFÜHRUNG

Machen Sie eine Kniebeuge und schwingen Sie gleichzeitig die Arme zwischen den Beinen nach hinten. Nutzen Sie den Schwung, um so hoch wie möglich vom Boden abzuspringen und gleichzeitig den Ball gerade in die Luft zu werfen. Kommen Sie kontrolliert wieder auf der gleichen Bodenposition auf und wiederholen Sie dann die Übung.

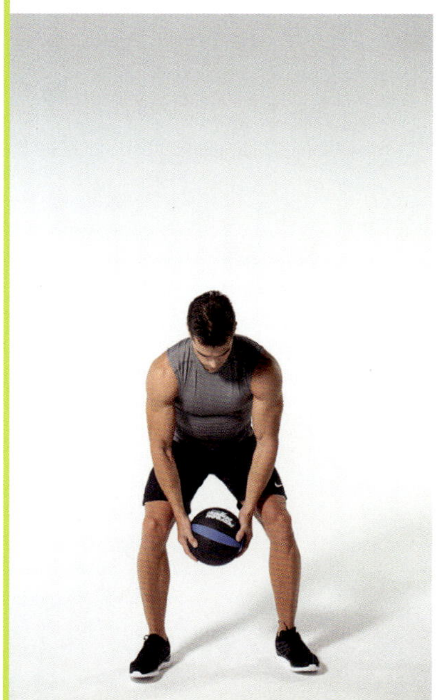

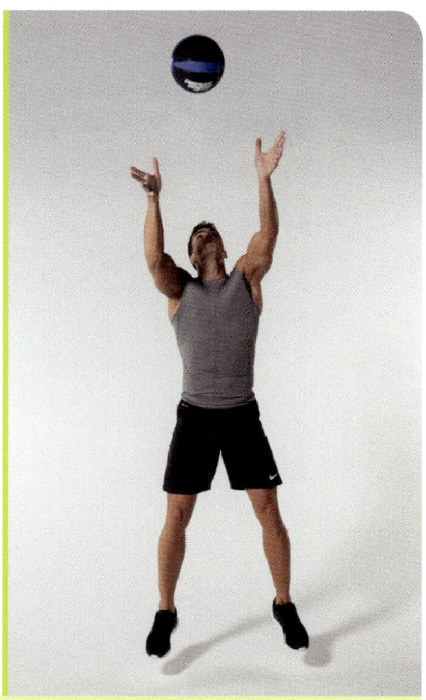

Der Bewegungsablauf.

M 44 LEVEL 3 (EINARMIGER) HOCHWURF AUS DER EINBEINIGEN KNIEBEUGE (MIT ABSPRUNG)

KRÄFTIGUNG

❁❁ Rumpf-, Bein-, Gesäß- und Oberkörpermuskulatur

AUSGANGSPOSITION

Diese intensive Übung führen Sie im Einbeinstand aus. Belasten Sie die Fußballen, die Fußaußenseite und die Ferse und beugen Sie leicht das Standbein. Das freie Bein halten Sie vor dem Körper, mit hochgezogenem Knie. Balancieren Sie die Position aus und bringen Sie die Gesäß-, Bauch- und Schultermuskulatur in Spannung. Den Ball halten Sie mit gestreckten Armen über dem Kopf.

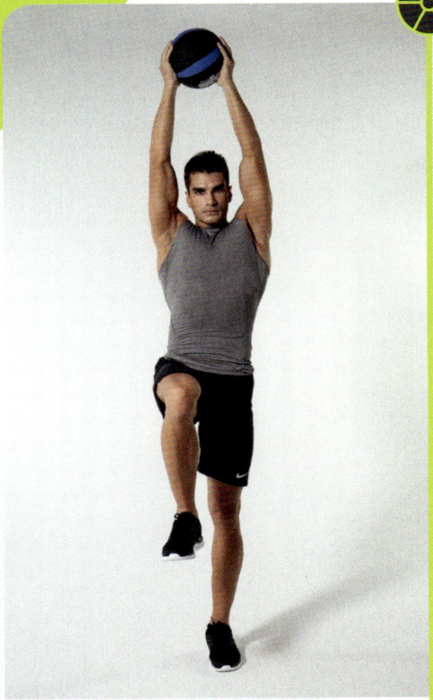

DURCHFÜHRUNG

Machen Sie eine Kniebeuge und schwingen Sie gleichzeitig die Arme und das angehobene Bein nach hinten unten. Dann drücken Sie sich aus der Kniebeuge hoch und werfen den Ball gleichzeitig möglichst weit senkrecht nach oben. Fangen Sie den Ball in hoher Position und wiederholen Sie die Übung. Achten Sie auf eine dynamische Bewegung und auf gerade Hüften.

VARIANTE

Sie intensivieren die Übung, indem Sie tiefer in die Kniebeuge gehen und vom Boden abspringen. Auch ist die einarmige Ausführung möglich.

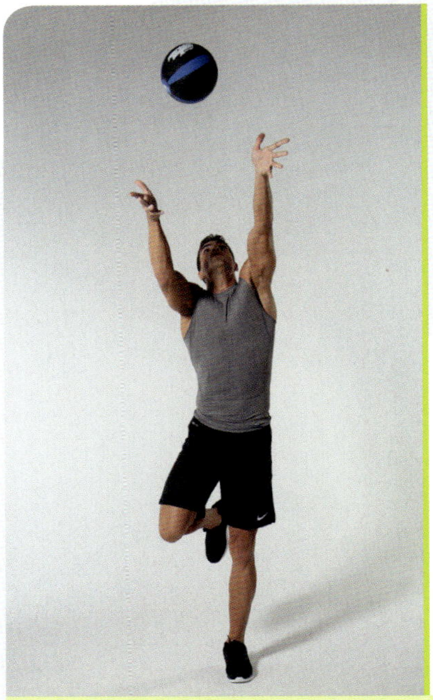

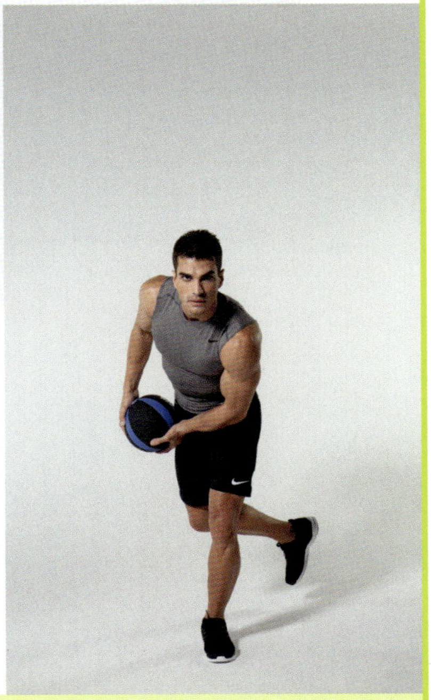

Der Bewegungsablauf.

VORWÄRTSWURF AUS DER KNIEBEUGE

M 45
LEVEL 1

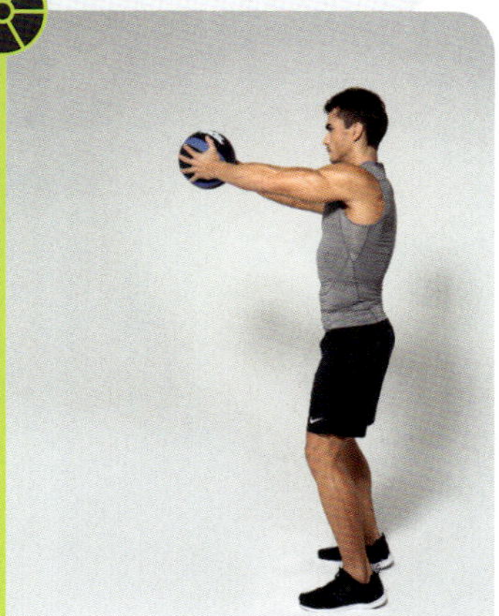

KRÄFTIGUNG

❂ ❂ Rumpf-, Bein-, Gesäß- und Oberkörpermuskulatur

AUSGANGSPOSITION

Sie befinden sich im schulterbreiten Stand vor einer Wand, mit einem Abstand von zwei bis fünf Metern. Die Arme zeigen nach vorne, in den Händen halten Sie den Medizinball. Die Bauch-, Gesäß- und Schultermuskulatur sind aktiviert. Visieren Sie ein Ziel an der Wand in mindestens zwei Metern Höhe an. Sinken Sie in die beidbeinige Kniebeuge, wobei Sie das Gesäß nach hinten schieben, und schwingen Sie dabei die Arme nach unten.

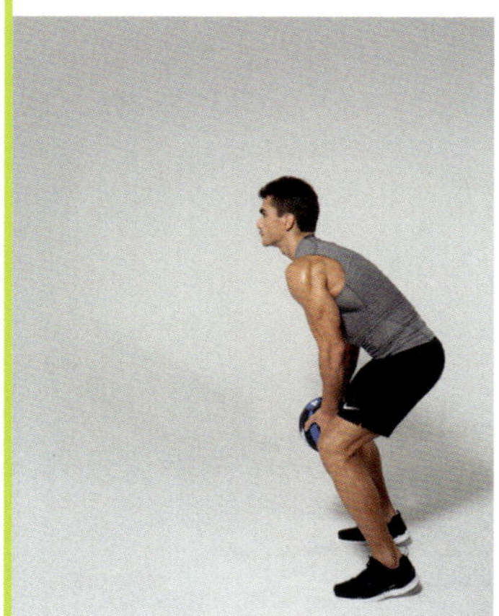

DURCHFÜHRUNG

Drücken Sie sich aus der Kniebeuge nach oben; heben Sie am Ende der Bewegung die Fersen ab. Gleichzeitig werfen Sie den Ball explosiv von unten zum Ziel. Dann fangen Sie den Ball und begeben sich wieder in die Kniebeuge, um die Übung zu wiederholen. Achten Sie darauf, dass der Rumpf durchgehend in Spannung ist.

VARIANTE

Je nachdem, wie weit der Abstand zur Wand ist, können Sie den Ball einmal auf den Boden aufprallen lassen. Alternativ können Sie die Arme in der Ausgangsposition bereits nach unten hängen lassen. Auch ist die Ausführung mit einem Arm möglich. Leicht Geübte können auf instabilem Untergrund (Level 2) und Fortgeschrittene (Level 3) einbeinig trainieren. Die Übung bietet sich auch mit Partner und Softball an.

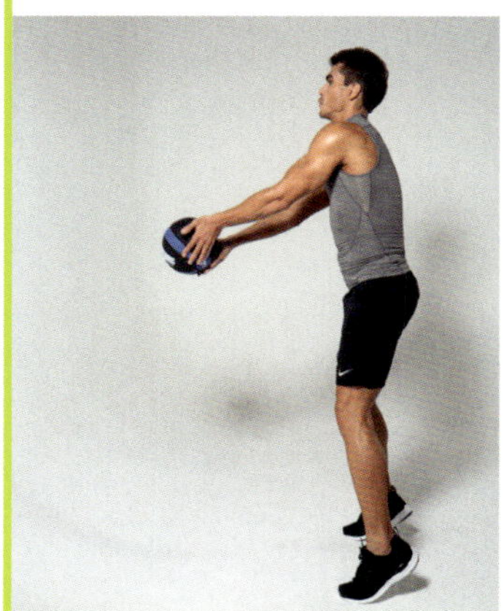

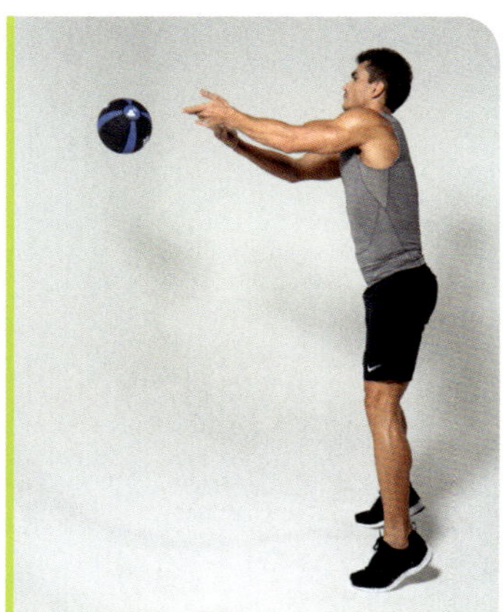

Der Bewegungsablauf.

M 46 (EINARMIGER) HOCHWURF IM SITZ

LEVEL 1

KRÄFTIGUNG

Rumpf- und Oberkörpermuskulatur

AUSGANGSPOSITION

Sie sitzen mit geradem Oberkörper auf dem Boden und haben den ausführenden Arm zur Seite gerichtet. In der Handfläche halten Sie einen Medizinball; das Handgelenk ist möglichst gerade. Spannen Sie die Bauch- und die Gesäßmuskulatur an und die Schultern nach hinten unten.

DURCHFÜHRUNG

Werfen Sie den Ball über den Kopf hoch in die Luft. Fangen Sie den Ball in hoher Position und senken Sie ihn dann wieder, um die Übung zu wiederholen. Achten Sie auf Ihre Körperspannung und vermeiden Sie es, den Kopf nach hinten zu überstrecken.

VARIANTE

Sie können erst alle Wiederholungen mit einer Hand ausführen, bevor Sie die Seite wechseln, oder aber Sie wechseln nach jeder Wiederholung die Übungsseite. Alternativ können Sie die Übung beidarmig machen, wozu Sie den Ball in der Ausgangsposition zwischen den Beinen halten (siehe Seite 99). Besitzt der Trainingsraum eine hohe Decke, dann können Sie auch im Sitz auf einem Gymnastikball üben.

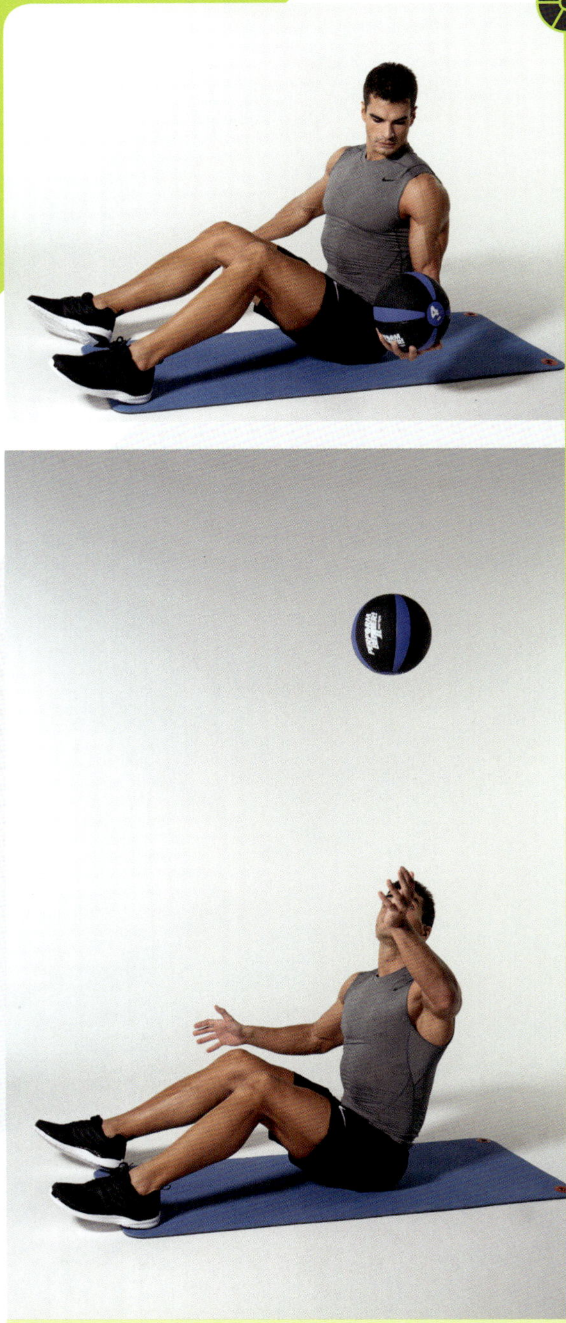

Die einarmige Ausführung.

(EINARMIGER) HOCHWURF AUS DEM SITZ UND FANGEN IM STAND

M 47
LEVEL 2

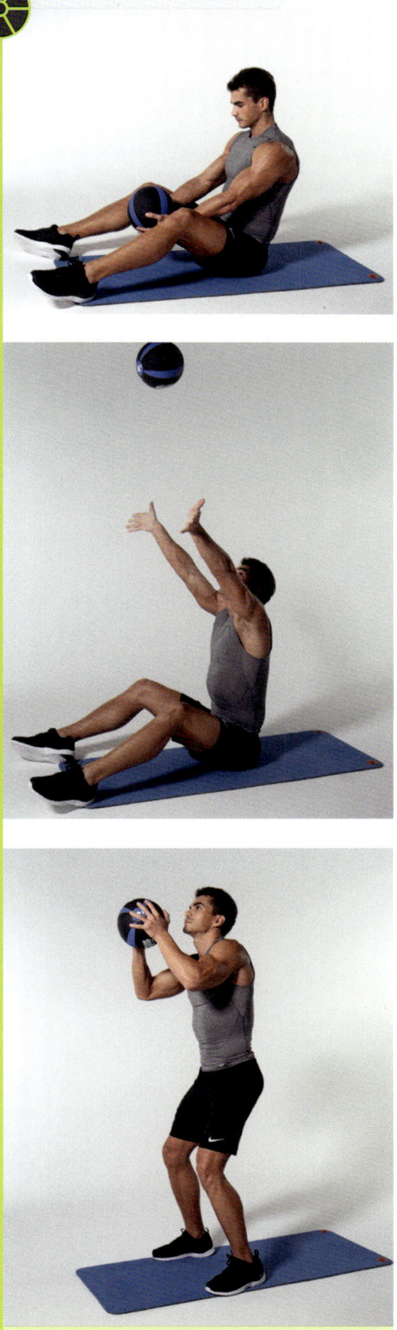

Der Bewegungsablauf.

KRÄFTIGUNG

Rumpf-, Bein-, Gesäß- und Oberkörpermuskulatur

AUSGANGSPOSITION

Sie sitzen mit aufrechtem Oberkörper auf dem Boden und halten einen Medizinball zwischen den Beinen. Spannen Sie die Bauch- und die Gesäßmuskulatur an und die Schultern nach hinten unten.

DURCHFÜHRUNG

Werfen Sie den Ball gerade hoch in die Luft. Springen Sie auf und fangen Sie den Ball in hoher Position. Dann begeben Sie sich kontrolliert wieder in die sitzende Ausgangsposition zurück, um die Übung zu wiederholen.

VARIANTE

Zur Intensivierung können Sie einarmig üben, wobei Sie den ausführenden Arm zur Seite strecken (siehe Ausgangsposition auf Seite 98). Auch können Sie den Schwierigkeitsgrad erhöhen, indem Sie sich vor dem Fangen einmal um die Körperachse drehen.

Einsteiger können auf einem Stuhl sitzend beginnen; Fortgeschrittene aus der Rückenlage.

M 48 LEVEL 2 ÜBERKOPFWURF MIT CRUNCH

KRÄFTIGUNG

❁❁ Rumpf-, insbesondere vordere Bauchmuskulatur, sowie hintere Oberarmmuskulatur
❁ Schulter- und Brustmuskulatur

AUSGANGSPOSITION

Sie befinden sich in Rückenlage mit angezogenen Beinen. Die aufgestellten Füße sind etwa ein bis zwei Meter vom Ziel entfernt. Die Arme haben Sie neben dem Kopf abgelegt, und in den Händen halten Sie einen Medizinball. Drücken Sie den unteren Rücken bewusst gegen den Boden, um ein Hohlkreuz zu vermeiden.

DURCHFÜHRUNG

Richten Sie den Oberkörper schnell über die Kraft der Bauchmuskulatur auf und werfen Sie dabei den Ball zum Ziel. Fangen Sie den Ball direkt oder lassen Sie ihn einmal aufprellen und senken Sie dann wieder den Oberkörper. Fortgeschrittene können kurz mit dem Ball den Boden hinter dem Kopf berühren, bevor die Übung wiederholt wird. Achten Sie darauf, dass der untere Rücken durchgehend Bodenkontakt hat.

VARIANTE

Wenn Sie zu Hause im Wohnzimmer trainieren, dann können Sie gegen die Couch werfen. Üben Sie in naher Distanz, so dass Sie den Ball vor dem Aufprellen fangen können.
Die Übung eignet sich auch gut zur Durchführung mit Partner, wodurch die Ausführung auf dem Gymnastikball ermöglicht wird. Das Üben auf dem großen Ball ohne Partner ist hingegen nicht sinnvoll, da der fließende Ablauf durch oftmaliges Aufstehen unterbunden würde.

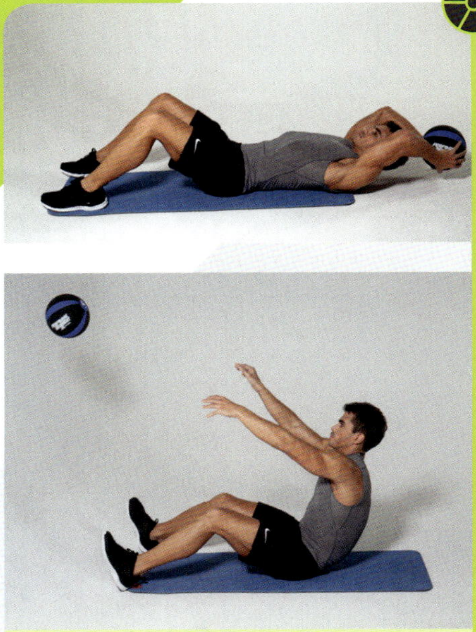

Die Ausgangs- und die Endposition.

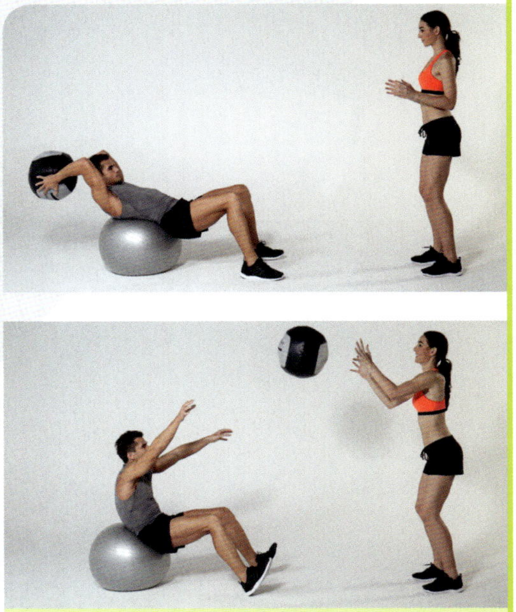

Die Ausführung mit Partner auf dem Gymnastikball (Physio-Ball).

WURFÜBUNGEN

ÜBERKOPFWURF IN BAUCHLAGE

M 49
LEVEL 2

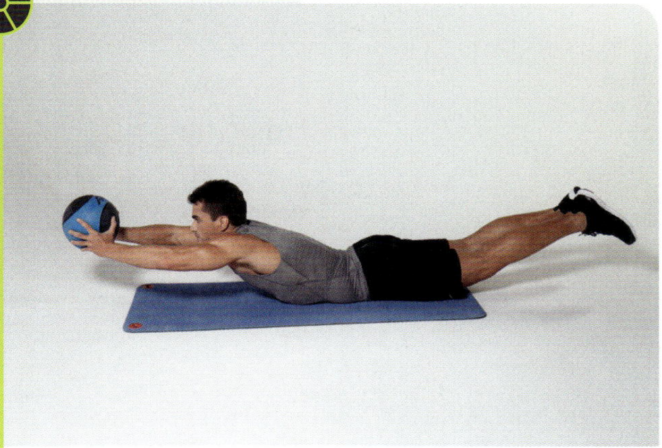

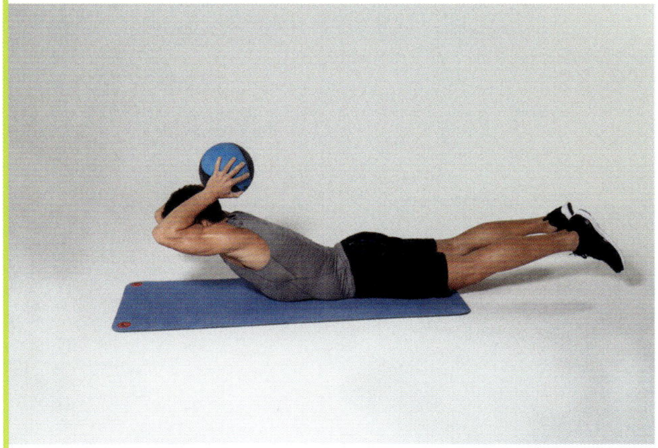

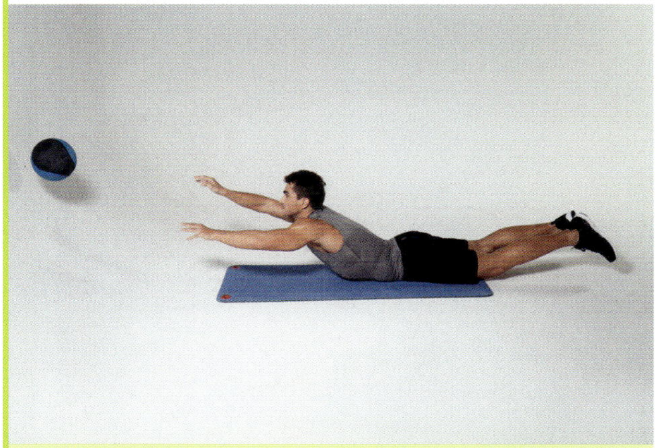

Der Bewegungsablauf.

KRÄFTIGUNG

Rumpf-, insbesondere untere Rückenmuskulatur, obere Rücken-, hintere Oberarm- und Schultermuskulatur

AUSGANGSPOSITION

Sie liegen auf dem Bauch, wobei sich Ihr Kopf etwa zwei Meter vom Ziel entfernt befindet. Die Arme sind nach vorne gestreckt, und in den Händen halten Sie einen leichten Medizinball. Einsteiger halten die Beine am Boden; Fortgeschrittene können die Beine in der Luft halten. Spannen Sie die Bauchmuskulatur an, indem Sie den Bauchnabel einziehen, und aktivieren Sie die Gesäßmuskulatur.

DURCHFÜHRUNG

Heben Sie den Oberkörper an und führen Sie den Ball hinter den Kopf, ohne ihn jedoch auf dem Nacken abzulegen. Dann werfen Sie den Ball nach vorne zum Ziel. Fangen Sie den Ball und wiederholen Sie die Übung, wobei der Oberkörper angehoben bleibt. Achten Sie darauf, dass Sie die Bauchmuskulatur durchgehend in Spannung halten, und vermeiden Sie es, den Kopf nach hinten zu überstrecken.

VARIANTE

Wenn Sie im Wohnzimmer trainieren, dann können Sie in nahem Abstand gegen die Couch werfen und den Ball vor dem Aufprellen fangen.
Beim Üben mit Trainingspartner bietet sich die Ausführung in Bauchlage auf dem Gymnastikball an.

4. ÜBUNGEN FÜR DEN OBERKÖRPER

Zur Kräftigung des Oberkörpers werden im funktionellen Training vorrangig Übungen genutzt, die eine Vielzahl von Muskeln aktivieren, anstatt Übungen für die isolierte Kräftigung einzelner Muskeln auszuführen. Es wird darauf geachtet, den Körper ausgeglichen zu trainieren, damit er bestmöglich vor Verletzungen und vor Verschleiß geschützt ist und die Bewegungen in Sport und Alltag optimal erfolgen können. Wenn hingegen der Körper nur einseitig trainiert wird, dann führt dies zu Bewegungseinschränkungen und Verletzungen und macht letztlich den Sportler nicht stärker.

Unter funktioneller Betrachtungsweise lassen sich die Übungen für den Oberkörper einteilen in Druckbewegungen nach vorne und nach oben sowie Zugbewegungen nach hinten und nach unten.

Bei der Gestaltung Ihres Wochentrainingsplans müssen Sie darauf achten, dass Sie die Muskeln des Oberkörpers im selben Verhältnis trainieren. Das bedeutet, dass Sie alle vier wichtigen Bewegungsrichtung üben und dass Sie zu Übungssätzen einer Bewegungsrichtung auch eine entsprechende Anzahl von Übungssätzen für die entgegengesetzte Bewegungsrichtung ausführen, wie beispielsweise die Druckbewegungen nach vorne im gleichen Satzverhältnis wie die Zugbewegungen nach hinten. Da es möglich ist, die Bewegungsrichtungen in unterschiedliche Work-outs zu splitten, ist nicht die Satzzahl pro Trainingseinheit entscheidend, sondern die Gesamtzahl von Sätzen pro Woche.

Allerdings trainieren einige Fitnesssportler die Druckbewegung nach vorne, oft mit den Übungen „Bankdrücken“ und „Liegestütz“, viel intensiver als die Zugbewegung nach hinten, woraus sich ein Ungleichgewicht entwickelt: Die Brust- und die vordere Schultermuskulatur sind kräftig, aber die Rücken-, die hintere Schulter- und die Schulterblattmuskulatur eher schwach. Der Rücken wird häufig zu wenig gekräftigt, und wenn, dann meist mit Zugbewegungen von oben nach unten. Aus einem solchen Ungleichgewicht können sich Körperfehlstellungen wie nach vorne oben gezogene Schultern entwickeln. Der Körper wird dadurch zu Ausweichbewegungen veranlasst, welche die Verletzungsanfälligkeit erhöhen sowie Schulterschmerzen und erhöhte Gelenkabnutzung verursachen.

Bestehen bereits solche Defizite, dann führen Sie wöchentlich doppelt so viele Sätze für die schwächere Muskulatur beziehungsweise Bewegungsrichtung aus, bis das Ungleichgewicht behoben ist. Achten Sie dabei insbesondere auf die Aktivität der Schulterblattmuskulatur, beispielsweise, wenn Sie diese beim Rudern am Ende der Bewegung zusammenziehen.

Druckbewegungen nach vorne

Die Druckbewegungen nach vorne trainieren vorrangig die Brust-, den vorderen Anteil der Schulter- und die hintere Oberarmmuskulatur. Die typische Übung für die Druckbewegung nach vorne ist der „Liegestütz", der durch die vielen Ausführungsvarianten unterschiedliche Schwerpunkte ermöglicht. Auch Medizinball-Stöße nach vorne trainieren die an der Bewegung beteiligte Muskulatur, wenn die Stöße kraftvoll und mit einem schweren Medizinball ausgeführt werden.

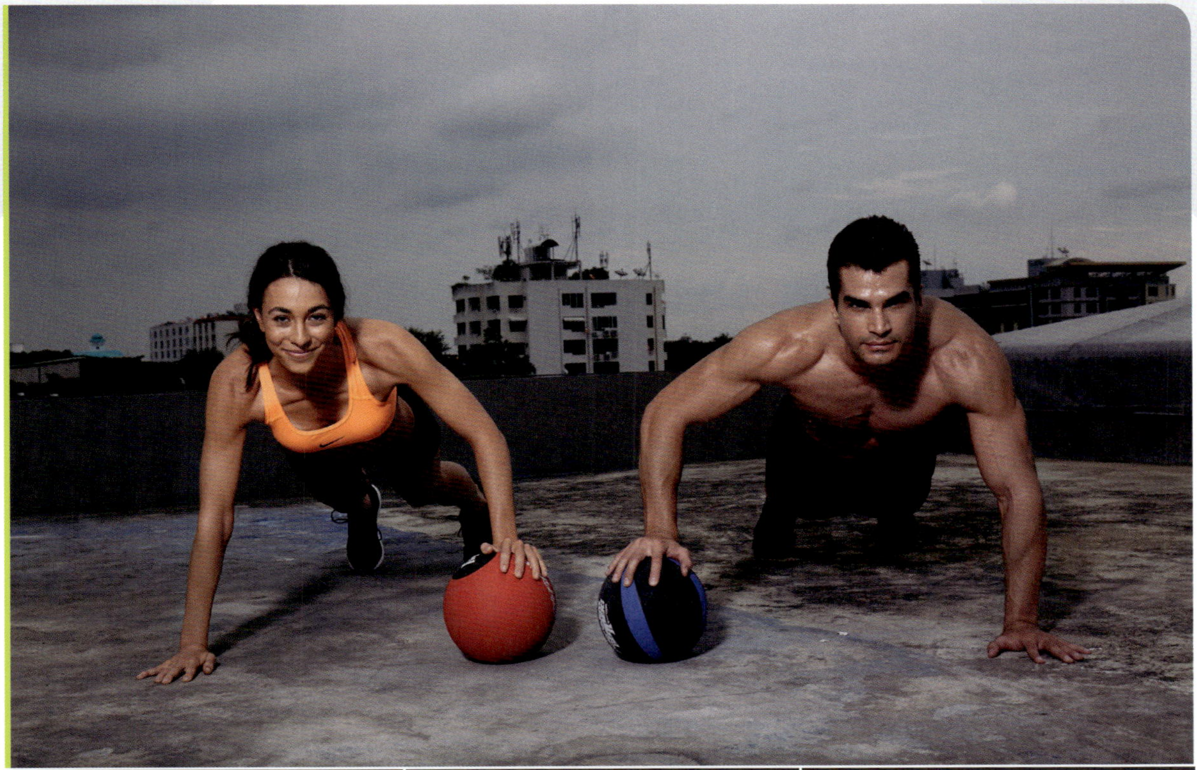

LEVEL 1 EINSTEIGER	LEVEL 2 LEICHT GEÜBTE	LEVEL 3 FORTGESCHRITTENE
M 50: Liegestütz mit Händen auf Medizinball und Knie am Boden Alternative: Liegestütz mit beiden Händen auf Medizinball in Schräglage gegen Wand Alternative: Liegestütz am Boden (ohne Abbildung)	M 50: Liegestütz mit Händen auf Medizinball M 51: Liegestütz mit Füßen auf Medizinball M 52: Liegestütz mit einer Hand auf Medizinball	M 53: Liegestütz mit Händen auf Medizinball und Füßen auf instabilem Untergrund M 54: Liegestütz mit Handwechsel M 55: Liegestütz mit Medizinball-Anheben Alternative: Einarmiger Liegestütz auf Medizinball (ohne Abbildung)

❂ Zugbewegungen nach hinten

Die Gegenbewegung zum Druck nach vorne ist der Zug nach hinten, womit Sie vorrangig den oberen Rücken und die hinteren Schultermuskeln trainieren. Wichtig ist, dass Sie den Zug nach hinten im gleichen Verhältnis zum Druck nach vorne trainieren. Sie können diese Bewegung üben, indem Sie im Sitz auf dem Boden ein Handtuch um die Fußsohlen spannen und dabei die Intensität durch Gegendruck mit den Füßen bestimmen. Ebenso ist diese Bewegung mit starkem Gummiband wie einem Thera-Band® oder mit Langhantel oder Kurzhantel möglich.

Sie können die Bewegung mit dem eigenen Körpergewicht ausführen, indem Sie sich vom Boden hochziehen. Die Bewegung ist beispielsweise an Klimmzugstange, Hantelbank, Tisch oder Schlingentrainer möglich; durch die Position der Füße wird die Intensität bestimmt. Alternativ können Einsteiger sich im Stand aus einer leichten Schräglage durch Zug aufrichten, was beispielsweise am Türgriff oder an einer schulterhoch befestigten Klimmzugstange möglich ist. Mit einem Seil oder einem Handtuch können Sie die gewünschte Höhe bestimmen, indem Sie das Seil oder das Handtuch um ein Treppengeländer oder um die Klimmzugstange legen, die Enden greifen und so die Übung am Boden oder in Schräglage ausführen. Auch wird die an der Bewegung beteiligte Muskulatur gut mit der Übung „M 58: Latdrücken im Liegen" erreicht; und kann außerdem mit Gewichten gekräftigt werden.

LEVEL 1 EINSTEIGER	LEVEL 2 LEICHT GEÜBTE	LEVEL 3 FORTGESCHRITTENE
M 56: Handtuchziehen im Sitz Alternativ: Thera-Band®-Zug oder Rudern mit Kurzhantel abgestützt	Ziehen im Sitz intensivieren mit stärkerem Widerstand Alternativ: Rudern mit Langhantel oder Kurzhanteln vorgebeugt	
M 57: Hochziehen aus Bodenlage vereinfacht (mit angezogenen Beinen und aufgestellten Füßen) Alternativ: Zug in Schräglage z. B. an Türgriff (ohne Abbildung)	M 57: Hochziehen aus Bodenlage mit gestreckten Beinen (und Fersen auf Medizinball)	M 57: Hochziehen aus Bodenlage mit gestrecktem Bein und Ferse auf Medizinball
M 58: Latdrücken im Liegen	M 58: Latdrücken im Liegen mit Medizinball	M 58: Latdrücken im Liegen intensiv

Druckbewegungen nach oben

Mit der Druckbewegung nach oben kräftigen Sie vorrangig die Schultermuskeln, insbesondere den seitlichen Anteil. Dazu können Sie die Übung „M 59: Vorgebeugtes Schulterdrücken am Boden" ausführen. Fortgeschrittene erreichen die besten Ergebnisse mit den verschiedenen Varianten des Handstand-Liegestütz. Diese Muskeln werden weiterhin mit Übungen entwickelt, bei denen Sie einen schweren Medizinball kraftvoll nach oben stoßen, sowie mit Übungen, bei denen Sie den Medizinball im Stand oder Sitz nach oben drücken.

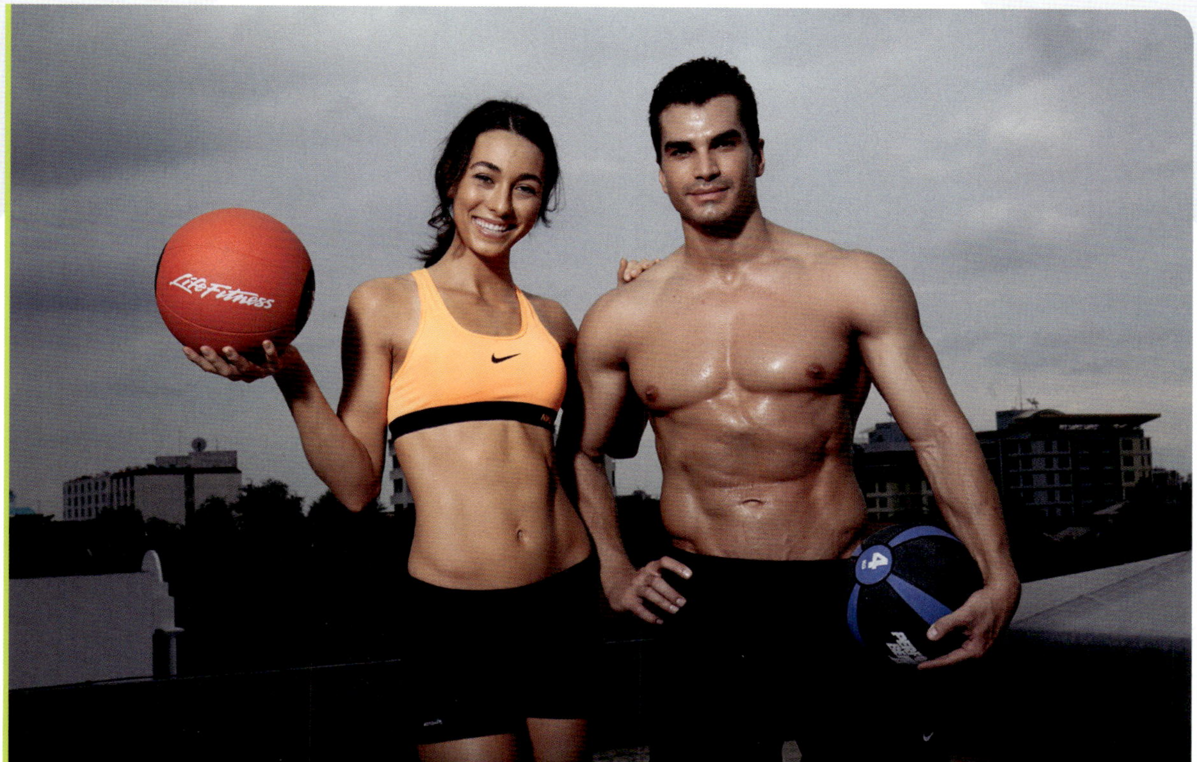

LEVEL 1 EINSTEIGER	LEVEL 2 LEICHT GEÜBTE	LEVEL 3 FORTGESCHRITTENE
M 59: Vorgebeugtes Schulterdrücken am Boden	M 59: Vorgebeugtes Schulterdrücken mit erhöhten Füßen	M 60: Vorgebeugtes Schulterdrücken mit Händen auf Ball und erhöhten Füßen
M 61: Überkopfdrücken im Stand	M 61: Überkopfdrücken im Stand auf instabilem Untergrund oder einbeinig	M 61: Überkopfdrücken im Stand einbeinig auf instabilem Untergrund
M 62: Handstand stabilisieren an Wand	M 62: Handstand-Liegestütz an Wand mit reduziertem Bewegungsumfang	M 62: Handstand-Liegestütz an Wand

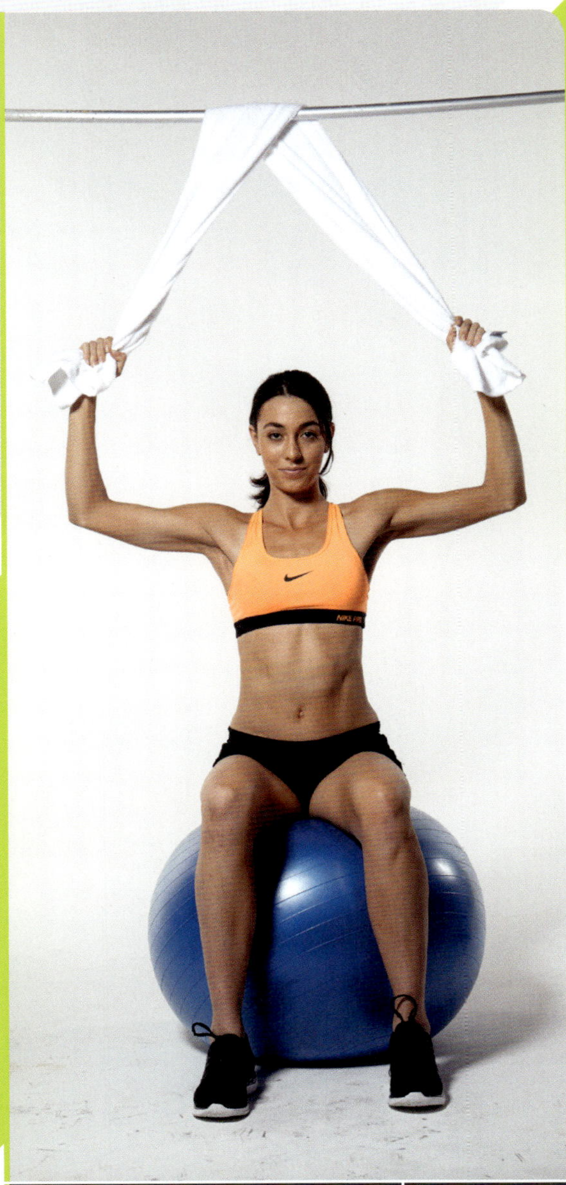

Zugbewegungen von oben nach unten

Der Klimmzug ist die beste Übung für die Zugbewegung von oben nach unten. Sie vereinfachen den Klimmzug, indem Sie sich etwas mit einem oder beiden Füßen abstützen. Sie können beispielsweise ein hartes Gummiband oder ein Seil um die Klimmzugstange verknoten und einen Fuß in die Bandschlaufe stellen, damit Sie weniger Körpergewicht hochziehen müssen; oder Sie stützen sich etwas auf dem Boden beziehungsweise einem liegenden Medizinball ab. Sie intensivieren den Klimmzug, indem Sie den Medizinball zwischen den Füßen halten und sich am Handtuch oder Seil hochziehen. Als Alternative können Sie ein starkes Gummiband in hoher Position um eine Stange legen und dann das Band im Sitz oder Kniestand gerade nach unten ziehen.

Falls Sie die vorherigen Möglichkeiten im Home-Training nicht haben, dann können Sie im Sitz oder Kniestand ein Handtuch gerade von oben nach unten statisch ziehen, ohne tatsächliche Bewegung, und diesen Zug mit maximaler Kraft über die Dauer des Übungssatzes aufrechterhalten. Gleich welche Trainingsmöglichkeit Sie nutzen, verzichten sollten Sie auf das Training dieser Zugbewegung in einem ausgeglichenen Trainingsplan keinesfalls.

LEVEL 1 EINSTEIGER	LEVEL 2 LEICHT GEÜBTE	LEVEL 3 FORTGESCHRITTENE
M 63: Klimmzug vereinfacht (z. B. mit Füßen auf Ball) Oder Thera-Band®-Zug oder statisches Handtuchziehen von oben nach unten im Sitz oder Kniestand	M 63: Klimmzug Oder Thera-Band®-Zug oder statisches Handtuchziehen von oben nach unten im Sitz mit angehobenem Fuß (ohne Abbildung)	M 63: Klimmzug mit Medizinball zwischen den Füßen M 64: Klimmzug mit Beinheben

LIEGESTÜTZ MIT HÄNDEN AUF MEDIZINBALL

M 50

LEVEL 2

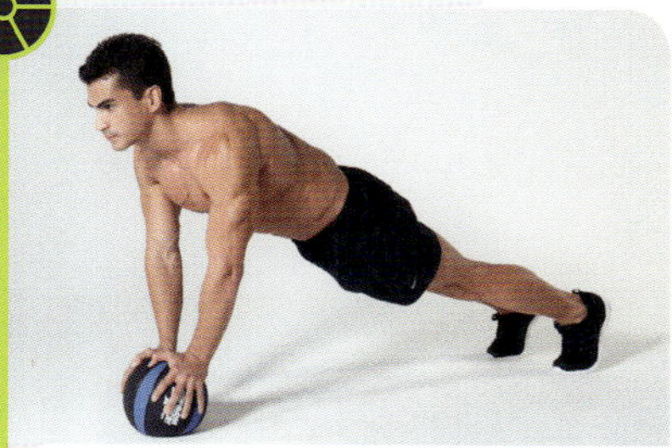

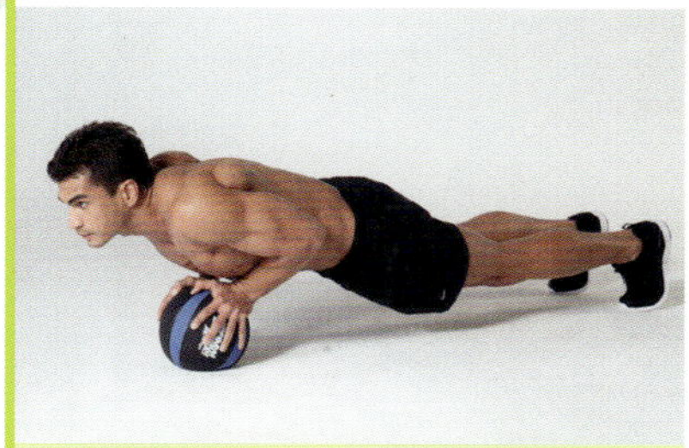

Die Ausgangs- und die Endposition.

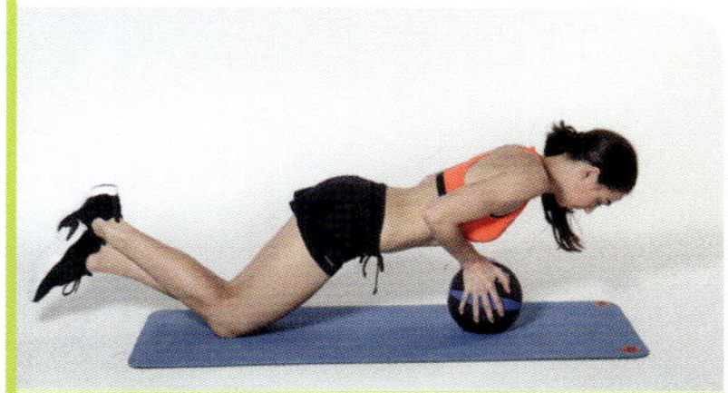

Die Vereinfachung auf Knien.

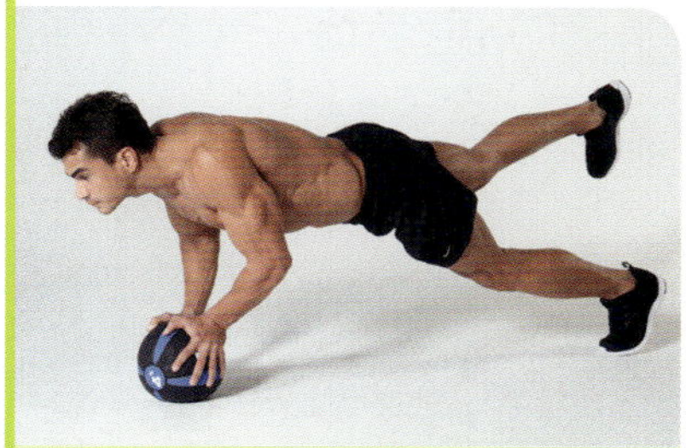

Die Intensivierung für Fortgeschrittene.

KRÄFTIGUNG

❁❁ Brust-, hintere Oberarm- und vordere Schultermuskulatur

❁ Rumpfmuskulatur

AUSGANGSPOSITION

Begeben Sie sich in die Liegestützposition, wobei Sie sich mit den Händen auf einem Medizinball abstützen. Der Ball befindet sich etwa unter der Brust, die Finger sind gespreizt und zeigen nach unten, die Füße sind nah beieinander und die Zehen sind aufgestellt. Balancieren Sie die Position aus und spannen Sie die Bauchmuskulatur an, indem Sie den Bauchnabel nach innen und oben ziehen. Aktivieren Sie auch die Gesäßmuskulatur und spannen Sie die Schulterblätter zusammen und in Richtung Gesäß.

DURCHFÜHRUNG

Beugen Sie die Arme, bis die Brust fast den Ball berührt. Halten Sie kurz die Position und drücken Sie sich dann wieder nach oben. Der Rücken bleibt gerade, und die Ellbogen werden nahe am Körper entlang bewegt. Vermeiden Sie ein Abknicken der Handgelenke und achten Sie darauf, dass Sie den Körper durchgehend in Spannung halten.

VEREINFACHUNG UND INTENSIVIERUNG

Sie vereinfachen die Übung, wenn Sie die Beine weiter auseinanderstellen oder kleine Bewegungen ausführen. Einsteiger können sich mit den Knien auf dem Boden abstützen, die Liegestütze mit Medizinball in Schräglage gegen die Wand oder aber die Liegestütze am Boden ohne Ball ausführen (Level 1), bis sie die notwendige Kraft entwickelt haben und mindestens zehn Wiederholungen ausführen können.

Sie intensivieren die Übung, indem Sie ein Bein in der Luft halten oder aber die Zehen auf einem niedrigen Gegenstand positionieren.

M 51
LEVEL 2

LIEGESTÜTZ MIT FÜSSEN AUF MEDIZINBALL

KRÄFTIGUNG

- ❂❂ Brust-, hintere Oberarm- und vordere Schultermuskulatur
- ❂ Rumpfmuskulatur

AUSGANGSPOSITION

Bei dieser Übung stützen Sie sich in der Liegestützposition mit den Zehen auf dem Medizinball ab. Die Hände stehen unter den Schultergelenken. Aktivieren Sie die Bauch- und die Gesäßmuskulatur und spannen Sie die Schultern zusammen und runter. Balancieren Sie die Position aus.

DURCHFÜHRUNG

Senken Sie den Körper und halten kurz die Position, bevor Sie die Arme wieder strecken. Vermeiden Sie es, ein Hohlkreuz zu machen.

VARIANTE

Wenn Sie die Ellbogen nahe am Körper entlang bewegen, wird die hintere Oberarmmuskulatur noch intensiver trainiert.
Fortgeschrittene können einen Fuß auf dem Medizinball positionieren und den anderen Fuß in der Luft halten (Level 3).

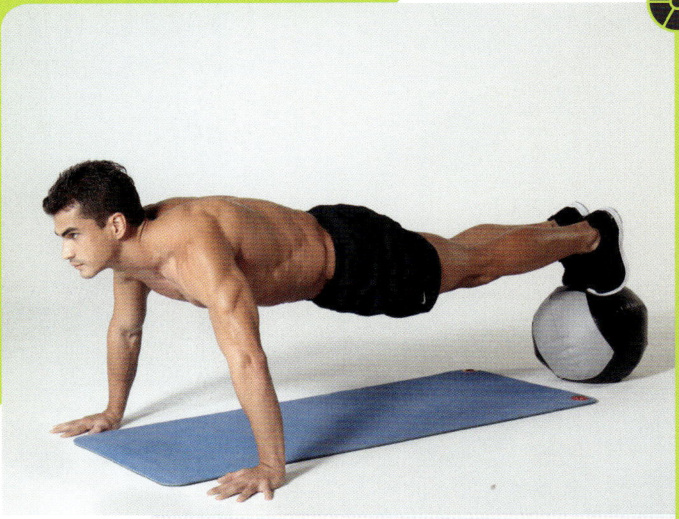

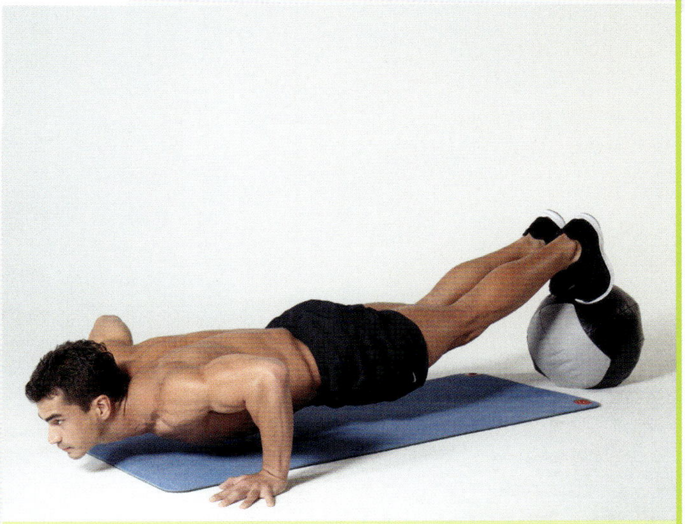

Die Ausgangs- und die Endposition.

LIEGESTÜTZ MIT EINER HAND AUF MEDIZINBALL

M 52
LEVEL 2

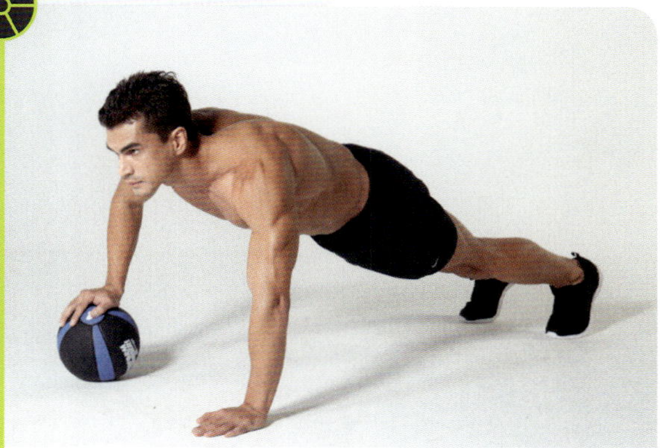

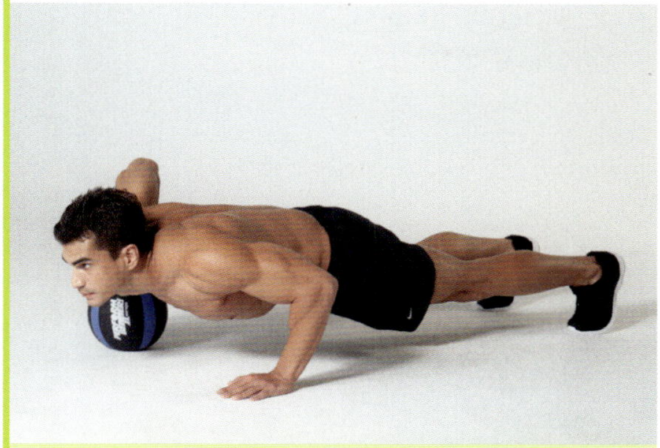

Die Ausgangs- und die Endposition.

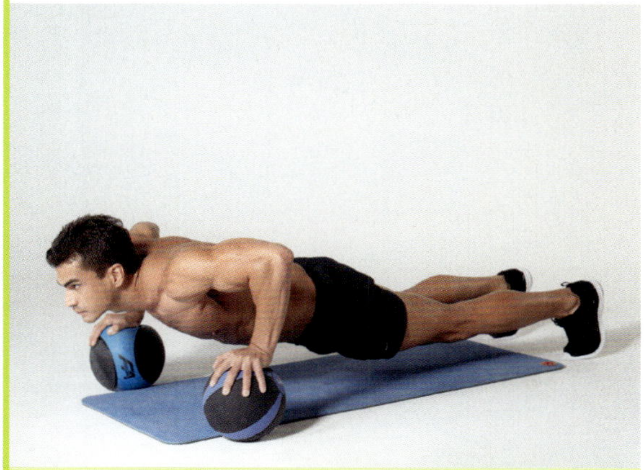

Die Intensivierung mit je einer Hand auf einem Medizinball.

KRÄFTIGUNG

❁❁ Brust-, hintere Oberarm- und vordere Schultermuskulatur
❁ Rumpfmuskulatur

AUSGANGSPOSITION

Begeben Sie sich in den Liegestütz und positionieren Sie eine Hand auf einem Medizinball. Der Arm befindet sich unter der Schulter, die Hand ist zentriert auf dem Ball und die Finger sind etwas abgespreizt und weisen nach vorne. Die andere Hand stützt auf dem Boden. Balancieren Sie die Position aus und aktivieren Sie die Bauch-, die Gesäß- und die Schulterblattmuskulatur.

DURCHFÜHRUNG

Beugen Sie die Arme und halten Sie kurz die Position, bevor Sie sich wieder hochdrücken. Vermeiden Sie ein Absinken in ein Hohlkreuz und achten Sie auf Körperspannung sowie gerade Handgelenke.

VARIANTE

Fortgeschrittene können je eine Hand auf einem Ball abstützen (Level 3). Achten Sie darauf, dass die Arme sich unter den Schultergelenken befinden.

M 53 LEVEL 3 LIEGESTÜTZ MIT HÄNDEN AUF MEDIZINBALL UND FÜSSEN AUF INSTABILEM UNTERGRUND

KRÄFTIGUNG

❂❂ Brust-, hintere Oberarm-, vordere Schulter- und Rumpfmuskulatur

AUSGANGSPOSITION

Bei dieser Variante trainieren Sie den Rumpf sehr intensiv. Stützen Sie sich mit den Händen auf einem Medizinball und mit den Zehen auf einem instabilen Untergrund ab. Bringen Sie zuerst den Körper in Spannung, um die Position zu stabilisieren.

DURCHFÜHRUNG

Führen Sie langsames Heben und Senken des Oberkörpers aus. Achten Sie darauf, den Körper durchgehend in Spannung zu halten.

VARIANTE

Diese Variante darf nur gemacht werden, wenn Sie die Position sicher stabilisieren können. Ist dieses Vorgehen noch zu intensiv, dann stützen Sie die Füße auf einem stabilen tief liegenden Gegenstand auf.

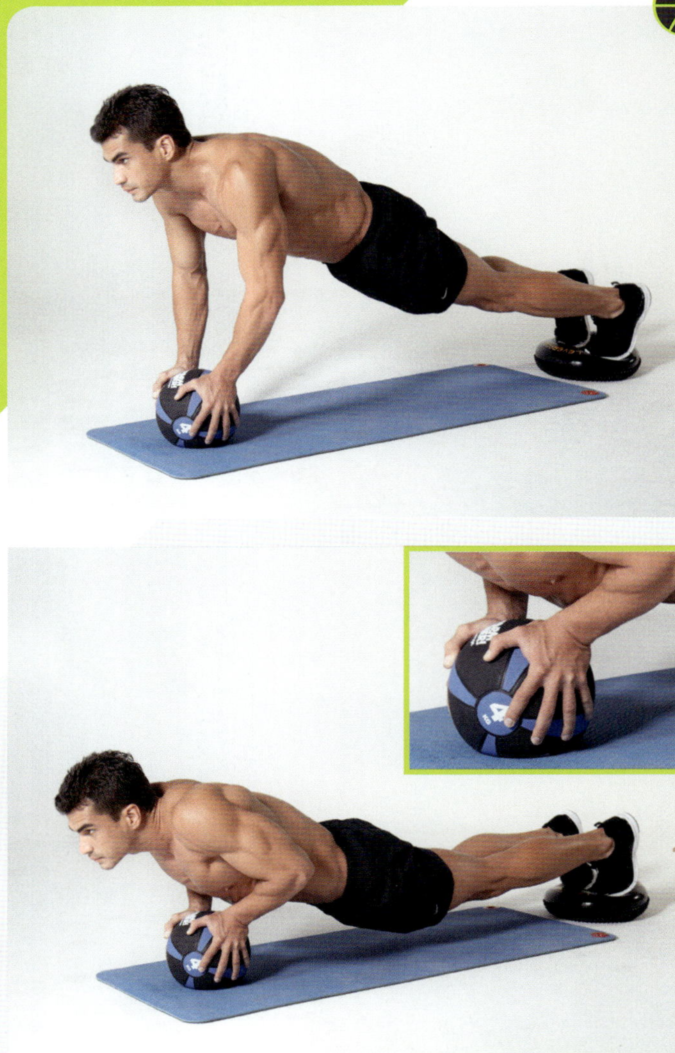

Die Ausgangs- und die Endposition mit Füßen auf Leverage Disc. Sie intensivieren die Übung, wenn Sie die Füße auf einem Gymnastikball positionieren.

LIEGESTÜTZ MIT HANDWECHSEL

M 54

LEVEL 3

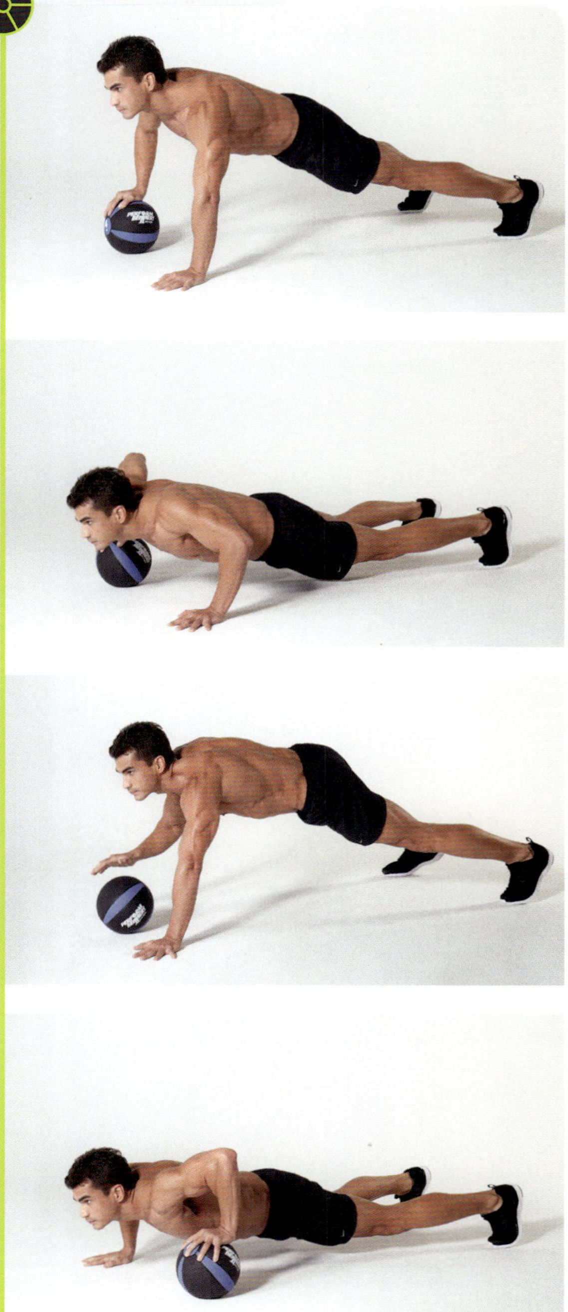

Der Bewegungsablauf.

KRÄFTIGUNG

❁❁ Brust-, hintere Oberarm-, vordere Schulter- und Rumpfmuskulatur

AUSGANGSPOSITION

Sie befinden sich im Liegestütz mit etwas auseinandergestellten Füßen, wobei Sie sich mit einer Hand auf einem Medizinball abstützen. Die Hand ist mittig darauf platziert und befindet sich unter dem Schultergelenk; die andere Hand ist auf dem Boden aufgestellt. Spannen Sie die Bauch- und die Gesäßmuskulatur an und ziehen Sie die Schulterblätter zusammen und in Richtung Gesäß.

DURCHFÜHRUNG

Senken Sie den Körper und halten Sie kurz die Position, bevor Sie sich wieder in die Ausgangsposition zurückdrücken. Nun rollen Sie den Ball zur anderen Hand, bringen diese auf den Ball und wiederholen das Senken und Strecken des Körpers. Anschließend rollen Sie den Ball zurück und beginnen den nächsten Durchgang. Achten Sie auf kontrollierte Bewegungen und darauf, dass der Körper durchgehend in Spannung ist und nicht in ein Hohlkreuz sinkt.

VARIANTE

Machen Sie die Übung zuerst langsam. Fortgeschrittene führen den Seitenwechsel schnell und die ganze Übung dynamisch aus.

M 55
LEVEL 3

LIEGESTÜTZ MIT MEDIZINBALL-ANHEBEN

KRÄFTIGUNG

●● Brust-, hintere Oberarm-, vordere Schulter- und Rumpfmuskulatur
● obere Rückenmuskulatur

AUSGANGSPOSITION

Sie befinden sich in der Liegestützposition mit den Händen auf dem Medizinball – und zwar so, dass die Hände fest von außen gegen den Ball drücken. Der Ball befindet sich unter der Brust, die Hände sind gespreizt, die Finger zeigen nach unten, und die Zehen sind aufgestellt. Spannen Sie die Bauch- und die Gesäßmuskulatur an und ziehen Sie die Schulterblätter nach hinten und in Richtung Gesäß.

DURCHFÜHRUNG

Beugen Sie die Arme, bis die Brust fast den Ball berührt. Halten Sie kurz die Position und drücken Sie sich dann explosiv nach oben ab, wobei Sie den Ball mit hochreißen. Achten Sie darauf, dass Sie den Körper durchgehend in Spannung halten, und vermeiden Sie ein Hohlkreuz sowie ein Abknicken der Handgelenke.

VARIANTE

Als Einsteiger machen Sie kleine Sprünge und nutzen einen leichten Ball.
Sie können die notwenige Kraft für die Übung entwickeln, indem Sie zuerst ohne Ball üben. Dazu springen Sie aus dem Liegestütz mit den Händen ab und klatschen die Hände in der Luft zusammen.

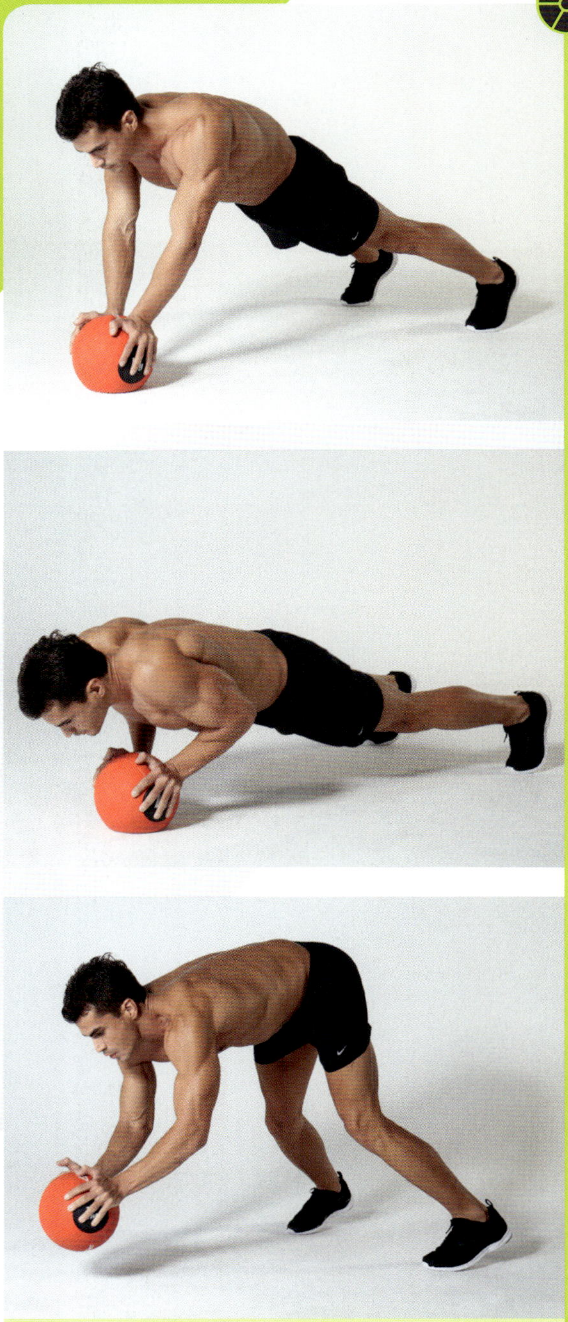

Der Bewegungsablauf.

HANDTUCHZIEHEN IM SITZ

M 56
LEVEL 1

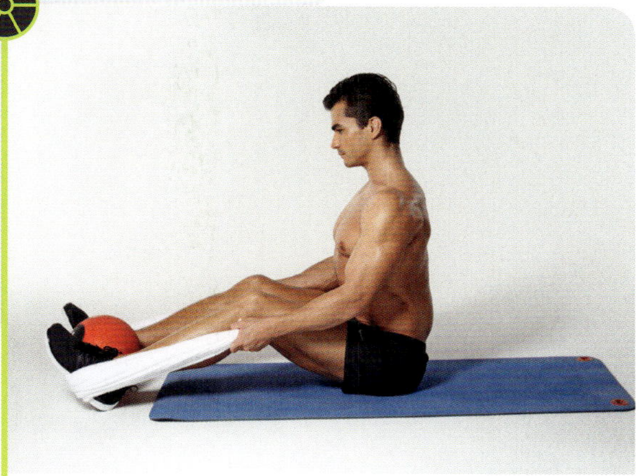

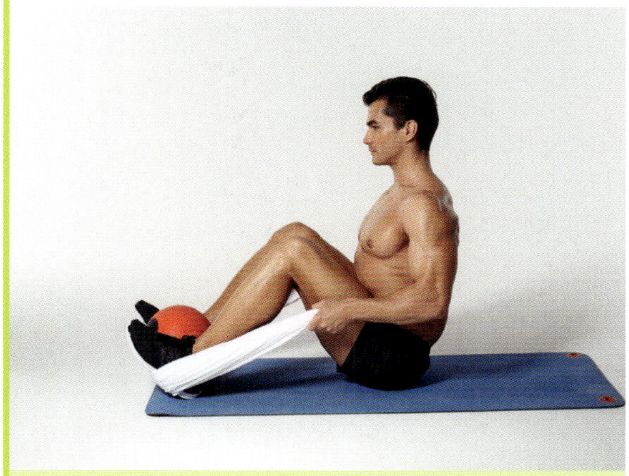

Die Ausgangs- und die Endposition.

KRÄFTIGUNG

❁❁ obere Rückenmuskulatur
❁ vordere Oberarm-, hintere Schulter-, Bein- und Gesäßmuskulatur

AUSGANGSPOSITION

Sie sitzen mit fast gestreckten Beinen auf dem Boden und halten einen Medizinball zwischen den Füßen. Legen Sie ein Handtuch um die Fußsohlen und greifen Sie die Enden mit nach vorne gestreckten Armen so, dass die Muskulatur in leichter Vorspannung ist. Aktivieren Sie die Bauch- und die Gesäßmuskulatur und spannen Sie die Schultern nach hinten unten.

DURCHFÜHRUNG

Ziehen Sie das Handtuch nach hinten gegen den Widerstand der Beine, indem Sie die Ellbogen am Körper entlang zurückbewegen und die Beine dabei mitbeugen. Geben Sie so viel Widerstand, dass Sie die Endposition erst nach drei bis fünf Sekunden erreichen. Halten Sie kurz die Position und achten Sie dabei auf die Aktivität der zusammengezogenen Schulterblätter. Dann drücken Sie die Füße langsam gegen den Zugwiderstand der Arme in die Ausgangsposition zurück. Wichtig ist, dass die ziehende Muskulatur durchgehend genug Widerstand erhält, um in Spannung zu bleiben.
Am Anfang ist die Übung noch etwas schwierig zu koordinieren, sie wird aber mit einiger Erfahrung gut gelingen.

VARIANTE

Sie variieren die Kraftanstrengung durch unterschiedlich starken Gegendruck. Alternativ können Sie die Ellbogen nach außen führen und so mehr Aktivität auf die hintere Schultermuskulatur verlagern.
Sie können die Übung zwar auch ohne Ball ausführen, das Ballhalten führt aber zu einer größeren Beanspruchung der Muskelketten, insbesondere der stabilisierenden Muskeln.

M 57 LEVEL 2 HOCHZIEHEN AUS BODENLAGE MIT GESTRECKTEN BEINEN

KRÄFTIGUNG

❁❁ obere Rücken- und hintere Schultermuskulatur
❁ Rumpf-, vordere Oberarm- und hintere Oberschenkelmuskulatur

AUSGANGSPOSITION

Sie befinden sich unter einer tiefen Klimmzugstange mit gestreckten Beinen und aufgestellten Fersen. Der Griff ist schulterbreit, die Arme sind gestreckt, und die Handinnenseiten zeigen zueinander. Geübte können die Fersen auf einem Medizinball positionieren. Halten Sie die Beinrückseiten, Gesäß und Oberkörper vom Boden angehoben und aktivieren Sie die Rumpfmuskulatur.

DURCHFÜHRUNG

Ziehen Sie sich nach oben, wobei sich die Ellbogen am Körper entlang zurückbewegen. Halten Sie kurz die Position und achten Sie dabei auf die Aktivität der zusammengezogenen Schulterblätter. Dann bewegen Sie sich langsam in die Ausgangsposition zurück. Achten Sie darauf, dass der Körper durchgehend gerade und in Spannung bleibt.

VARIANTE

Einsteiger üben am Boden. Ist dies noch zu intensiv, dann üben Sie mit angezogenen Beinen und aufgestellten Fußsohlen (Level 1). Fortgeschrittene können ein Bein anheben (Level 3).
Alternativ zu einer tiefen Klimmzugstange können Sie ein Handtuch oder Seil um eine hohe Stange legen.

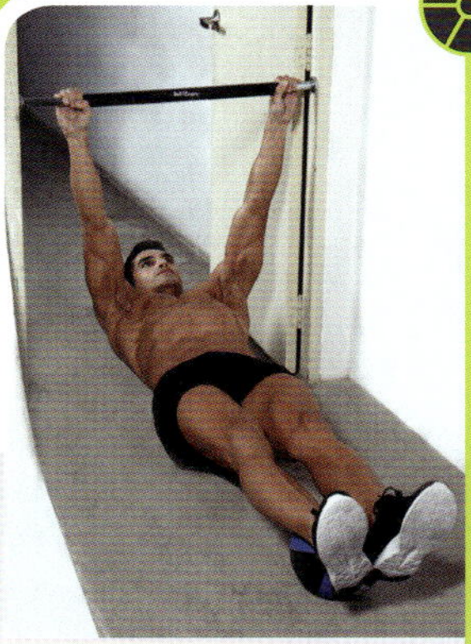

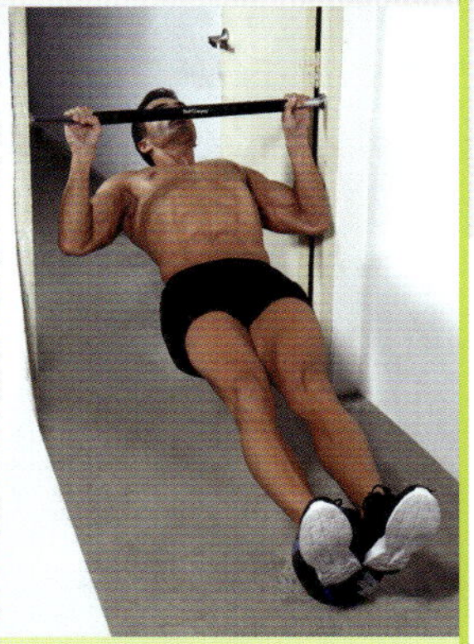

Die Ausgangs- und die Endposition.

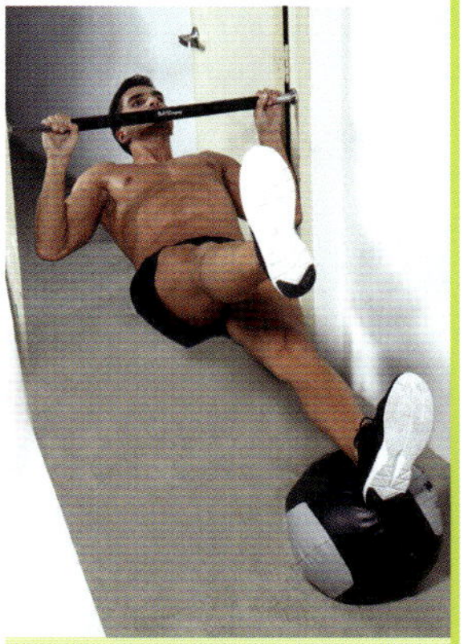

Die einbeinige Intensivierung.

LATDRÜCKEN IM LIEGEN MIT MEDIZINBALL

M 58
LEVEL 2

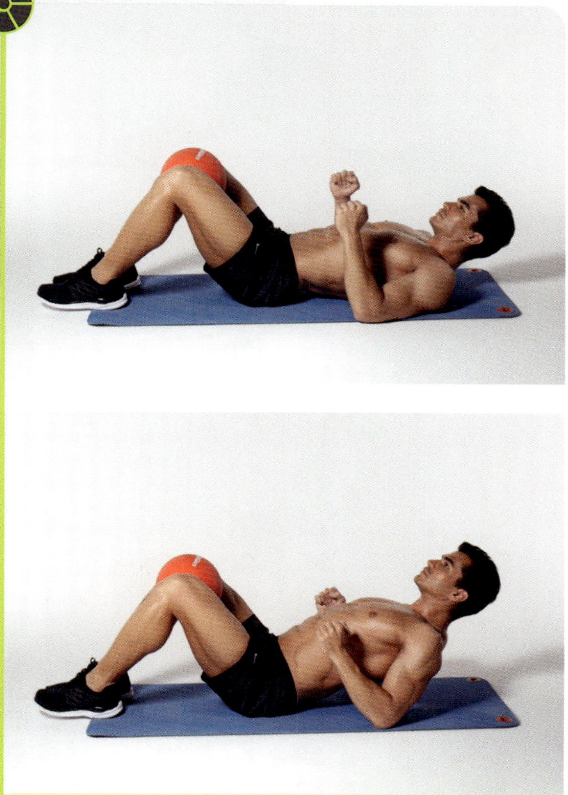

Die Ausgangs- und die Endposition.

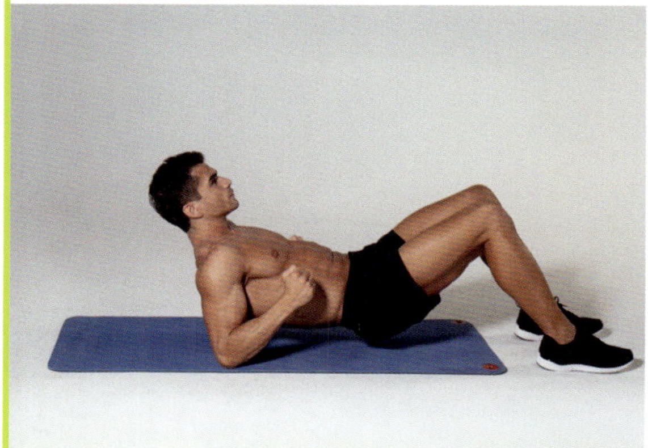

Die Intensivierung mit angehobenem Gesäß; noch ohne Medizinball.

KRÄFTIGUNG

❁❁ obere Rückenmuskulatur
❁ hintere Schulter- und Rumpfmuskulatur

AUSGANGSPOSITION

Sie befinden sich in Rückenlage mit angezogenen Beinen und aufgestellten Füßen. Die Arme sind gebeugt, und die Ellbogen sind nahe an den Rippen auf dem Boden positioniert. Die Winkel der Ellbogengelenke betragen etwa 90 Grad, und die Handflächen weisen zueinander. Zwischen den Knien halten Sie einen Medizinball. Spannen Sie die Bauch- und Gesäßmuskulatur an und kippen Sie das Becken nach vorne.

DURCHFÜHRUNG

Drücken Sie mit den Ellbogen kraftvoll auf den Boden, um den Oberkörper nach oben zu heben, wobei das Gesäß Bodenkontakt behält. Halten Sie kurz die Position und bewegen Sie sich dann zurück, ohne jedoch den Oberkörper auf dem Boden abzulegen. Achten Sie darauf, dass das Becken durchgehend nach vorne gekippt ist und dass Sie die Position der Schultern beibehalten.

VARIANTE

Geübte können die Beine leicht angezogen in der Luft halten. Wenn diese Übung neu für Sie ist, dann trainieren Sie zuerst ohne Ball (Level 1). Fortgeschrittene können Oberkörper und Gesäß hochdrücken, was umso intensiver wird, je näher die Fußsohlen oder die Fersen in Richtung Gesäß aufgestellt sind. Dies können Sie zuerst ohne Medizinball üben (Level 3).

M 59 LEVEL 2 VORGEBEUGTES SCHULTERDRÜCKEN MIT ERHÖHTEN FÜSSEN

KRÄFTIGUNG

❁❁ seitliche Schulter-, Nacken- und hintere Oberarmmuskulatur

❁ Rumpf-, Brust-, vordere und hintere Schultermuskulatur

AUSGANGSPOSITION

Stützen Sie sich mit den Händen auf den Boden auf, sodass die Hände schulterbreit auseinander und die Finger möglichst weit gespreizt sind. Die Beine sind gestreckt zusammen und die Zehen auf einem Gegenstand positioniert. Heben Sie das Gesäß so weit wie möglich nach oben hinten, der Kopf bleibt in gerader Verlängerung des Körpers. Spannen Sie den Rumpf an.

DURCHFÜHRUNG

Beugen Sie langsam die Arme, bis der Kopf den Boden berührt, ohne sich jedoch mit dem Kopf abzustützen, und halten Sie kurz die Position. Dann strecken Sie die Arme und bewegen sich in die Ausgangsposition zurück. Halten Sie durchgehend das Gesäß hoch angehoben und achten Sie auf die Körperspannung.

VARIANTE

Sie vereinfachen die Übung, wenn Sie kleine Bewegungen ausführen oder mit den Füßen am Boden trainieren (Level 1). Sie intensivieren die Übungen deutlich, wenn Sie die Füße auf einem instabilen Untergrund wie einem Medizinball positionieren und/oder ein Bein in der Luft halten (Level 3).

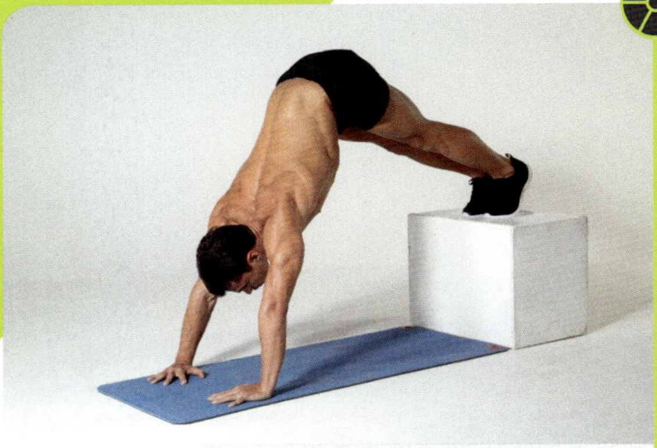

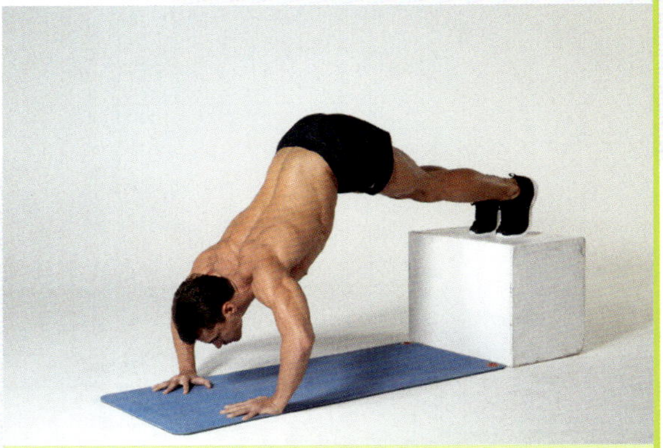

Die Ausgangs- und die Endposition.

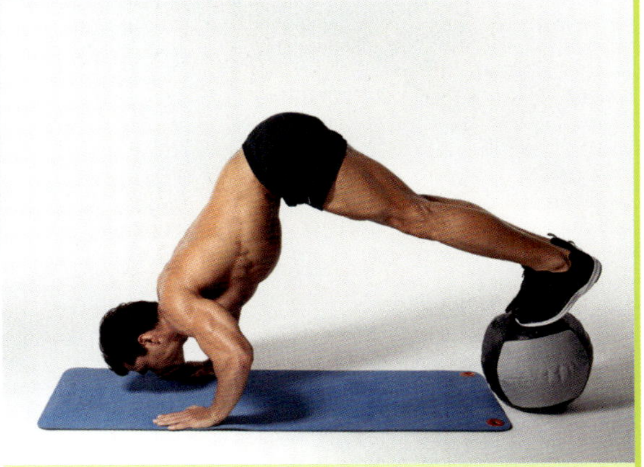

Variante mit Füßen auf Medizinball.

VORGEBEUGTES SCHULTERDRÜCKEN MIT HÄNDEN AUF BALL UND ERHÖHTEN FÜSSEN

M 60

LEVEL 3

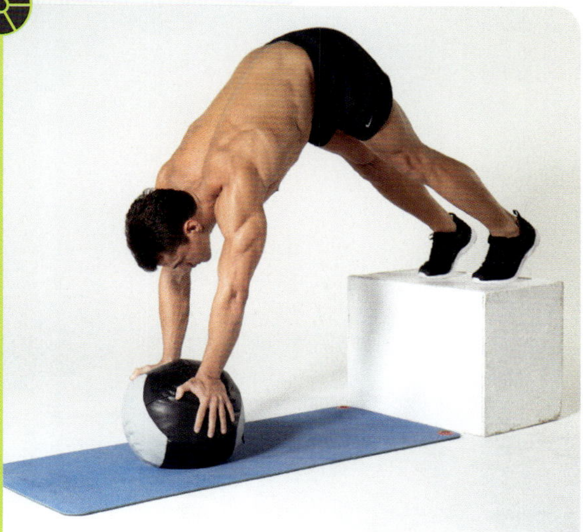

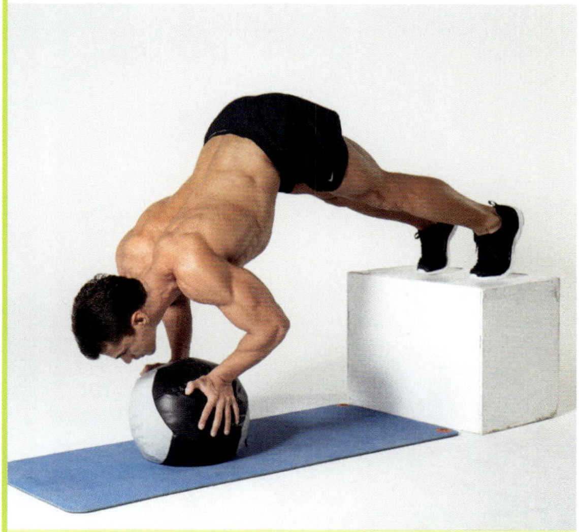

Die Ausgangs- und die Endposition.

KRÄFTIGUNG

❁❁ seitliche Schulter-, Nacken- und hintere Oberarmmuskulatur

❁ Rumpf-, Brust-, vordere und hintere Schultermuskulatur

AUSGANGSPOSITION

Bei dieser intensiven Übung stützen Sie sich mit den Händen auf den Medizinball und bringen die Füße in eine erhöhte Position. Die Finger sind auseinandergespreizt und zeigen nach unten. Schieben Sie das Gesäß so weit wie möglich nach oben hinten, bei gestreckten Beinen. Bringen Sie die Bauch- und die Gesäßmuskulatur in Spannung.

DURCHFÜHRUNG

Beugen Sie langsam die Arme und halten Sie dann kurz die Position, bevor Sie sich in die Ausgangsposition zurückdrücken. Achten Sie darauf, dass das Gesäß durchgehend hoch angehoben ist und sich der Rumpf in Spannung befindet

VARIANTE

Sie intensivieren die Variante, wenn Sie ein Bein in der Luft halten oder die Füße auf einem instabilen Untergrund positionieren.

M 61 LEVEL 1 ÜBERKOPFDRÜCKEN (OVERHEAD PRESS) IM STAND

KRÄFTIGUNG

❁❁ Schultermuskulatur, insbesondere mittlerer Anteil
❁ Rumpf-, Brust- und hintere Oberarmmuskulatur

AUSGANGSPOSITION

Sie stehen aufrecht im hüft- bis schulterbreiten Stand mit leicht gebeugten Beinen. Den Medizinball halten Sie mit gebeugten Armen vor der Brust. Die Bauch- und die Gesäßmuskulatur sind angespannt und die Schultern nach hinten unten gezogen.

DURCHFÜHRUNG

Heben Sie den Ball über den Kopf, indem Sie die Arme strecken. Halten Sie kurz die Position, bevor Sie den Ball zur Ausgangsposition zurückbewegen und die Übung wiederholen. Achten Sie auf durchgehende Körperspannung.

VARIANTE

Leicht Geübte können einbeinig auf dem Boden oder beidbeinig auf instabilen Untergründen wie Leverage-Discs oder Therapiekreisel üben (Level 2). Fortgeschrittene üben einbeinig auf einem instabilen Untergrund (Level 3).
Für diese Übung benötigen Sie einen relativ schweren Medizinball, um genügend Beanspruchung zu spüren. Ist der Ball zu leicht, dann üben Sie das Hochdrücken mit einer Hand. Die jeweils freie Hand stützt den Ball von der Seite.
Alternativ können Sie bei einem schweren Ball zuerst eine Viertelkniebeuge machen und von dort den Ball mit Schwung hochdrücken. Auch ein Abwurf nach oben ist möglich.

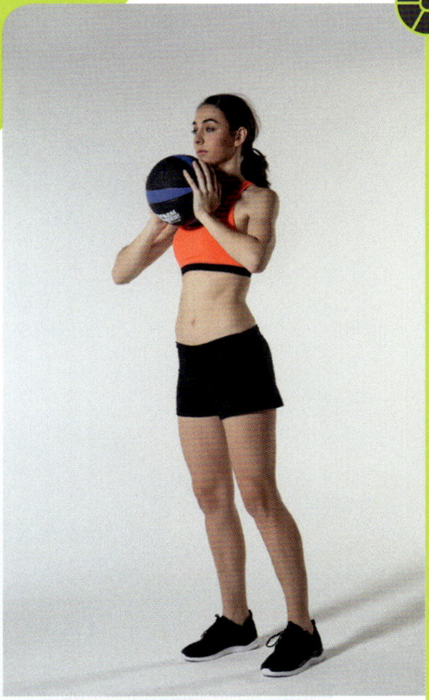

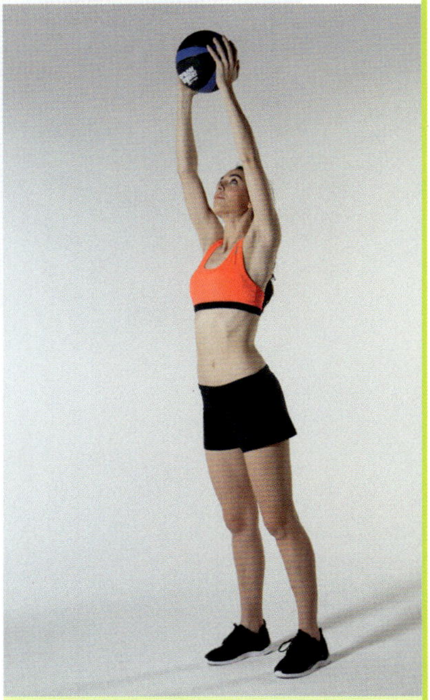

Die Ausgangs- und die Endposition.

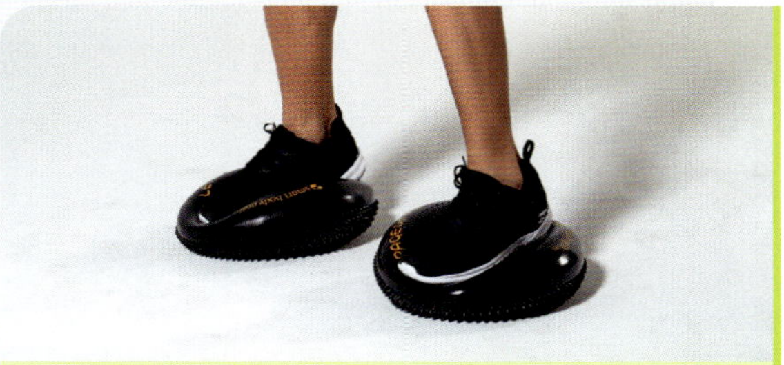

Die intensive Variante auf Leverage Discs.

HANDSTAND-LIEGESTÜTZ MIT REDUZIERTEM BEWEGUNGSUMFANG

M 62
LEVEL 2

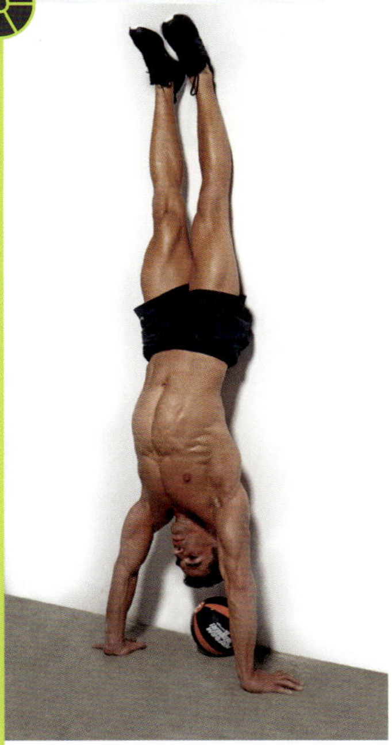

KRÄFTIGUNG

❂❂ seitliche Schulter-, Nacken- und hintere Oberarmmuskulatur
❂ Rumpf-, Brust-, vordere und hintere Schultermuskulatur

AUSGANGSPOSITION

Platzieren Sie einen Gegenstand, z. B. einen Bücherstapel oder einen Medizinball, vor einer Wand auf dem Boden. Stützen Sie die Hände so auf dem Boden auf, dass sich der Gegenstand zwischen den Händen befindet und die gespreizten Finger zur Wand zeigen. Nehmen Sie Schwung und bringen Sie die Beine an die Wand. Balancieren Sie die Position aus und spannen Sie die Hände in den Boden und die Bauch- und die Gesäßmuskulatur an.

DURCHFÜHRUNG

Beugen Sie langsam die Arme, bis der Kopf den Gegenstand berührt, ohne sich jedoch mit dem Kopf abzustützen. Dann strecken Sie die Arme und bewegen sich in die Ausgangsposition zurück. Halten Sie den gesamten Körper in Spannung und achten Sie auf geraden Rücken, gerade Handgelenke und gleichmäßige Atmung.

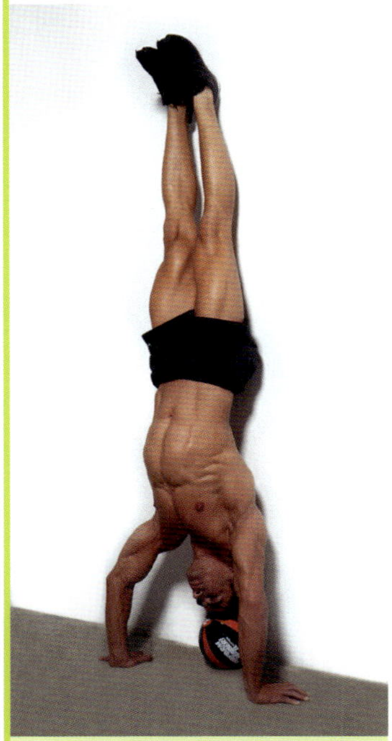

Die Ausgangs- und die Endposition.

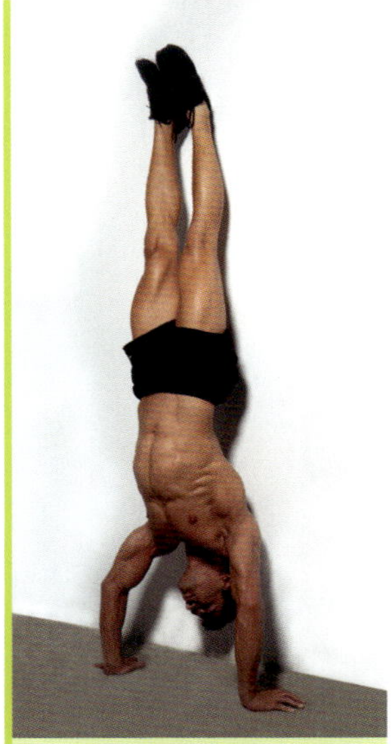

Die Variante für Fortgeschrittene.

VARIANTE

Einsteiger üben vorerst ohne das Beugen der Arme und halten stattdessen die Ausgangsposition (Level 1). Gelingt dies über die geplante Satzdauer, dann wird, wie oben beschrieben, mit einem Gegenstand als Bewegungsgrenze trainiert und die Höhe mit fortschreitendem Leistungsvermögen verringert. Fortgeschrittene trainieren ohne Ball und bringen den Kopf bis zum Boden (Level 3). Von einem Stützen mit einer oder beiden Händen auf dem Medizinball wird bei dieser Übung abgeraten, da die Verletzungsgefahr zu groß ist.

M 63 LEVEL 3 KLIMMZUG MIT MEDIZINBALL ZWISCHEN DEN FÜSSEN

KRÄFTIGUNG

●● obere Rückenmuskulatur
● Rumpf-, hintere Schulter-, vordere Oberarm-, Bein- und Gesäßmuskulatur

AUSGANGSPOSITION

Bei dieser Übung hängen Sie an einer Klimmzugstange mit nach vorne zeigenden Handflächen und halten einen Medizinball zwischen den Füßen oder den Knien. Spannen Sie die Bauch- und die Gesäßmuskulatur an und die Schulterblätter nach hinten unten. Achten Sie darauf, dass Sie mit allen Finger fest greifen.
Wenn die Stange relativ tief ist, dann heben Sie die Knie oder die Beine etwas nach vorne an, wodurch auch die Bauchmuskulatur intensiv trainiert wird.

DURCHFÜHRUNG

Ziehen Sie sich nach oben, indem Sie die Ellbogen in Richtung Rippen ziehen. Halten Sie kurz die obere Position und senken Sie dann den Körper wieder, jedoch nur so weit, dass die Arme noch leicht gebeugt sind und somit die Muskulatur in Spannung. Achten Sie darauf, dass die Schulterblätter durchgehend fest zusammengespannt sind.

INFO

Einnehmen einer hohen Ausgangsposition

Um die Position an einer hohen Stange einzunehmen, stellen Sie sich darunter und klemmen den Ball fest zwischen die Füße. Strecken Sie die Arme nach oben mit der gewünschten Griffposition. Nun bewegen Sie sich zuerst in eine leichte Kniebeuge und springen dann hoch, um die Stange zu greifen.

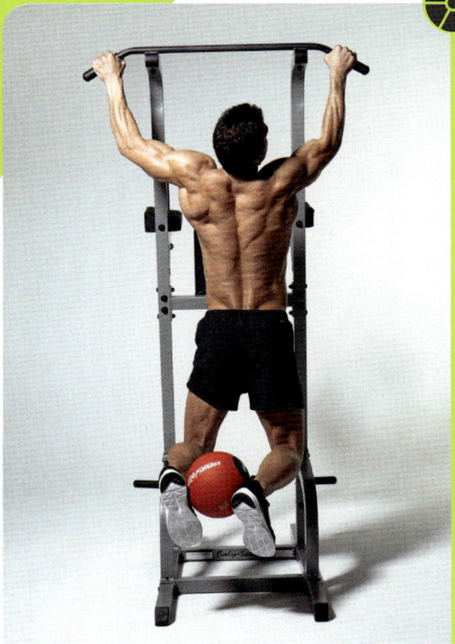
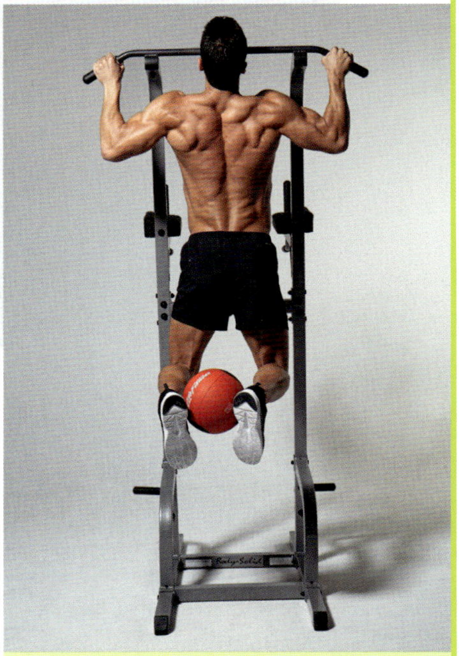

Der Bewegungsablauf.

ÜBUNGEN FÜR DEN OBERKÖRPER

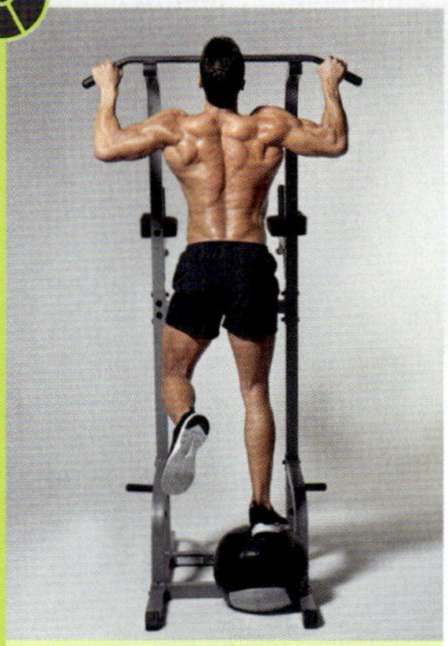

Die Ausführung mit Abstützen durch einen Fuß auf dem Medizinball.

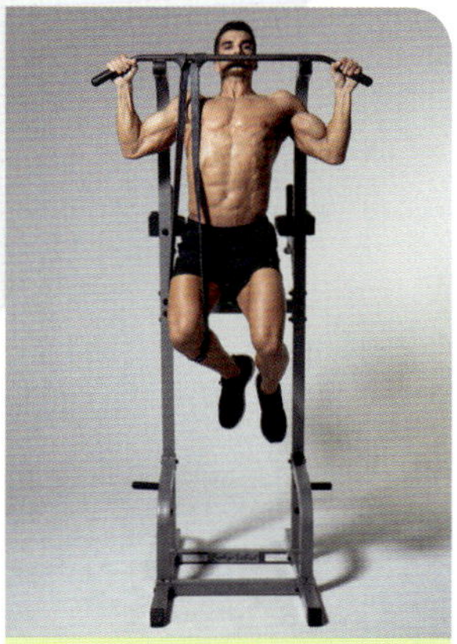

Das Abstützen mit einem Bein in einer Gummibandschlaufe.

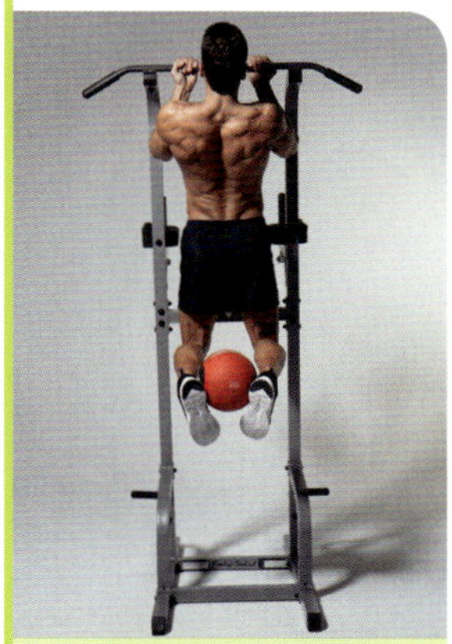

Die Ausführung mit engem Griff und nach vorne zeigendem Handrücken.

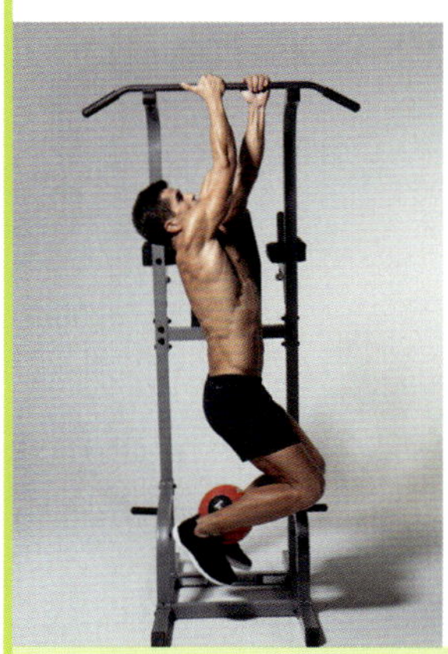

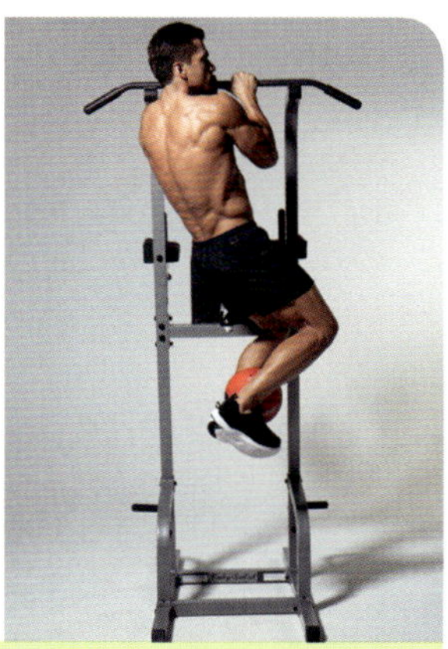

Das abwechselnde seitliche Hochziehen.

Einstieg in den Klimmzug

Einsteiger müssen zuerst die Kraft für diese Übung entwickeln. Dazu wird zuerst ohne Medizinball geübt, und zusätzlich kann man ein Bein etwa auf einem Medizinball, einem Stuhl oder dem Boden abstützen (Level 1). Ebenso können Sie ein dickes Gummiband oder ein Seil als Schlaufe um die Klimmzugstange legen und ein Knie oder einen Fuß darin positionieren. Mit fortschreitender Kraftentwicklung wird immer weniger Gewicht auf das abstützende Bein verlagert. Sind diese Trainingsvarianten nicht möglich, dann üben Sie das Hochziehen in leichter Schräglage beispielsweise an einem Seil, Handtuch oder Schlingentrainer. Leicht Geübte können dann den Klimmzug frei ausführen, und Fortgeschrittene üben schließlich den Klimmzug mit Medizinball zwischen den Füßen.

VARIANTE

Sie können die Übung mit engem oder weitem Griff ausführen. Auch mit nach vorne zeigenden Handrücken ist die Übung möglich, wodurch Sie die Aktivität der vorderen Oberarmmuskulatur intensivieren.

Wenn Sie die Übung in seitlicher Position mit zueinander zeigenden Handflächen ausführen, dann ziehen Sie sich abwechselnd links und rechts neben der Stange hoch.

Weit Fortgeschrittene können sich an ein Handtuch hängen und so auch die Griffkraft intensiv fördern.

M 64 KLIMMZUG MIT BEINHEBEN

LEVEL 3

KRÄFTIGUNG

❁❁ obere Rücken-, vordere Oberarm- und Rumpfmuskulatur
❁ hintere Schulter-, Bein- und Gesäßmuskulatur

AUSGANGSPOSITION

Bei dieser intensiven Variante wird auch die Rumpfmuskulatur stark aktiviert. Sie hängen frei an der Klimmzugstange und halten den Medizinball zwischen den Füßen. Die Arme sind schulterbreit oder etwas weiter auseinander und die Handflächen weisen nach vorne. Die Bauch-, die Gesäß- und die Schultermuskulatur sind aktiviert.

DURCHFÜHRUNG

Ziehen Sie sich nach oben, indem Sie die Ellbogen zu den Rippen bringen, und bewegen Sie gleichzeitig die Knie zur Brust. Halten Sie kurz diese Position, bevor Sie sich langsam in die Ausgangsposition zurückbewegen. Senken Sie jedoch den Körper nur soweit, dass die Arme noch leicht gebeugt und die Knie noch etwas angehoben sind, damit die Muskulatur in Spannung bleibt. Vermeiden Sie Ausweichbewegungen wie Anheben der Schultern und Schwung holen.

VARIANTE

Sie intensivieren die Übung, wenn Sie die Beine gestreckt halten. Alternativ können Sie eng mit nach vorne gerichteten Handrücken greifen, um intensiv die vordere Oberarm- und die vordere Schultermuskulatur zu trainieren.

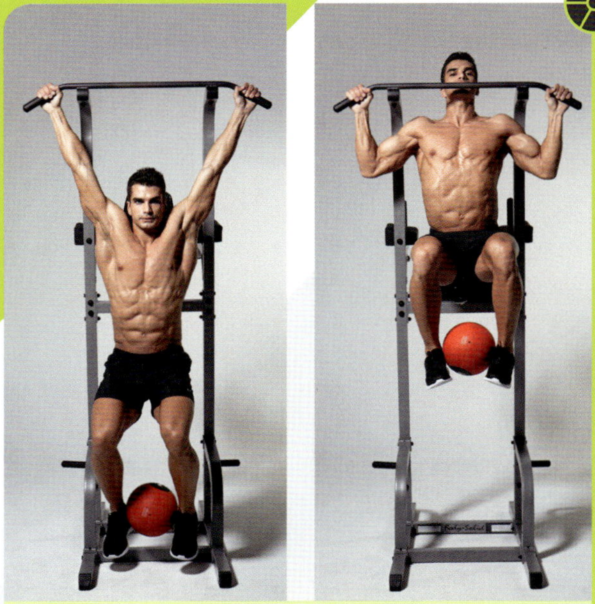

Die Übung mit gebeugten Beinen.

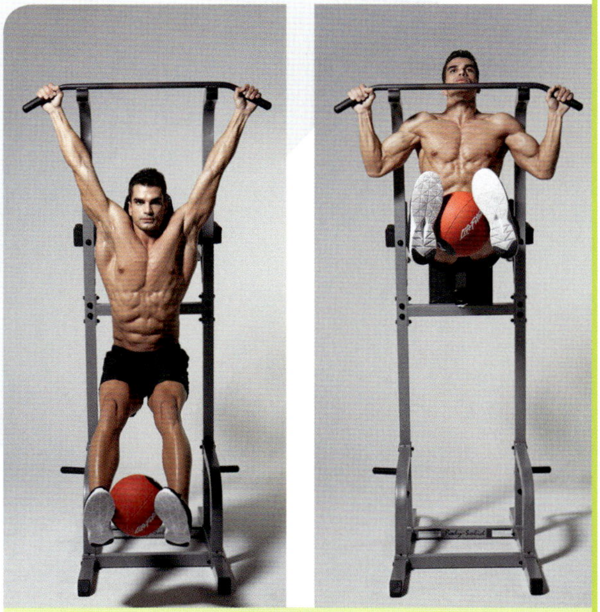

Die Intensivierung mit gestreckten Beinen.

5. ÜBUNGEN FÜR BEINE UND GESÄSS

Beim funktionellen Training wird darauf geachtet, dass die Muskeln des Unterkörpers gleichmäßig gekräftigt und zudem die Stabilisatoren gefördert werden. Die Übungen lassen sich einteilen in kniedominante Bewegungen beidbeinig und einbeinig sowie in hüftdominante Bewegungen mit angezogenen Beinen und fast gestreckten Beinen. Es ist wichtig, dass Sie alle Bewegungen trainieren, damit der Körper leistungsfähig und in alle Richtungen belastbar ist.

Gestalten Sie Ihren Wochentrainingsplan so, dass alle vier Bewegungskategorien vertreten sind. So entwickeln Sie eine gute Bein- und Gesäßmuskulatur. Trainieren Sie ausgeglichen, d. h., trainieren Sie die Kniebeugeübungen im gleichen Satzverhältnis wie die Hüftstreckübungen. Falls Sie Split-Training ausführen, ist die Gesamtanzahl der Sätze pro Woche entscheidend und nicht die Anzahl von Übungssätzen pro Trainingseinheit.

Häufig wird die hüftstreckende Muskulatur zu wenig trainiert, weshalb die Gesäß- und die hintere Oberschenkelmuskulatur schlechter ausgebildet sind als die vordere Beinmuskulatur. Ein solches Muskelungleichgewicht veranlasst den Körper zu Ausweichbewegungen, die u.a. Knie- und Rückenschmerzen verursachen und auch die Verletzungsgefahr beispielsweise für einen Kreuzbandriss deutlich erhöhen.

Bestehen solche Defizite, dann führen Sie wöchentlich doppelt so viele Sätze für die schwächere Muskulatur beziehungsweise Bewegungsrichtung aus – so lange, bis das Ungleichgewicht behoben ist. Achten Sie auch darauf, dass Sie mit fortschreitendem Leistungsvermögen immer mehr einbeinige Varianten ausführen und instabile Untergründe einsetzen, wodurch auch die Adduktoren und Abduktoren intensiv gekräftigt werden und außerdem die stabilisierende Muskulatur der Fußgelenke.

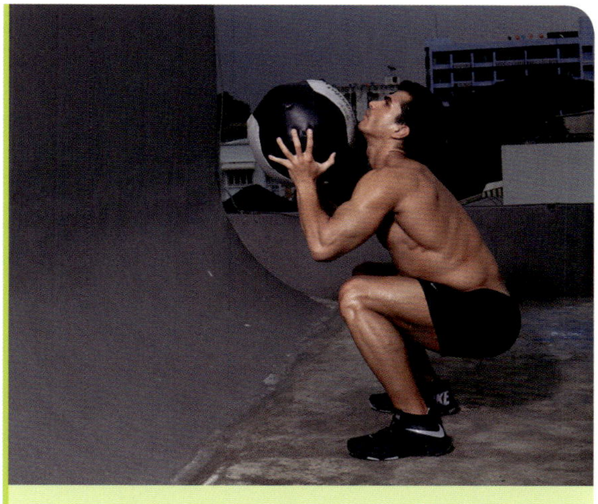

Das Training der hüftstreckenden Muskulatur.

❂ Kniedominante Übungen beidbeinig

Die kniedominanten Übungen trainieren vorrangig die vordere Oberschenkelmuskulatur, es werden aber viele Muskeln des Unterkörpers mitgekräftigt. Die bekannteste Kniebeugeübung ist die beidbeinige Kniebeuge. Wenn diese richtig ausgeführt wird, baut sie die Beinkraft sehr gut auf. Wichtig ist die tiefe Ausführung, d. h. dass der Oberschenkelknochen parallel zum Boden oder tiefer ist, damit auch die Gesäß- und die untere Rückenmuskulatur gekräftigt werden. Fortgeschrittene nutzen instabile Untergründe und führen auch Sprünge aus der Kniebeuge aus.

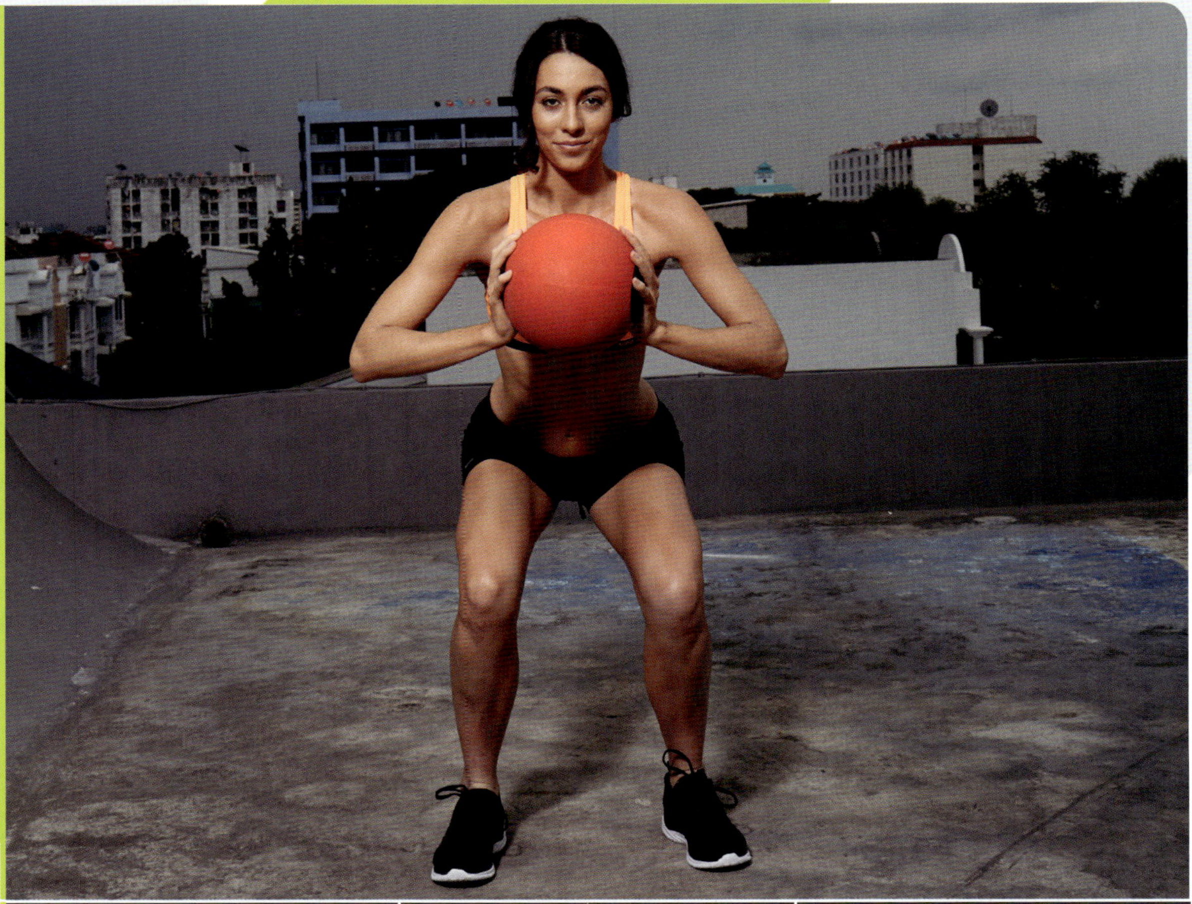

LEVEL 1 EINSTEIGER	LEVEL 2 LEICHT GEÜBTE	LEVEL 3 FORTGESCHRITTENE
M 65: Beidbeinige Kniebeuge (Squat)	M 66: Beidbeinige Kniebeuge mit hochgestreckten Armen (Navy Squat)	M 67: Beidbeinige Kniebeuge auf instabilem Untergrund
	M 68: Beidbeinige Kniebeuge mit Ballheben (Thruster)	M 69: Beidbeinige Kniebeuge mit Absprung und Medizinball-Heben

Kniedominante Übungen einbeinig

Die Kniebeugen sollten nicht nur im parallelen Stand ausgeführt werden, sondern auch mit versetzter Fußstellung wie im Ausfallschritt und im einbeinigen Stand, um die Beinmuskulatur auf die Anforderungen in Alltag und Sport vorzubereiten. Seitliche Bewegungen und Bewegungen nach hinten sind ebenso wie Sprünge im Training einzufügen. Auch Gleitbewegung, die beispielsweise mit einem Valslide® oder einem untergelegten Handtuch ausgeführt werden, haben sich als effektiv erwiesen.

Generell sind einbeinige Ausführungen sehr wichtig, weil die inneren und äußeren Beinmuskeln dabei durchgehend die Position stabilisieren und so gekräftigt werden. Allerdings muss die Kraft für die einbeinige Ausführung erst aufgebaut werden; unkontrollierte Übungen mit Fehlstellungen sind zu vermeiden.

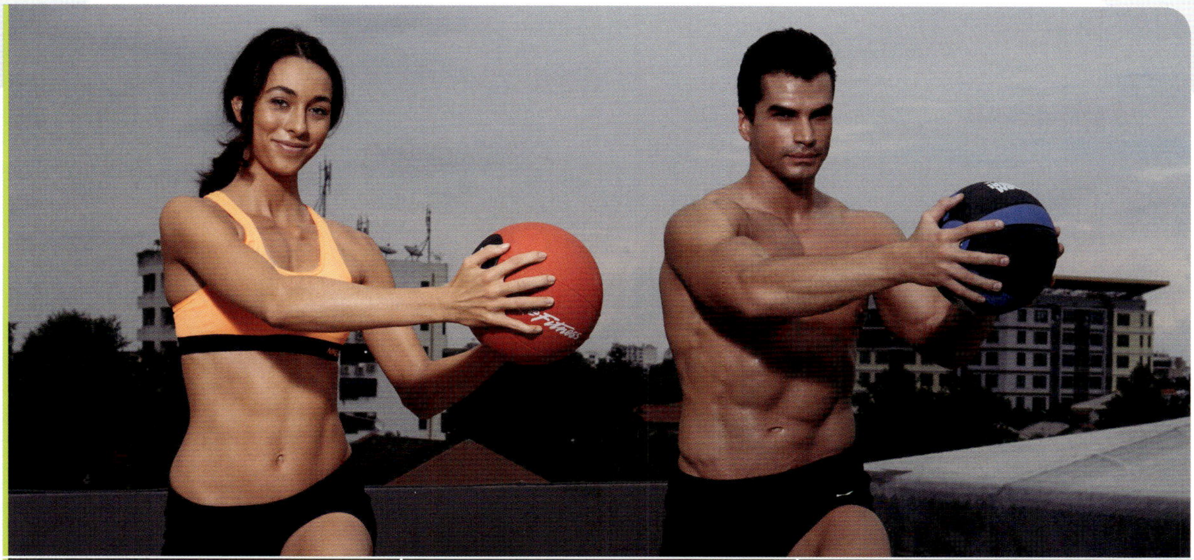

LEVEL 1 EINSTEIGER	LEVEL 2 LEICHT GEÜBTE	LEVEL 3 FORTGESCHRITTENE
M 70: Kniebeuge im Ausfallschritt am Boden	M 70: Kniebeuge im Ausfallschritt auf instabilem Untergrund M 71: Einbeinige Kniebeuge mit hinten abgelegtem Fuß	M 72: Einbeinige Kniebeuge mit angehobenem Bein M 73: Sprung aus der einbeinigen Kniebeuge mit Medizinball-Heben
M 74: Gerader Ausfallschritt ohne Medizinball-Heben	M 74: Gerader Ausfallschritt mit Medizinballheben M 75: Gerader Ausfallschritt mit Drehung M 76: Rückgleiten in den Ausfallschritt (Valslide®/Handtuch) M 77: Seitlicher Ausfallschritt	M 74: Gerader Ausfallschritt mit Medizinball-Heben auf instabilem Untergrund M 76: Rückgleiten in den Ausfallschritt (Valslide®/Handtuch) mit angehobenen Armen

Hüftdominante Übungen mit angewinkelten Beinen

Die hüftdominanten Übungen lassen sich unterscheiden in hüftstreckende Übungen mit angezogenen Beinen, welche vorrangig die Gesäßmuskulatur kräftigen, sowie in hüftstreckende Übungen mit gestreckten beziehungsweise fast gestreckten Beinen, welche die hintere Beinmuskulatur sehr intensiv trainieren.

Der „Beckenlift“ (Brücke) ist die wichtigste Übung für das Hüftstrecken mit angezogenen Beinen, da damit die Gesäßmuskulatur optimal aktiviert wird. Achten Sie bei der Durchführung darauf, dass das Hüftstrecken aus der Kraft der Gesäßmuskulatur erfolgt und die Bewegung nicht durch ein Überstrecken des unteren Rückens vereinfacht wird. Mit fortschreitender Kraftentwicklung gehen Sie zur einbeinigen Ausführung über.

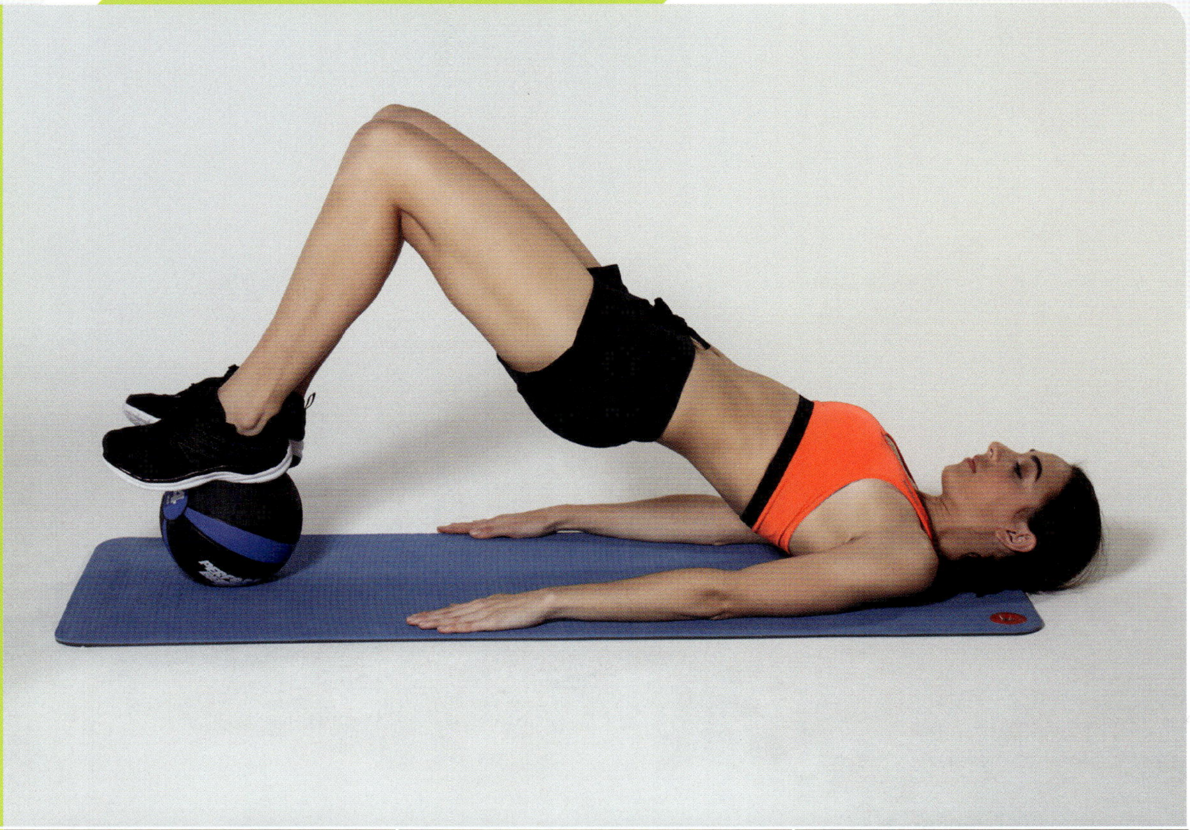

LEVEL 1 EINSTEIGER	LEVEL 2 LEICHT GEÜBTE	LEVEL 3 FORTGESCHRITTENE
M 78: Beckenlift beidbeinig am Boden	M 78: Beckenlift beidbeinig auf Medizinball M 79: Beckenlift einbeinig am Boden	M 79: Beckenlift einbeinig auf Medizinball M 80: Medizinball-Anrollen mit Fußsohlen im Beckenlift

❂ Hüftdominante Übungen mit fast gestreckten Beinen

Die hintere Beinmuskulatur kräftigen Sie mit Übungen, bei denen im Stand mit fast gestreckten Beinen der gerade Rücken vorgebeugt und dann wieder gestreckt wird. Optimale Resultate erreichen Sie mit einbeiniger Ausführung (T-Stand), was für viele Sportler auch eine wichtige Übungen darstellt, um Muskeldefizite auszugleichen und die stabilisierenden Muskeln zu kräftigen und sich somit bestmöglich gegen Verletzungen zu schützen.

Außerdem wird die hintere Beinmuskulatur mit der Übung „M 85: Beckenlift mit fast gestreckten Beinen" intensiv gekräftigt, beziehungsweise bei Beckenlift-Varianten, die auf den Fersen ausgeführt werden, sowie beim Beckenlift mit Anrollen des Medizinballs. Auch hier gilt, dass die cptimalen Ergebnisse mit einbeiniger Ausführung erreicht werden, vorausgesetzt, dass diese technisch korrekt ausgeführt wird. Deshalb lohnt es sich, die Übungsvarianten mit fortschreitenden Fähigkeiten zu intensivieren.

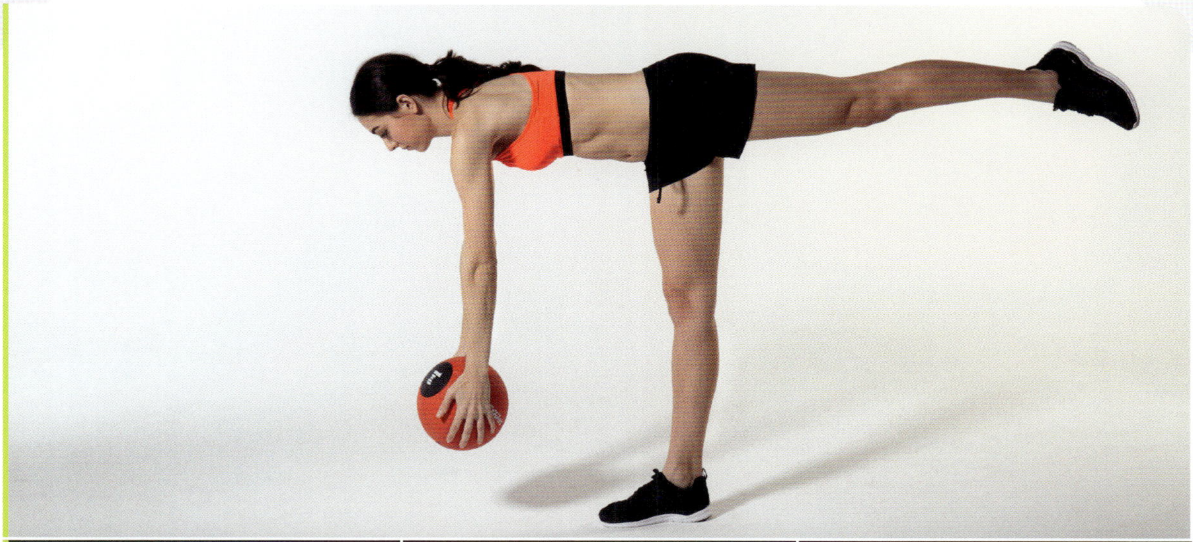

LEVEL 1 EINSTEIGER	LEVEL 2 LEICHT GEÜBTE	LEVEL 3 FORTGESCHRITTENE
M 81: Kreuzheben mit fast gestreckten Beinen	M 82: Kreuzheben mit fast gestrecktem Bein	M 82: Kreuzheben mit fast gestrecktem Bein auf instabilem Untergrund
M 83: Beinrückheben im vorgebeugten Einbeinstand M 84: T-Stand ohne Medizinball	M 84: T-Stand mit Medizinball	M 84: T-Stand mit Medizinball auf instabilem Untergrund
M 85: Beckenlift mit fast gestreckten Beinen	M 85: Beckenlift mit fast gestreckten Beinen und Fersen auf Medizinball	M 86: Beckenlift einbeinig mit fast gestrecktem Bein und Ferse auf Ball M 87: Medizinball-Anrollen mit Fersen im Beckenlift

M 65 LEVEL 1 BEIDBEINIGE KNIEBEUGE (SQUAT)

KRÄFTIGUNG

●● Oberschenkelmuskulatur, insbesondere vorderer Anteil, Gesäßmuskulatur
● Waden- und untere Rückenmuskulatur

AUSGANGSPOSITION

Sie stehen mit aufrechtem Oberkörper im hüft- bis schulterbreiten Stand. Die Beine sind leicht gebeugt, die Füße stehen parallel oder etwas nach außen gedreht. Vor der Brust halten Sie einen Medizinball. Spannen Sie die Bauch- und die Gesäßmuskulatur an und die Schultern nach hinten unten.

DURCHFÜHRUNG

Beugen Sie die Beine, indem Sie die Hüften nach hinten schieben, bis die Oberschenkelknochen mindestens die waagerechte Position erreichen. Das Gewicht wird dabei auf die Fersen verlagert. Halten Sie kurz die Position und drücken Sie sich dann nach oben auf die Zehen. Achten Sie darauf, dass die Knie in der Beinachse bleiben und nicht nach vorne oder innen ausweichen.

VARIANTE

Einsteiger führen die Übung mit geringem Bewegungsradius aus. Sie können diese auf einem Stuhl üben, indem Sie mit dem Gesäß leicht die Sitzfläche berühren, ohne sich jedoch darauf abzusetzen. Auch können Sie vorerst auf das Anheben der Fersen verzichten. Fortgeschrittene können intensiv die Wadenmuskulatur trainieren, indem Sie die gesamte Bewegung auf den Zehen ausführen.

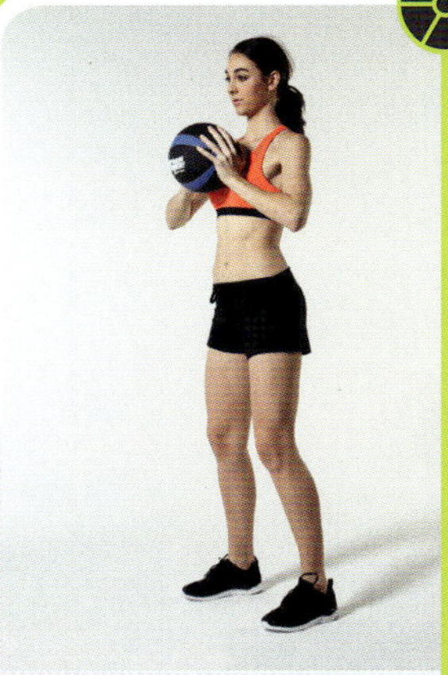
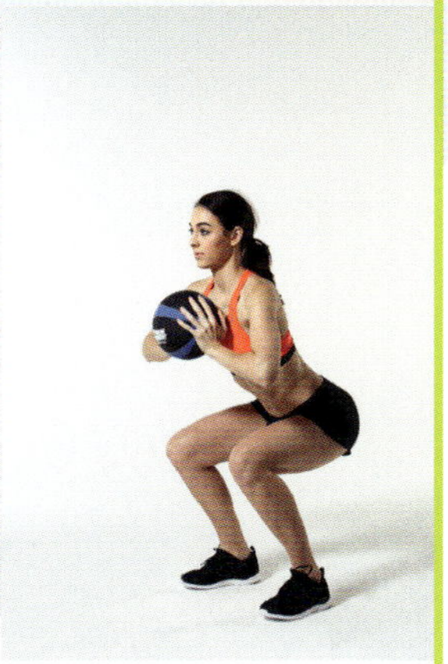
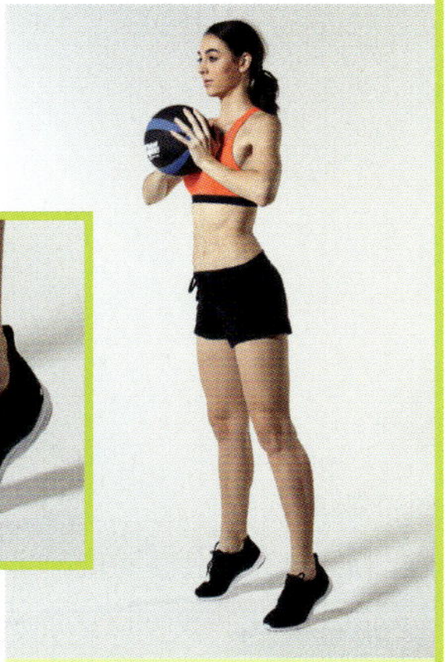
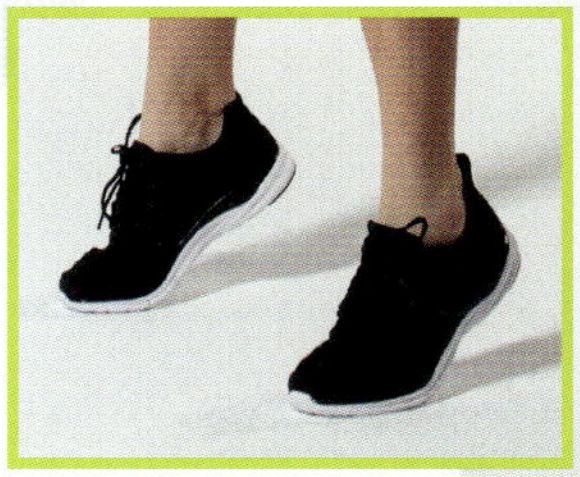

Der Bewegungsablauf.

BEIDBEINIGE KNIEBEUGE MIT HOCHGESTRECKTEN ARMEN (NAVY SQUAT)

M 66
LEVEL 2

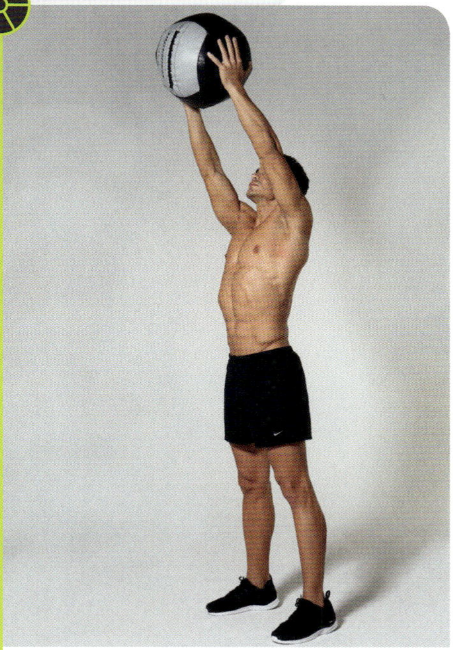

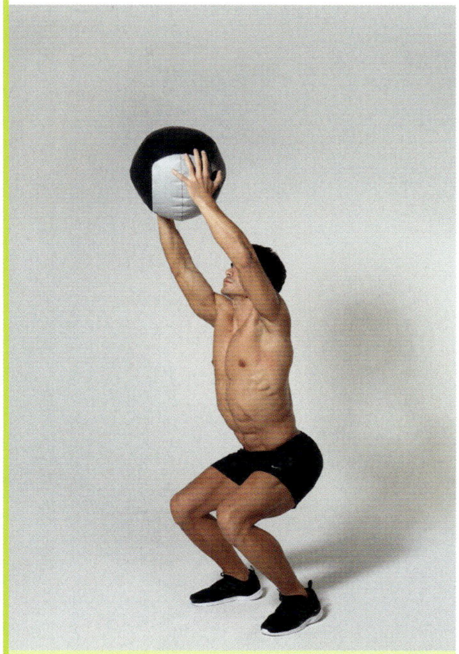

Die Ausgangs- und die Endposition.

KRÄFTIGUNG

- ❁❁ Oberschenkelmuskulatur, insbesondere vorderer Anteil, Gesäß- und Schultermuskulatur
- ❁ Waden-, Brust- und untere Rückenmuskulatur

AUSGANGSPOSITION

Bei dieser Kniebeuge-Übung, die auch als „Navy Squat" bekannt ist, trainieren Sie die Schultermuskulatur mit. Sie stehen mit aufrechtem Oberkörper im hüft- bis schulterbreiten Stand und halten den Medizinball durchgehend mit gestreckten Armen über dem Kopf. Bringen Sie die Bauch-, die Gesäß- und die Schultermuskulatur in Spannung.

DURCHFÜHRUNG

Beugen Sie tief die Beine, indem Sie die Hüften nach hinten schieben. Halten Sie kurz die Position und drücken Sie sich dann nach oben. Achten Sie darauf, dass die Knie nicht nach vorne oder innen ausweichen. Dann wiederholen Sie die Übung.

TIPP

Wenn Sie beidbeinige Kniebeugen – gleich welche Variante – mit hohem Ballgewicht und ohne Anheben der Fersen trainieren, können Sie die Füße im Boden verankern, was bedeutet, dass Sie die Füße nach außen spannen, so, als würden Sie diese nach außen drehen, ohne sie jedoch tatsächlich zu bewegen. Der rechte Fuß spannt, als würde er im Uhrzeigersinn rotieren, der linke Fuß entgegengesetzt. Dies hilft zu verhindern, dass die Knie nach innen ausweichen, und ermöglicht es, mehr Kraft zu entwickeln und einzusetzen. Dies dürfen Sie allerdings nicht tun, wenn Sie die Füße in der Ausgangsposition deutlich nach außen gedreht haben.

M 67 LEVEL 3 BEIDBEINIGE KNIEBEUGE AUF INSTABILEM UNTERGRUND

KRÄFTIGUNG

❂❂ Oberschenkelmuskulatur, insbesondere vorderer Anteil, Waden-, Gesäß- und Schultermuskulatur
❂ Brust- und untere Rückenmuskulatur

AUSGANGSPOSITION

Diese Kniebeuge-Variante trainiert auch die tieferliegenden Beinmuskeln sowie die stabilisierenden Muskeln der Fußgelenke. In der Ausgangsposition stehen Sie auf instabilem Untergrund wie beispielsweise zwei Leverage Discs, Therapiekissen oder luftgefüllten Sitzkissen. Halten Sie den Ball über den Kopf und balancieren Sie die Position aus.

DURCHFÜHRUNG

Bewegen Sie sich in die Kniebeuge, indem Sie die Hüften nach hinten schieben. Halten Sie kurz die Position, bevor Sie die Beine wieder strecken. Vermeiden Sie unkontrollierte Bewegungen sowie Ausweichbewegungen mit den Knien nach vorne oder zur Seite.

VARIANTE

Sie vereinfachen die Übung, indem Sie den Ball vor der Brust halten. Sie müssen bei der Übung das Gleichgewicht halten können. Gelingt dies nicht, dann lernen Sie die Übung zuerst mit kleinem Bewegungsumfang und ohne Zusatzgewicht.

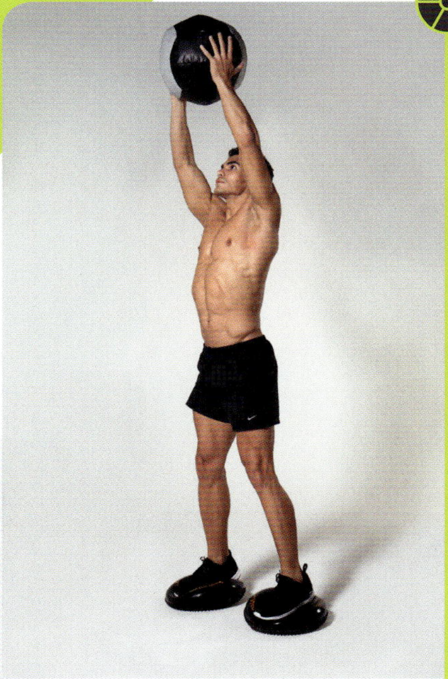

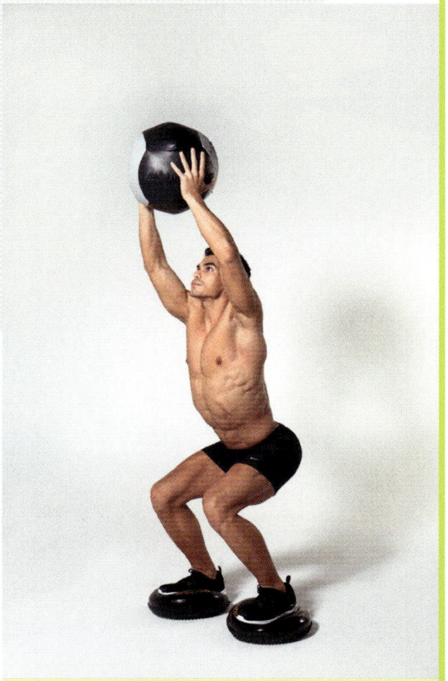

Die Ausgangs- und die Endposition.

BEIDBEINIGE KNIEBEUGE MIT BALLHEBEN (THRUSTER)

M 68
LEVEL 2

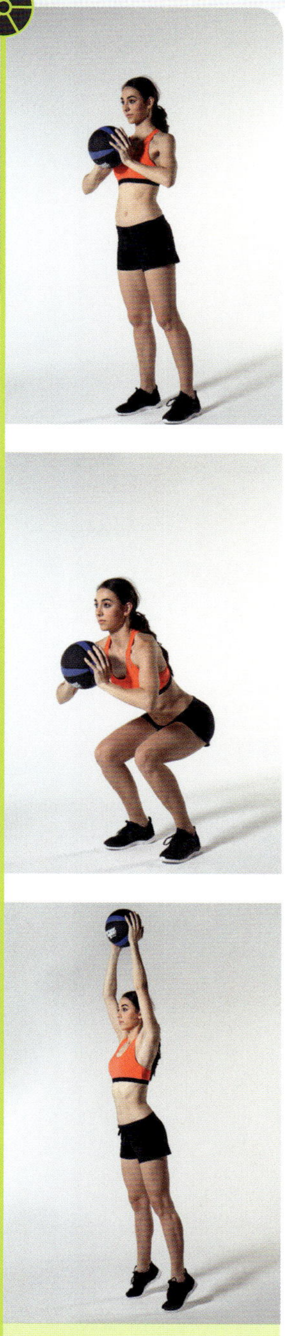

KRÄFTIGUNG

⊛⊛ Oberschenkelmuskulatur, insbesondere vorderer Anteil, Gesäß- und Wadenmuskulatur
⊛ untere Rücken-, Brust- und Schultermuskulatur

AUSGANGSPOSITION

Sie stehen aufrecht im schulterbreiten Stand. Die Beine sind leicht gebeugt, und die Füße stehen parallel oder leicht nach außen gedreht. Vor der Brust halten Sie einen Medizinball. Spannen Sie die Bauch- und die Gesäßmuskulatur an und die Schultern nach hinten unten.

DURCHFÜHRUNG

Beugen Sie die Beine, indem Sie die Hüften nach hinten schieben. Dann drücken Sie sich kraftvoll nach oben, wobei Sie die Fersen anheben und den Ball über den Kopf strecken, und verbleiben kurz in dieser Position. Danach senken Sie den Ball zur Brust und bewegen sich gleichzeitig wieder in die Kniebeuge zurück, um dann die Übung sofort zu wiederholen. Führen Sie die Übung in einer fließenden und rhythmischen Bewegungsfolge aus. Achten Sie auf einen geraden Rücken und darauf, dass die Knie in der Beinachse bleiben und nicht nach vorne oder zur Seite ausweichen.

VARIANTE

Einsteiger führen die Übung mit geringem Bewegungsradius aus. Auch können sie auf das Anheben der Fersen vorerst verzichten (Level 1).
Sie können die Übung intensivieren, indem Sie den Ball bei der Kniebeuge nach unten führen und kurz auf den Boden tippen, anstatt ihn vor der Brust zu halten. Fortgeschrittene können auf einem instabilen Untergrund üben (Level 3). Alternativ können Sie auch durchgehend mit angehobenen Fersen üben und so die Wadenmuskulatur intensiv trainieren.

Der Bewegungsablauf.

M 69 LEVEL 3 BEIDBEINIGE KNIEBEUGE MIT ABSPRUNG UND MEDIZINBALL-HEBEN

KRÄFTIGUNG

❁❁ Oberschenkelmuskulatur, insbesondere vorderer Anteil, Gesäß- und Wadenmuskulatur

❁ Oberkörpermuskulatur

AUSGANGSPOSITION

Diese Übung trainiert die Schnellkraft und die Explosivität des ganzen Körpers. Sie stehen im aufrechten schulterbreiten Stand und halten vor der Brust einen Medizinball. Spannen Sie die Bauch- und die Gesäßmuskulatur an und die Schultern nach hinten unten.

DURCHFÜHRUNG

Machen Sie langsam eine beidbeinige Kniebeuge. Dabei bewegen Sie den Medizinball zwischen den Beinen nach unten. Halten Sie kurz die Position und springen Sie dann explosiv so hoch wie möglich. Gleichzeitig reißen Sie den Ball nach oben über den Kopf.

VARIANTE

Einsteiger führen den Sprung aus einer halben Kniebeuge aus.

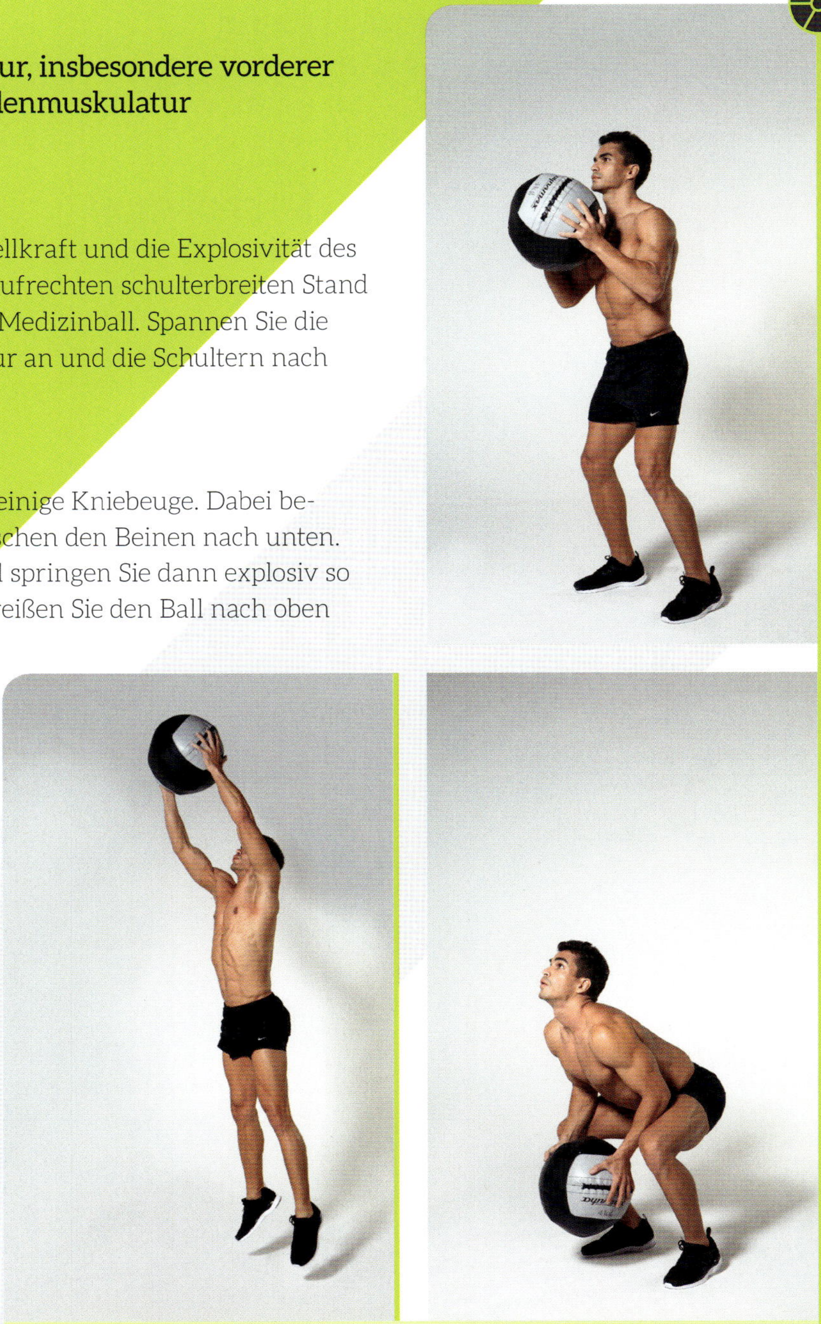

Die Bewegungsfolge mit Absprung.

ÜBUNGEN FÜR BEINE UND GESÄSS

KNIEBEUGE IM AUSFALLSCHRITT AM BODEN

M 70

LEVEL 1

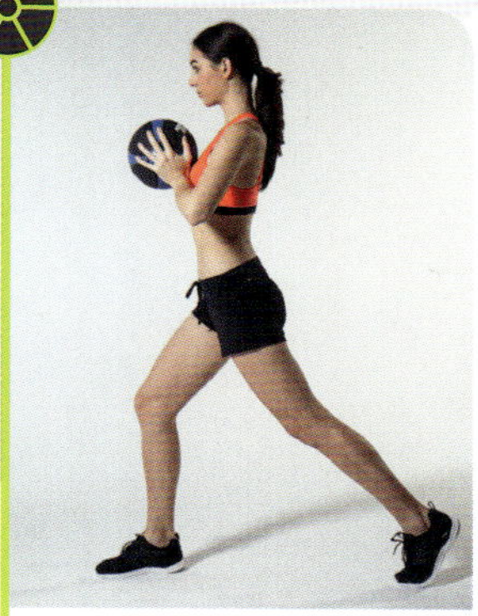

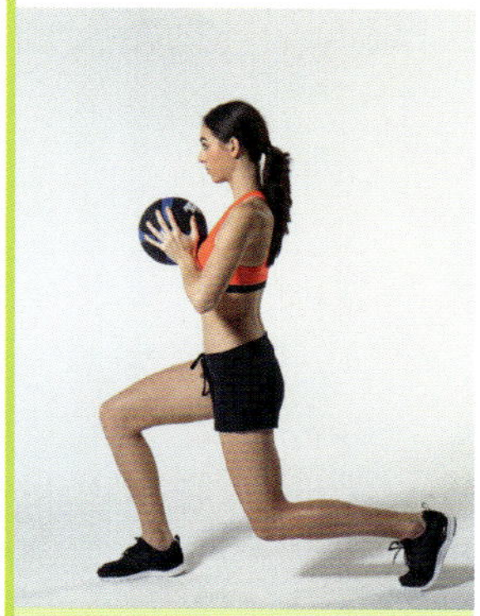

Die Ausgangs- und die Endposition im rechten Ausfallschritt.

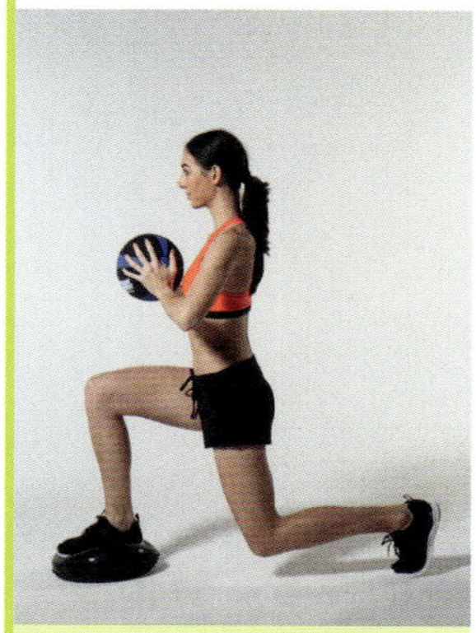

Die Übung auf instabilem Untergrund (Level 2).

KRÄFTIGUNG

- ✲✲ Oberschenkelmuskulatur, insbesondere vorderer Anteil, und Gesäßmuskulatur
- ✲ Brust-, Schulter- und Wadenmuskulatur

AUSGANGSPOSITION

Sie stehen aufrecht im beginnenden Ausfallschritt und halten einen Medizinball vor der Brust. Balancieren Sie die Position aus und spannen Sie die Bauch- und die Gesäßmuskulatur an sowie die Schultern nach hinten unten.

DURCHFÜHRUNG

Beugen Sie die Beine, ohne jedoch das hintere Bein abzulegen. Bleiben Sie kurz in der Position, bevor Sie sich in die Ausgangsposition zurückdrücken. Halten Sie den Oberkörper durchgehend gerade und achten Sie darauf, dass das vordere Knie über dem Fuß bleibt und nicht nach vorne oder zur Seite ausweicht. Nach dem Übungssatz wechseln Sie die Beinposition.

VARIANTE

Leicht Geübte können den vorderen Fuß auf einem instabilen Untergrund aufstellen (Level 2). Fortgeschrittene können auch den hinteren Fuß auf einem instabilen Untergrund aufstellen (Level 3). Sie können den Ball mit gestreckten Armen über dem Kopf halten und so die Aktivität der Schulter- und Rumpfmuskulatur intensivieren.

M 71
LEVEL 2

EINBEINIGE KNIEBEUGE MIT HINTEN ABGELEGTEM FUSS

KRÄFTIGUNG

❁❁ Oberschenkel-, Gesäß- und Wadenmuskulatur
❁ Schulter-, Brust- und Rumpfmuskulatur

AUSGANGSPOSITION

Sie stehen aufrecht auf einem Fuß; der andere Fuß weist nach hinten und ist auf einem Gegenstand positioniert. Konzentrieren Sie sich auf die Belastung von Fußballen, Außenkante und Ferse, um stabil zu stehen. Den Medizinball halten Sie vor der Brust oder nach oben gestreckt. Spannen Sie die Bauch- und die Gesäßmuskulatur an und halten Sie den Rücken gerade.

DURCHFÜHRUNG

Beugen Sie langsam tief das Standbein und schieben Sie gleichzeitig die Hüften nach hinten, bis sich der Oberschenkel etwas tiefer als in der waagrechten Position befindet. Halten Sie kurz die Position, wobei Sie die Beinmuskulatur fest anspannen. Dann strecken Sie das Bein und wiederholen schließlich die Übung. Achten Sie auf einen geraden Rücken und darauf, dass das Knie über dem Fuß bleibt und nicht nach vorne oder zur Seite ausweicht.

VARIANTE

Einsteiger führen die Übung mit kleinem Bewegungsradius aus. Zur Intensivierung können Sie einen schweren Medizinball nutzen, den hinteren Fuß auf einem instabilen Gegenstand ablegen oder den vorderen Fuß auf einen Therapiekreisel aufstellen (Level 3).

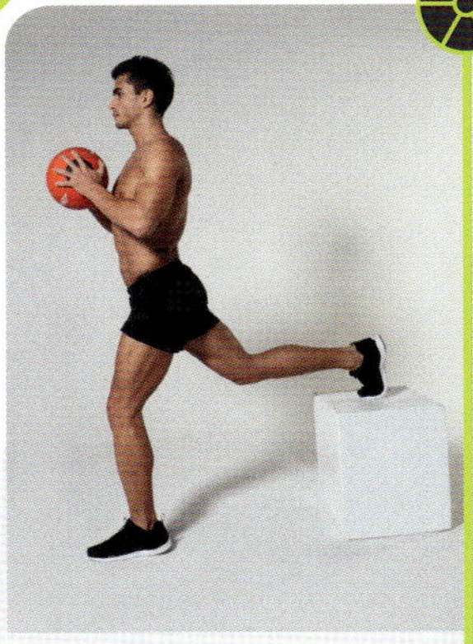

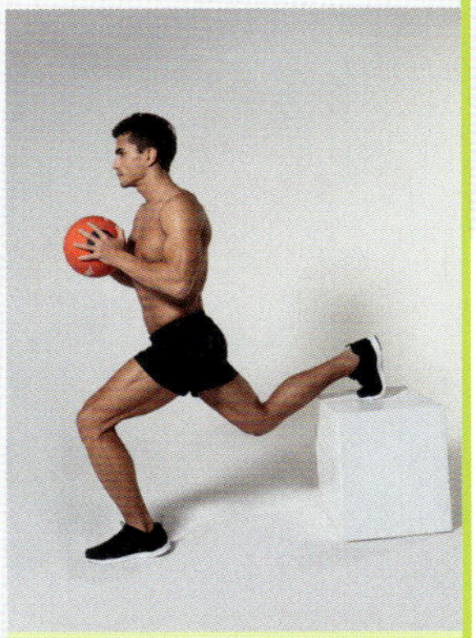

Die Ausgangs- und die Endposition.

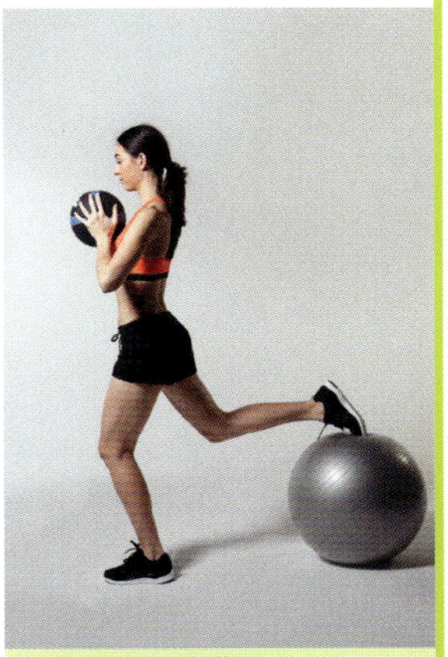

Mit instabiler Unterlage.

ÜBUNGEN FÜR BEINE UND GESÄSS

EINBEINIGE KNIEBEUGE MIT ANGEHOBENEM BEIN

M 72
LEVEL 3

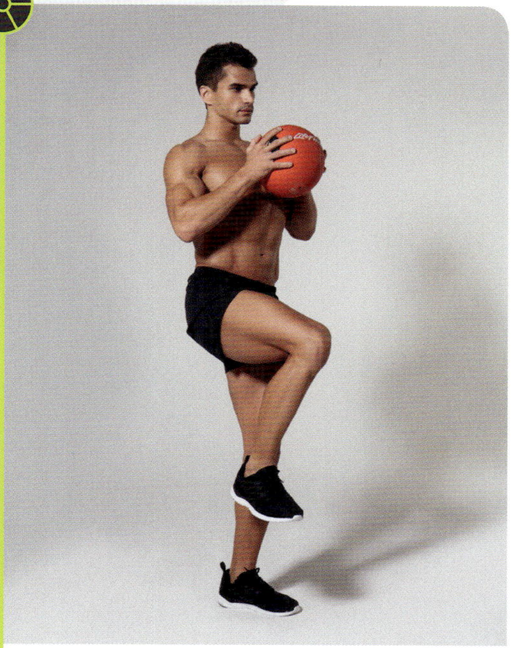

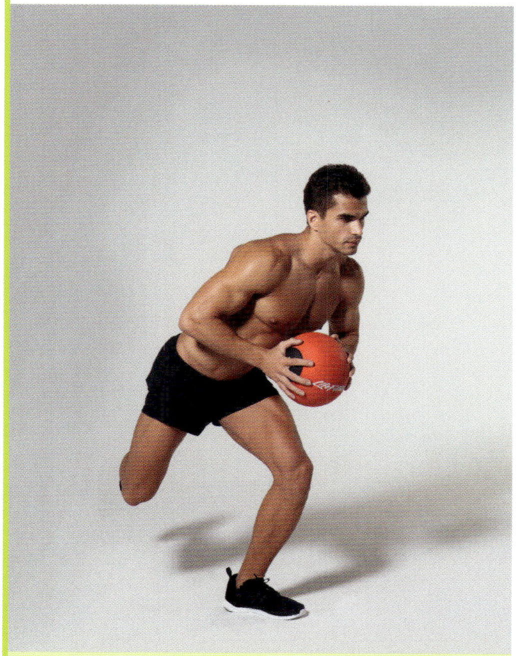

Die Ausgangs- und die Endposition.

KRÄFTIGUNG

❁❁ Oberschenkel-, Gesäß- und Wadenmuskulatur
❁ Schulter-, Brust- und Rumpfmuskulatur

AUSGANGSPOSITION

Sie stehen im Einbeinstand und heben das freie Bein vor dem Körper an. Konzentrieren Sie sich auf die Belastung von Fußballen, Außenkante und Ferse. Den Medizinball halten Sie vor der Brust. Spannen Sie die Bauch- und die Gesäßmuskulatur an und halten Sie die Hüften gerade.

DURCHFÜHRUNG

Bewegen Sie sich in die einbeinige Kniebeuge, indem Sie die Hüften in paralleler Position zurückschieben. Gleichzeitig können Sie das angehobene Bein zurückführen, das hilft, die Balance zu halten. Danach strecken Sie das Standbein wieder und wiederholen schließlich die Übung. Achten Sie darauf, dass das Knie des Standbeins über dem Fuß bleibt und nicht nach vorne oder zur Seite ausweicht.

VARIANTE

Sie vereinfachen die Übung, indem Sie mit geringem Bewegungsradius üben oder sich mit einer Hand an einer Stuhllehne abstützen (Level 2). Auch vereinfachen Sie die Übung etwas, wenn Sie das freie Bein nach hinten gerichtet in der Luft halten. Weit Fortgeschrittene können auf einem instabilen Untergrund trainieren.

M 73 LEVEL 3 SPRUNG AUS DER EINBEINIGEN KNIEBEUGE MIT MEDIZINBALL-HEBEN

KRÄFTIGUNG

❁❁ Oberschenkelmuskulatur, insbesondere vorderer Anteil, Gesäß- und Wadenmuskulatur
❁ Oberkörpermuskulatur

AUSGANGSPOSITION

Diese Übung trainiert die Schnellkraft und die Explosivität. Sie stehen im Einbeinstand mit vor dem Körper angehobenem Knie und dem Ball vor der Brust. Balancieren Sie die Position aus und bringen Sie den Rumpf in Spannung.

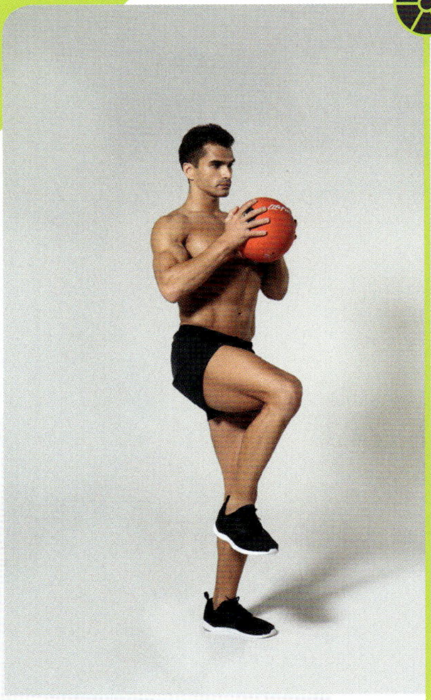

DURCHFÜHRUNG

Machen Sie eine kontrollierte Kniebeuge und bewegen Sie dabei den Ball nach unten. Gleichzeitig bewegen Sie das angehobene Bein zurück. Halten Sie kurz die Position, bevor Sie gerade so hoch wie möglich springen und den Ball mit nach oben reißen. Kommen Sie kontrolliert auf dem Boden auf und wiederholen Sie die Übung.

VARIANTE

Sie vereinfachen die Übung, indem Sie mit reduziertem Bewegungsradius üben und den Ball durchgehend vor der Brust halten.

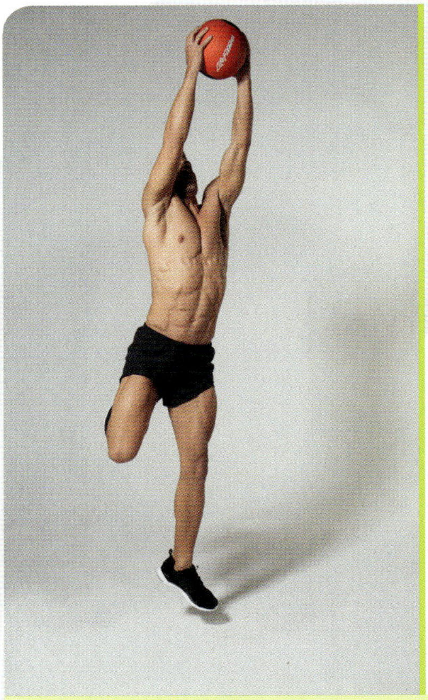

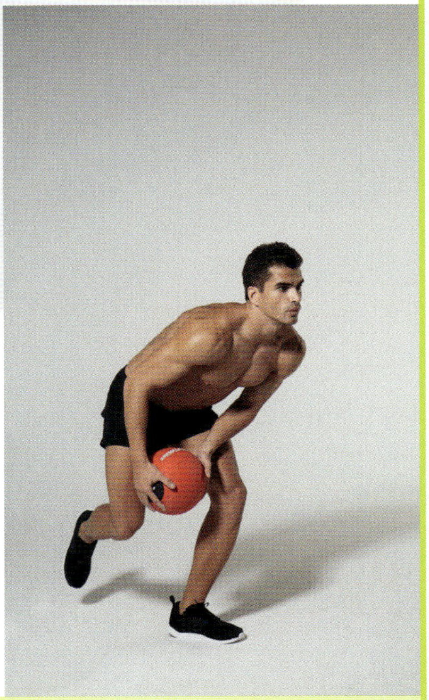

Der Bewegungsablauf.

GERADER AUSFALLSCHRITT MIT MEDIZINBALL-HEBEN

M 74
LEVEL 2

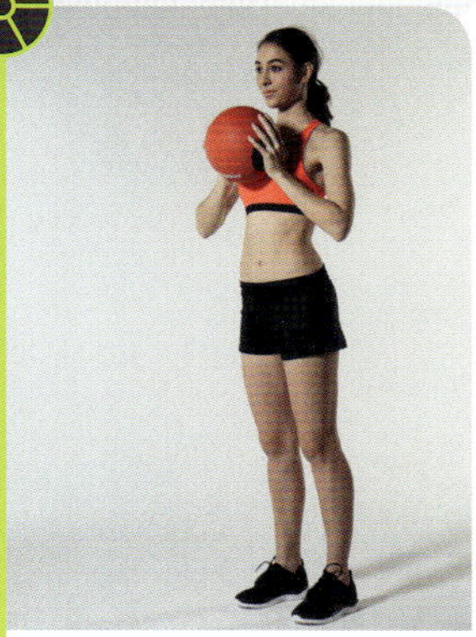

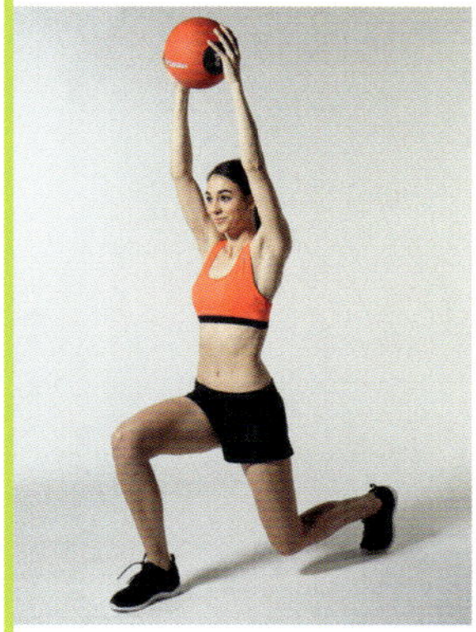

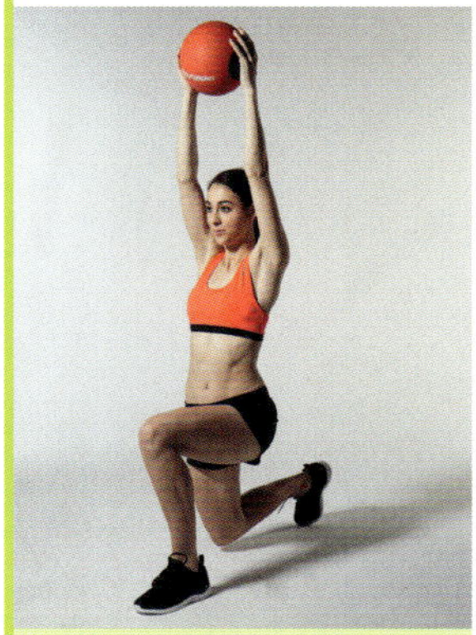

Der Bewegungsablauf: Ausgangsposition, rechter Ausfallschritt, zurück zur Ausgangsposition und linker Ausfallschritt.

KRÄFTIGUNG

❁❁ Oberschenkelmuskulatur, insbesondere vorderer Anteil, Gesäß- und Wadenmuskulatur
❁ Schulter-, Brust- und Rumpfmuskulatur

AUSGANGSPOSITION

Sie stehen gerade im hüftbreiten Stand und halten einen Medizinball vor der Brust. Die Zehen sind nach vorne gerichtet. Spannen Sie die Bauch- und die Gesäßmuskulatur an und ziehen Sie die Schultern nach hinten unten.

DURCHFÜHRUNG

Machen Sie einen großen Schritt nach vorne und beugen Sie die Beine, ohne jedoch das hintere Bein abzulegen. Gleichzeitig heben Sie den Ball hoch in die Luft. Halten Sie kurz die Position. Dann drücken Sie sich nach hinten in die Ausgangsposition zurück und senken dabei den Ball wieder zur Brust. Anschließend führen Sie einen Ausfallschritt mit dem anderen Bein aus. Halten Sie den Oberkörper durchgehend gerade und achten Sie darauf, dass das vordere Knie in der Beinachse bleibt und nicht nach vorne oder zur Seite ausweicht.

TIPP

Drücken Sie fest mit den Händen gegen den Ball und halten Sie durchgehend den ganzen Körper in Spannung, um die besten Trainingseffekte zu erreichen.

VARIANTE

Alternativ können Sie die gewünschte Wiederholungszahl erst mit einem Bein machen, bevor Sie das Übungsbein wechseln. Wenn Sie eine große Trainingsfläche haben, können Sie durchgehend Ausfallschritte nach vorne machen, ohne sich zurückzubewegen.
Einsteiger können den Ball durchgehend vor der Brust halten (Level 1). Fortgeschrittene können jeweils beim Schritt nach vorne den vorderen Fuß auf einem instabilen Untergrund aufstellen und die Position ausbalancieren (Level 3).

M 75 LEVEL 2 GERADER AUSFALLSCHRITT MIT DREHUNG

KRÄFTIGUNG

❂❂ Oberschenkelmuskulatur, insbesondere vorderer Anteil, Rumpf-, Gesäß- und Wadenmuskulatur

❂ Schulter- und Brustmuskulatur

AUSGANGSPOSITION

Diese Übung intensiviert die Aktivität der Rumpfmuskulatur, da diese die Drehbewegung des Oberkörpers stabilisieren muss. Den Medizinball halten Sie nach vorne gestreckt oder vor der Brust.

DURCHFÜHRUNG

Machen Sie einen Ausfallschritt mit links nach vorne und rotieren Sie dabei den Oberkörper nach links. Dann drücken Sie sich hoch, drehen den Oberkörper zurück und nehmen wieder die Ausgangsposition ein. Nun machen Sie einen Schritt mit dem rechten Fuß nach vorne und drehen dabei den Oberkörper nach rechts. Achten Sie auf dynamische Übungsausführung und darauf, dass das vordere Knie über dem Fuß bleibt.

VARIANTE

Einsteiger halten den Ball mit gebeugten Armen vor der Brust (Level 1); Fortgeschrittene können den vorderen Fuß auf ein Balance-Kissen aufstellen (Level 3).

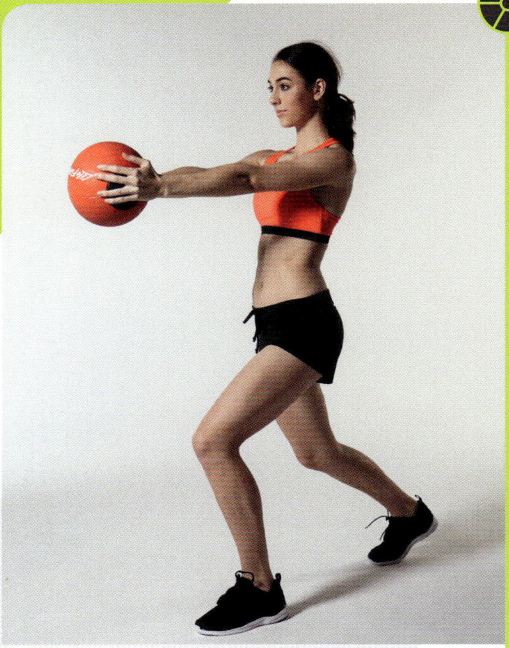

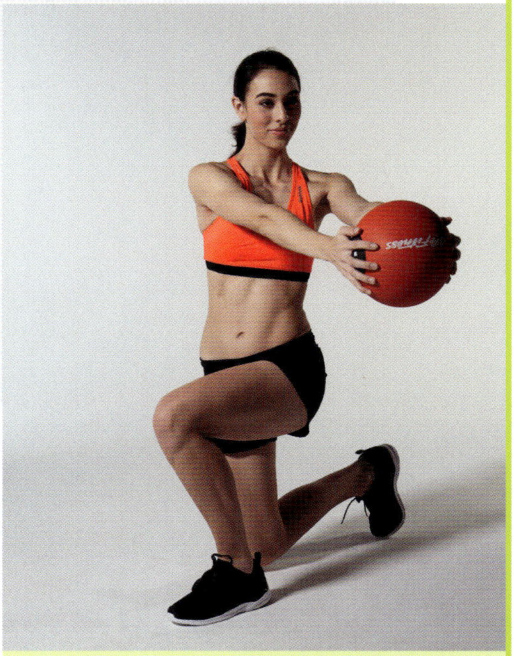

Linker Ausfallschritt mit Drehung nach links.

RÜCKGLEITEN IN DEN AUSFALLSCHRITT (VALSLIDE®/HANDTUCH)

M 76
LEVEL 2

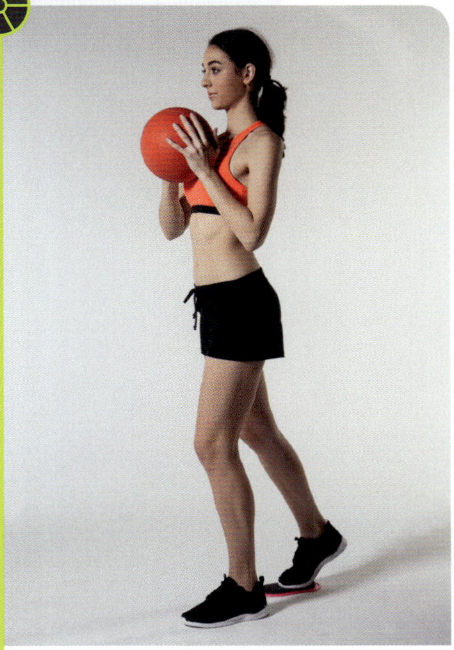

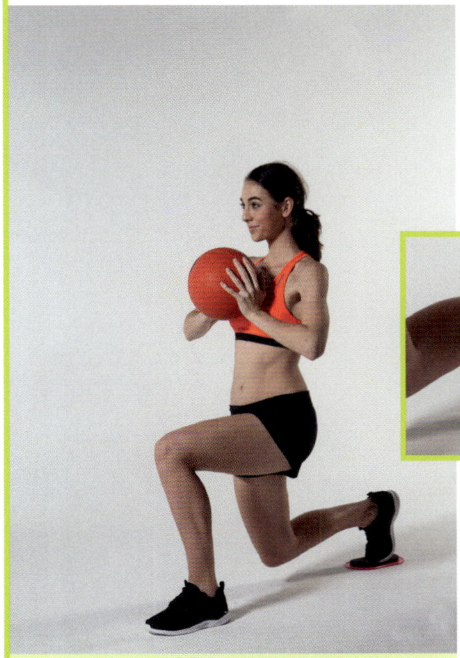

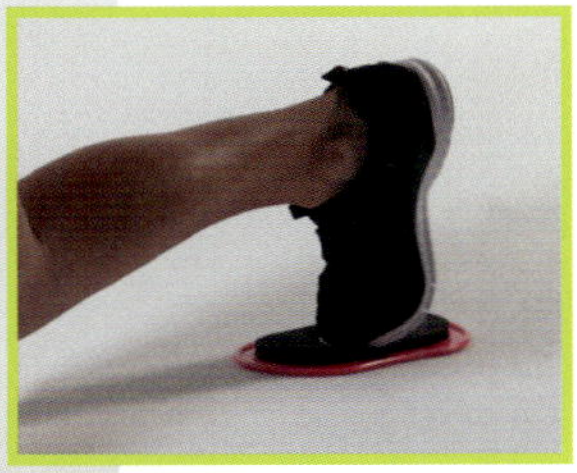

Die Ausgangsposition und das Rückgleiten mit dem rechten Fuß.

KRÄFTIGUNG

❂❂ Oberschenkelmuskulatur, insbesondere vorderer Anteil, Gesäß- und Wadenmuskulatur
❂ Schulter-, Brust- und Rumpfmuskulatur

AUSGANGSPOSITION

Bei dieser Übung stellen Sie die Zehen des hinteren Fußes auf einen Valslide® oder auf ein zusammengefaltetes Handtuch. Den Medizinball halten Sie vor der Brust. Balancieren Sie die Position aus und bringen Sie den Rumpf in Spannung.

DURCHFÜHRUNG

Bewegen Sie sich in den Ausfallschritt, indem Sie mit dem hinteren Fuß zurückgleiten. Halten Sie kurz die Position, bevor Sie den hinteren Fuß wieder vorschieben, um wieder die Ausgangsposition einzunehmen. Nach einem Übungssatz mit dem rechten Bein wechseln Sie die Ausgangsposition.

VARIANTE

Fortgeschrittene können den Medizinball über dem Kopf halten (Level 3).

M 77
LEVEL 2

SEITLICHER AUSFALLSCHRITT

KRÄFTIGUNG

- ❁❁ Oberschenkelmuskulatur, insbesondere innerer Anteil, und Gesäßmuskulatur
- ❁ Brust-, Arm-, Schulter- und Wadenmuskulatur

AUSGANGSPOSITION

Sie stehen aufrecht im hüftbreiten Stand, die Zehen sind nach vorne gerichtet, und vor der Brust halten Sie einen Medizinball. Die Bauch- und die Gesäßmuskulatur sind angespannt und die Schultern sind nach hinten unten gezogen.

DURCHFÜHRUNG

Stellen Sie einen Fuß zur Seite, wobei die Zehen nach vorne zeigen. Beugen Sie das Bein, aber nur so weit, dass der andere Fuß noch gerade aufgestellt bleiben kann. Gleichzeitig bewegen Sie das Gesäß nach hinten und strecken die Arme vor. Halten Sie kurz die Position, bevor Sie sich in die Ausgangsposition zurückdrücken. Danach führen Sie die Bewegung zur anderen Seite aus. Achten Sie darauf, dass das Knie über dem Fuß bleibt und nicht nach vorne oder zur Seite ausweicht.

VARIANTE

Einsteiger können den Ball durchgehend mit gebeugten Armen vor der Brust halten (Level 1). Fortgeschrittene können die Arme durchgehend nach vorne gestreckt halten. Als Variante können Sie den Ball in der Ausgangsstellung hoch über dem Kopf halten und dann beim Schritt zur Seite nach vorne strecken.

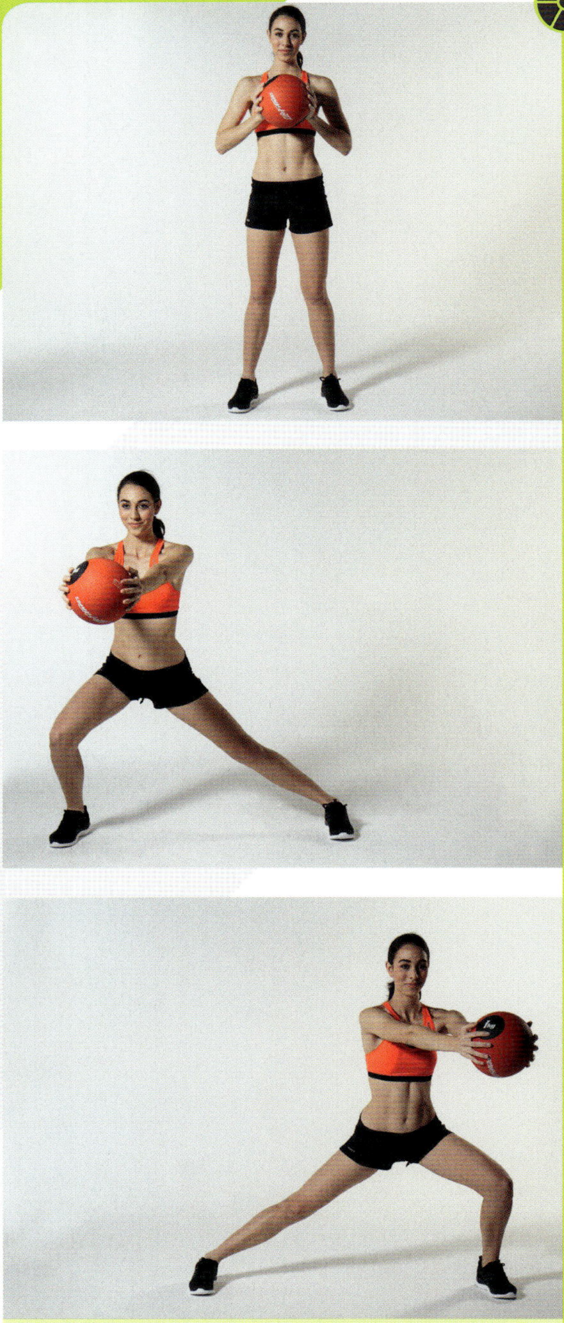

Der Bewegungsablauf: Ausgangsposition, Schritt nach rechts und Schritt nach links.

BECKENLIFT BEIDBEINIG AUF MEDIZINBALL

M 78
LEVEL 2

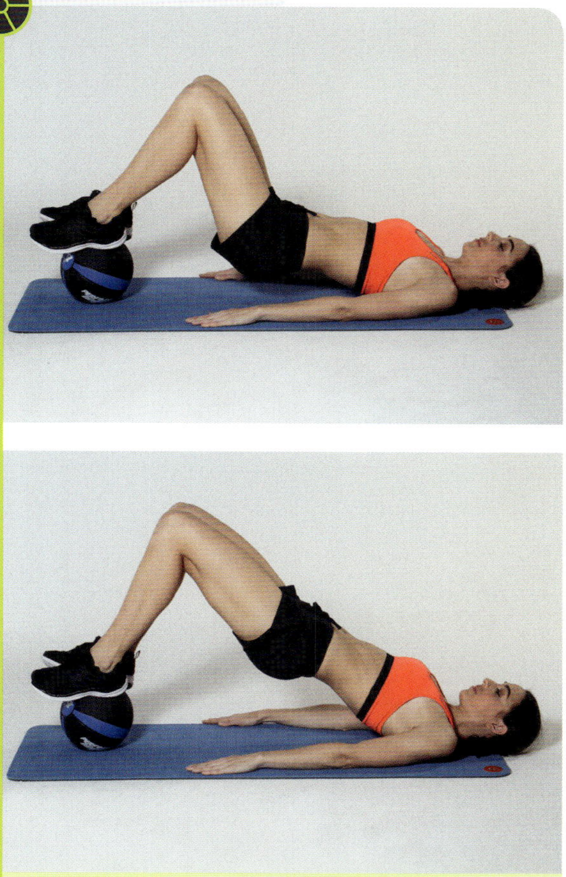

Die Ausgangs- und die Endposition.

KRÄFTIGUNG

❁❁ Gesäßmuskulatur
❁ Rumpf-, Waden- und Oberschenkelmuskulatur, insbesondere vorderer Anteil

AUSGANGSPOSITION

Sie befinden sich in Rückenlage. Die Arme sind abgelegt, die Beine sind etwas angezogen und die Füße auf einem Medizinball aufgestellt. Belasten Sie die Füße gleichmäßig und drücken Sie diese leicht auf den Ball. Spannen Sie die Bauch- und die Gesäßmuskulatur an und heben Sie dann das Gesäß etwas an.

DURCHFÜHRUNG

Drücken Sie die Füße fest auf den Ball und heben Sie das Becken so weit hoch, bis sich die Oberschenkel und der Rücken in einer Linie befinden. Senken und heben Sie das Becken mehrfach, ohne es abzulegen. Die Hände können helfen, die Position auszubalancieren, nicht jedoch beim Hochdrücken. Achten Sie darauf, dass die Knie nicht ausweichen und der Rumpf durchgehend in Spannung ist.

VARIANTE

Einsteiger können die Übung auf dem Boden ausführen und dies intensivieren, indem sie den Medizinball auf dem Bauch halten (Level 1). Alternativ können Sie einen Medizinball zwischen die Knie gepresst halten und so die Aktivität der inneren Oberschenkelmuskulatur erhöhen.

M 79 LEVEL 3 BECKENLIFT EINBEINIG AUF MEDIZINBALL

KRÄFTIGUNG

- ❁❁ Gesäßmuskulatur
- ❁ Rumpf-, Waden- und Oberschenkelmuskulatur, insbesondere vorderer Anteil

AUSGANGSPOSITION

Diese Variante des Beckenlifts führen Sie einbeinig aus. Stellen Sie den Fuß auf den Medizinball auf und spannen Sie die Bauch- und die Gesäßmuskulatur an. Ziehen Sie das andere Bein so weit wie möglich zum Oberkörper und halten Sie es durchgehend in dieser Position. Sie können diese Position sicherstellen, indem Sie einen kleinen Ball einklemmen (auch bekannt als „Hüftheben nach Gray Cook".)

DURCHFÜHRUNG

Drücken Sie Ihr Becken nach oben, sodass sich Oberschenkel und Hüften in einer Linie befinden. Nun führen Sie Senken und Heben des Beckens aus. Achten Sie darauf, dass der Rumpf in Spannung ist und das Knie des Übungsbeins nicht nach vorne oder zur Seite ausweicht.

VARIANTE

Sie vereinfachen die Übung, wenn Sie am Boden trainieren (Level 2). Dies können Sie intensivieren, indem Sie den Medizinball auf dem Bauch halten.

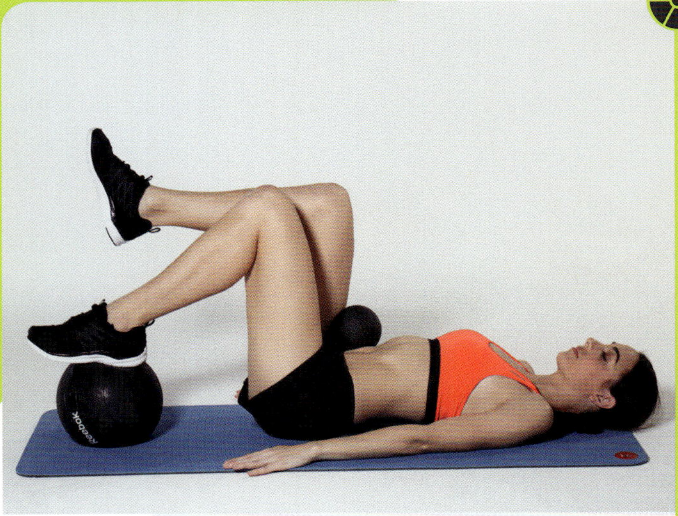

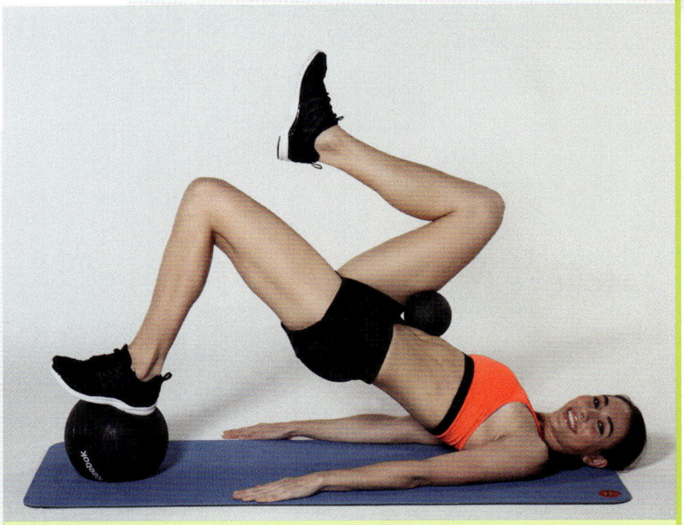

Die Ausgangs- und die Endposition.

MEDIZINBALL-ANROLLEN MIT FUSSSOHLEN IM BECKENLIFT

M 80
LEVEL 3

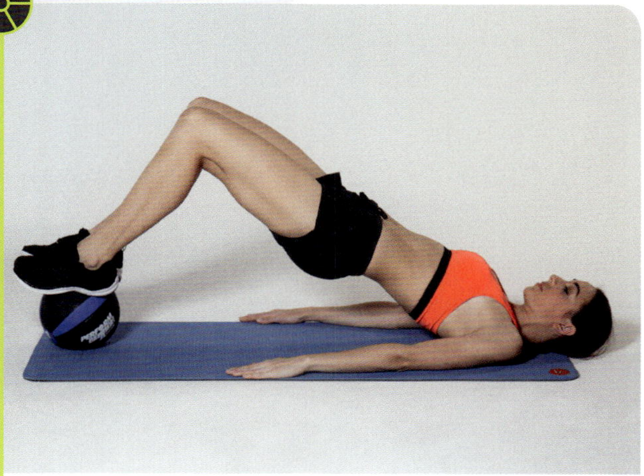

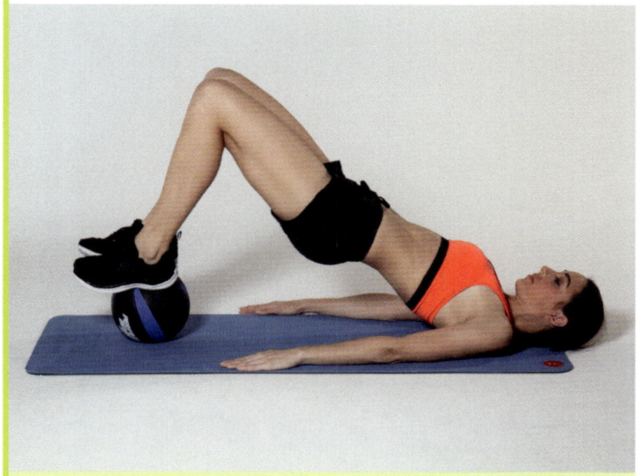

Das Anrollen.

KRÄFTIGUNG

❁❁ Gesäßmuskulatur
❁ Rumpf-, Waden- und Oberschenkelmuskulatur

AUSGANGSPOSITION

Diese Variante für Fortgeschrittene führen Sie im Beckenlift aus. Die Fußsohlen sind auf dem Medizinball und das Becken ist so weit angehoben, dass sich Oberschenkel und Hüften in einer Linie befinden. Die Bauch- und die Gesäßmuskulatur sind in Spannung.

DURCHFÜHRUNG

Rollen Sie den Ball mit den Fußsohlen soweit wie möglich zum Gesäß. Halten Sie kurz die Position, bevor Sie den Ball in die Ausgangsposition zurückrollen. Das Becken bleibt dabei durchgehend angehoben und der Rumpf in Spannung. Achten Sie darauf, dass die Knie nicht ausweichen.

VARIANTE

Die Übung lässt sich am besten mit einem Gummiball ausführen und wird umso intensiver, je kleiner der Ball ist, da die Rollbewegungen dann schwerer auszubalancieren sind. Fortgeschrittene können einbeinig üben.
Wenn Sie die Übung mit den Fersen ausführen, wird die Aktivität der hinteren Beinmuskulatur intensiviert (siehe „M 87: Medizinball-Anrollen mit Fersen im Beckenlift", Seite 150).

M 81 LEVEL 1 KREUZHEBEN MIT FAST GESTRECKTEN BEINEN

KRÄFTIGUNG

- ❁❁ hintere Oberschenkel- und untere Rückenmuskulatur
- ❁ Bauch-, Nacken-, obere Rücken- und Gesäßmuskulatur

AUSGANGSPOSITION

Sie stehen aufrecht im hüft- bis schulterbreiten Stand, mit leicht gebeugten Beinen. Der Rücken ist gerade, die Arme zeigen nach unten. In den Händen halten Sie einen Medizinball. Drücken Sie die Füße fest in den Boden und spannen Sie die Bauch- und die Gesäßmuskulatur an.

DURCHFÜHRUNG

Verlagern Sie langsam den gerade gehaltenen Oberkörper, bis der Ball fast den Boden berührt, wozu Sie das Gesäß nach hinten schieben. Die Beine bleiben dabei leicht gebeugt. Dann heben Sie den Oberkörper in die Ausgangsposition zurück und wiederholen die Übung. Achten Sie auf eine angespannte Rumpfmuskulatur und darauf, dass der Rücken gerade bleibt und nicht abgerundet wird. Führen Sie die Übung mit leicht gebeugten und nicht mit vollständig gestreckten Beinen aus.

VARIANTE

Sie intensivieren die Übung, indem Sie die Arme nach vorne gestreckt halten. Leicht Geübte können in der Ausgangsposition die Arme nach oben strecken und in dieser Halteposition die Übung durchführen (Level 2). Auch ist die Übung auf einem instabilen Untergrund möglich (Level 3).

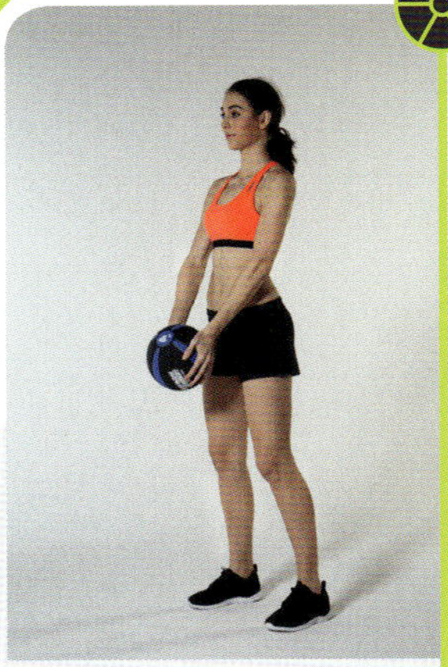

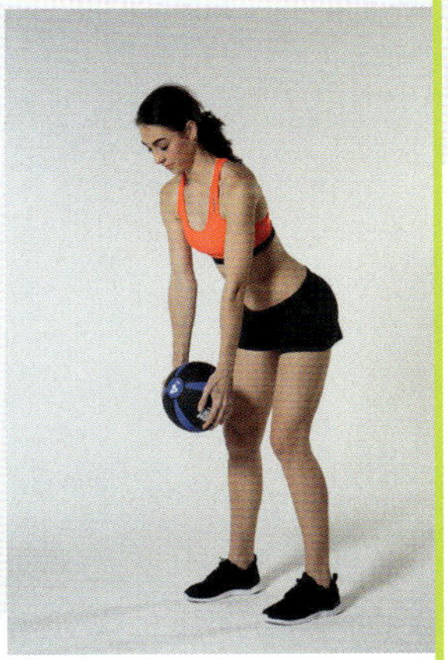

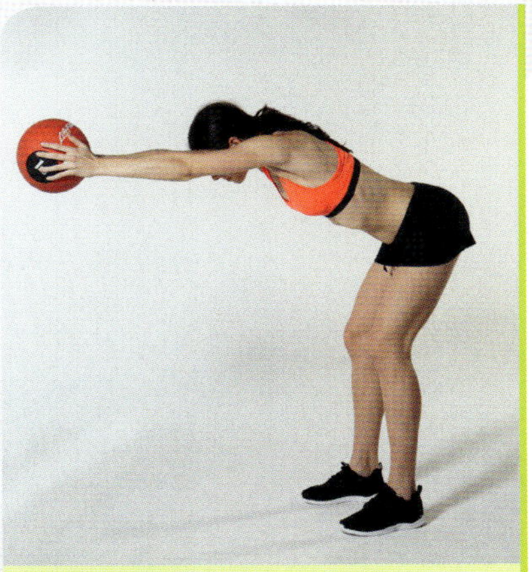

Die Variante mit hochgestreckten Armen.

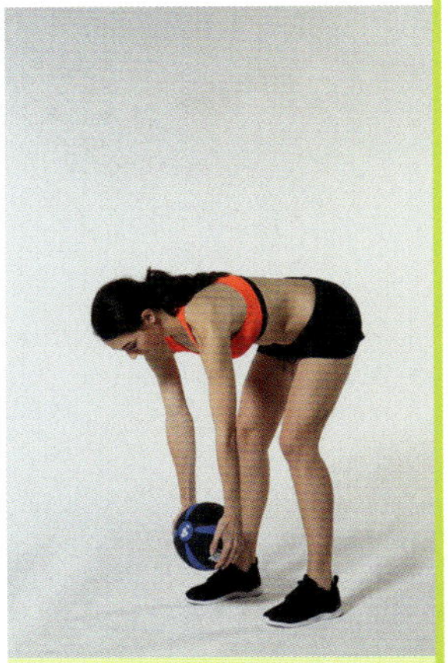

Der Bewegungsablauf.

KREUZHEBEN MIT FAST GESTRECKTEM BEIN

M 82
LEVEL 2

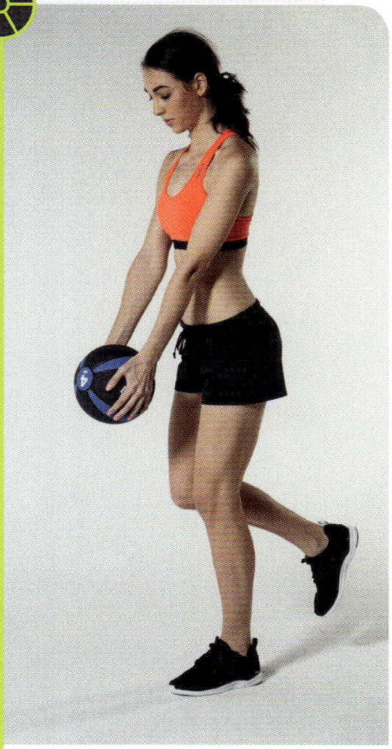

KRÄFTIGUNG

❁❁ Oberschenkelmuskulatur, insbesondere hinterer Anteil, und untere Rückenmuskulatur
❁ Bauch-, Nacken-, obere Rücken- und Gesäßmuskulatur

AUSGANGSPOSITION

Bei dieser Variante wird die Belastungsintensität der Beinmuskulatur durch den einbeinigen Stand deutlich erhöht. Stellen Sie aus dem beidbeinigen Stand einen Fuß etwas nach vorne und verlagern Sie das Gewicht darauf. Konzentrieren Sie sich auf die Belastung von Fußballen, Außenkante und Ferse. Die Arme hängen nach unten, und in den Händen halten Sie den Medizinball. Spannen Sie den Rumpf an und heben Sie das hintere Bein etwas vom Boden ab.

DURCHFÜHRUNG

Senken Sie mit geradem Rücken den Ball nach unten, bis er fast den Boden berührt, wobei Sie das Gesäß nach hinten schieben. Achten Sie darauf, dass der Rücken gerade bleibt und die Rumpfmuskulatur in Spannung ist, und vermeiden Sie Ausweichbewegungen mit den Hüften.

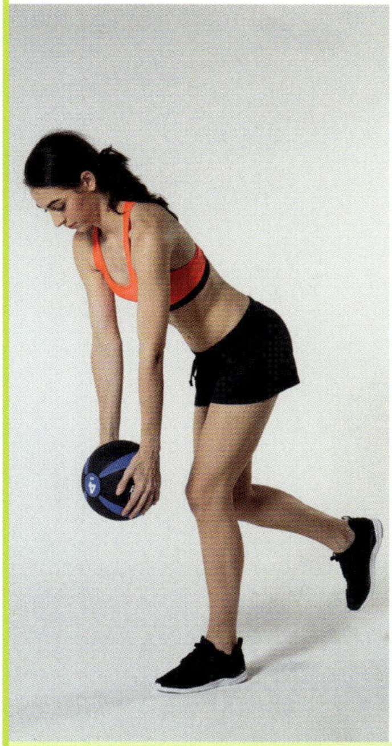

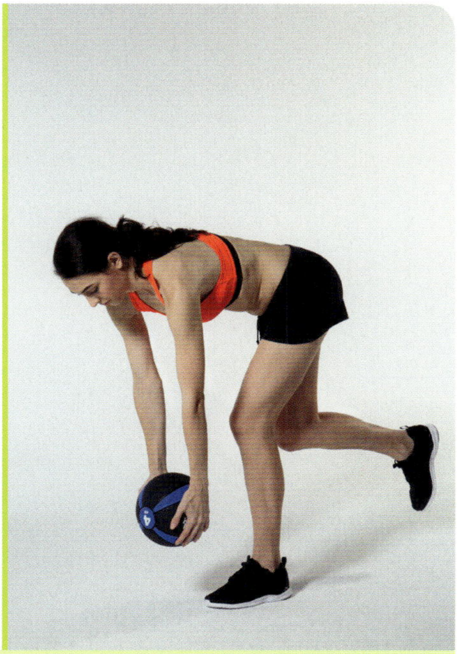

VARIANTE

Sie intensivieren die Übung, indem Sie die Arme nach vorne gestreckt halten, oder noch mehr durch Strecken der Arme nach oben (Level 3). Weit Fortgeschrittene können auf einem instabilen Untergrund üben.

Der Bewegungsablauf.

M 83 LEVEL 1 BEINRÜCKHEBEN IM VORGEBEUGTEN EINBEINSTAND

KRÄFTIGUNG

❁❁ Beinmuskulatur, insbesondere hinterer Anteil, Rumpf- und Gesäßmuskulatur

❁ hintere Schulter- und obere Rückenmuskulatur

AUSGANGSPOSITION

Diese Übung hilft dabei, das Gleichgewicht in der wichtigen Übung „T-Stand" zu halten. Beginnen Sie in aufrechter Position im hüftbreiten Stand mit leicht gebeugten Beinen. Vor der Brust oder vor den Oberschenkeln halten Sie einen Medizinball. Stellen Sie einen Fuß etwas vor und verlagern Sie Ihr Gewicht darauf. Belasten Sie Fußballen, Fußkante und Ferse. Heben Sie das andere Bein gestreckt etwas vom Boden an, wobei die Zehen gerade nach unten zeigen. Spannen Sie die Bauch- und die Gesäßmuskulatur an, um die Position zu stabilisieren.

DURCHFÜHRUNG

Senken Sie nun den Oberkörper, bis er sich parallel zum Boden befindet. Wenn es noch schwierig ist, die Position zu stabilisieren, dann drücken Sie den Medizinball gegen das Standbein. Danach heben Sie das gestreckte Bein an und halten diese Position für 30–60 Sekunden. Anschließend bewegen Sie das Bein in den Parallelstand zurück und wechseln das Übungsbein. Achten Sie darauf, dass Sie die Übung kontrolliert ausführen und keine Ausweichbewegungen machen, wie z. B. ein Verdrehen der Hüften.

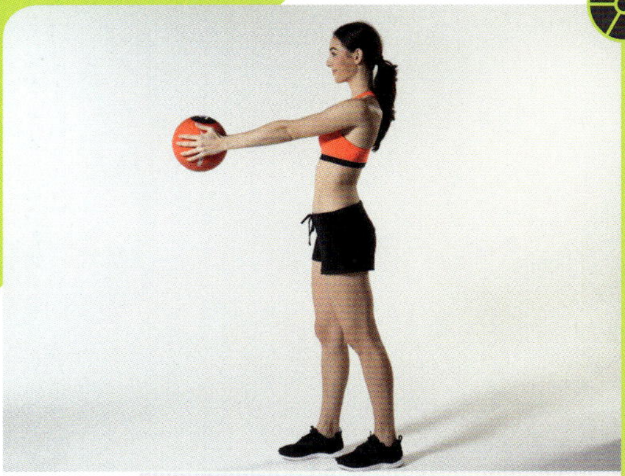

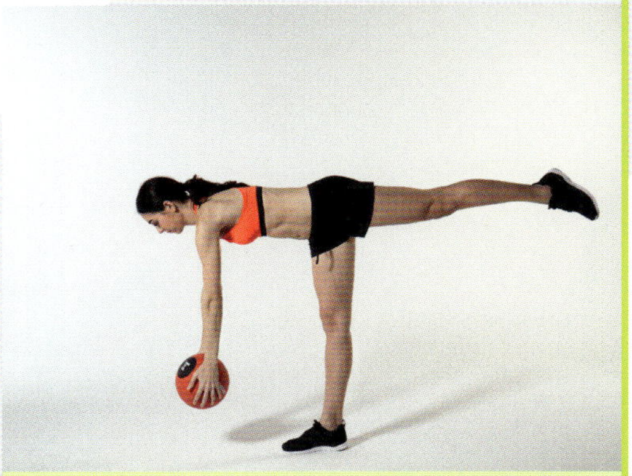

Die Ausgangs- und die Endposition. Um die Endposition zu vereinfachen, können Sie den Medizinball gegen den Oberschenkel des Standbeins drücken.

VARIANTE

Fortgeschrittene können kleine Auf-und-ab-Bewegungen mit dem angehobenen Bein ausführen. Diese Variante wird sehr intensiv für die untere Rückenmuskulatur, wenn Sie den Ball anstatt vor der Brust gestreckt über dem Kopf halten, sodass dann auch die Arme parallel zum Boden stehen (Level 3).

T-STAND MIT MEDIZINBALL

M 84
LEVEL 2

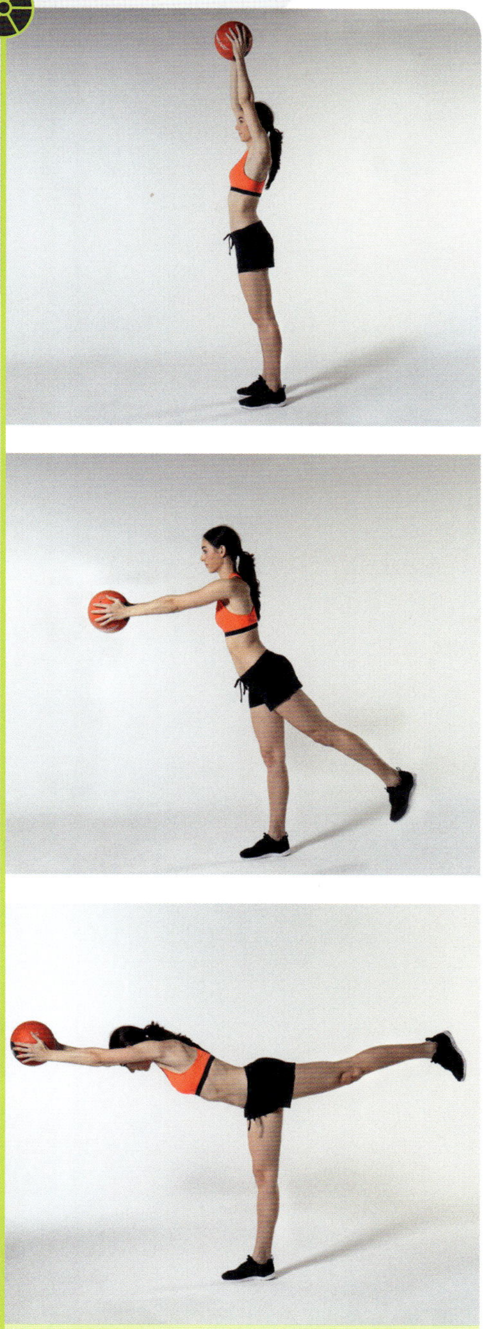

Der Bewegungsablauf.

KRÄFTIGUNG

- ●● Beinmuskulatur, insbesondere hinterer Anteil, Rumpf- und Gesäßmuskulatur
- ● hintere Schulter-, Nacken- und obere Rückenmuskulatur

AUSGANGSPOSITION

Sie stehen aufrecht im hüftbreiten Stand und halten über dem Kopf mit gestreckten Armen einen Medizinball. Stellen Sie ein Bein vor, verlagern Sie Ihr Gewicht darauf und belasten Fußballen, Fußkante und Ferse. Das andere Bein heben Sie gestreckt etwas nach hinten an, wobei die Zehen angezogen sind. Spannen Sie die Bauch- und die Gesäßmuskulatur an, um die Position zu stabilisieren.

DURCHFÜHRUNG

Heben Sie das hintere Bein und senken Sie gleichzeitig den Oberkörper, bis er sich parallel zum Boden befindet. Halten Sie diese Position für 30–60 Sekunden. Dann bewegen Sie sich in den Parallelstand zurück und wechseln das Übungsbein. Achten Sie darauf, dass Sie das Bein gestreckt anheben und die Zehen nach unten zeigen. Spannen Sie immer wieder die Bauch- und die Gesäßmuskulatur bewusst nach, um Ausweichbewegungen wie ein Verdrehen der Hüften zu vermeiden.

VARIANTE

Einsteiger führen die Übung ohne Ball aus oder nutzen einen leichten Gummiball (Level 1). Fortgeschrittene können kleine Auf-und-ab-Bewegungen ausführen sowie auf einem instabilen Untergrund üben (Level 3). Wenn die Übung noch zu intensiv ist, können Sie den Medizinball vor die Brust halten, wodurch die Intensität für die Rückenmuskulatur deutlich verringert wird.

M 85 LEVEL 2 BECKENLIFT MIT FAST GESTRECKTEN BEINEN UND FERSEN AUF MEDIZINBALL

KRÄFTIGUNG

❂❂ Oberschenkelmuskulatur, insbesondere hinterer Anteil, und Gesäßmuskulatur
❂ Rumpf- und Wadenmuskulatur

AUSGANGSPOSITION

Sie befinden sich in Rückenlage. Die Arme sind abgelegt, die Beine sind fast gestreckt und die Fersen auf einem Medizinball aufgestellt. Belasten Sie die Fersen gleichmäßig und drücken Sie diese leicht auf den Ball. Spannen Sie die Bauch- und die Gesäßmuskulatur an und heben Sie dann das Gesäß etwas an.

DURCHFÜHRUNG

Drücken Sie die Fersen fest auf den Ball und heben Sie das Becken so weit hoch, bis sich die Oberschenkel und der Rücken in einer Linie befinden. Senken und heben Sie langsam das Becken, ohne es zwischendurch abzulegen. Die Hände können helfen, die Position auszubalancieren, nicht jedoch beim Hochdrücken.

VARIANTE

Einsteiger können die Übung auf dem Boden ausführen und dies intensivieren, indem sie den Medizinball auf dem Bauch halten (Level 1). Ist dies zu intensiv, dann üben Sie zuerst, die Position über die Übungsdauer zu halten.

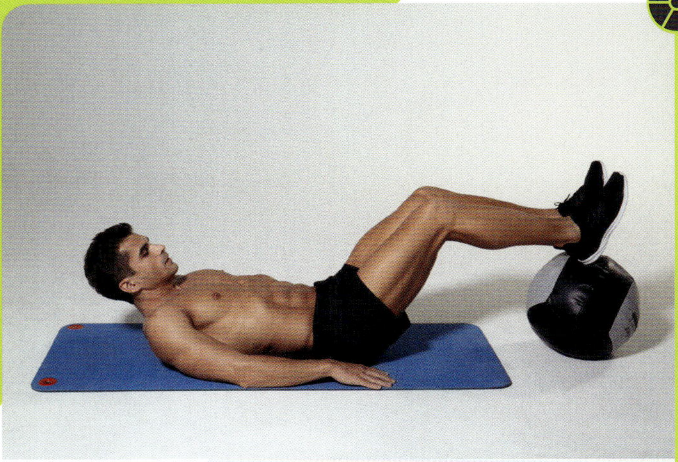

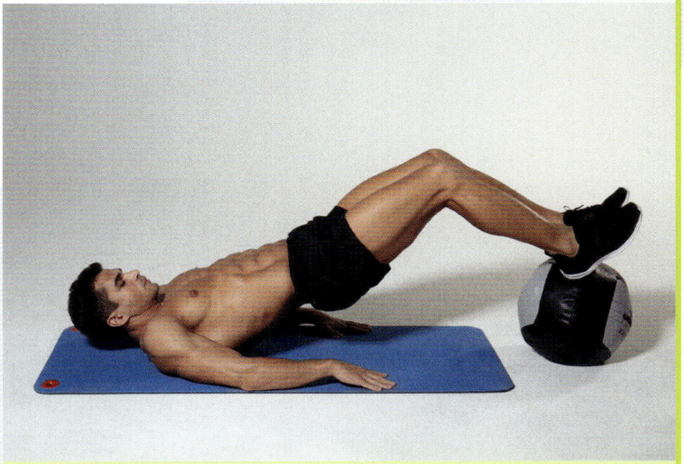

Die Ausgangs- und die Endposition.

BECKENLIFT EINBEINIG MIT FAST GESTRECKTEM BEIN UND FERSE AUF BALL

M 86

LEVEL 3

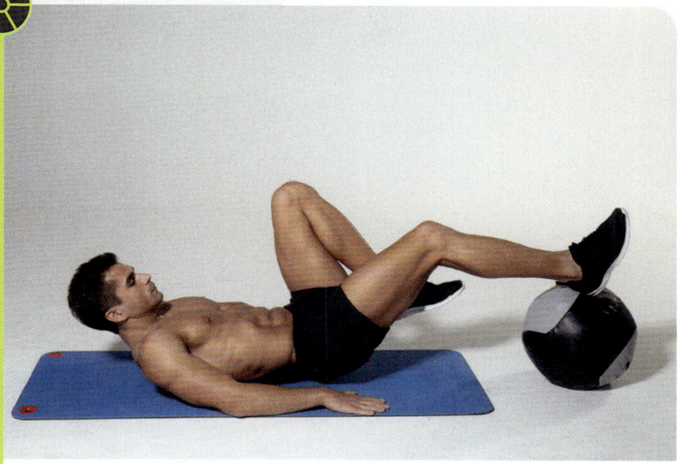

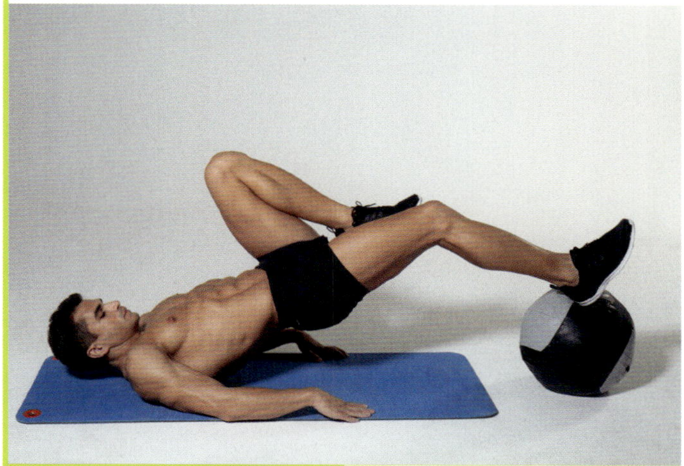

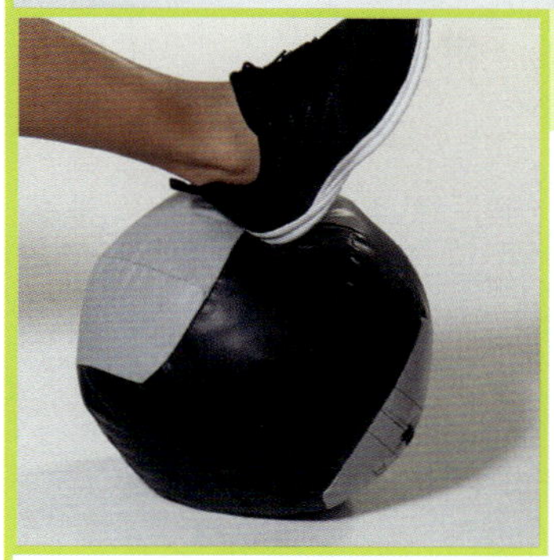

Die Ausgangs- und die Endposition.

KRÄFTIGUNG

❁❁ Oberschenkelmuskulatur, insbesondere hinterer Anteil, und Gesäßmuskulatur

❁ Rumpf- und Wadenmuskulatur

AUSGANGSPOSITION

Diese Beckenlift-Variante führen Sie einbeinig aus. Das Übungsbein ist fast gestreckt und die Ferse ist auf dem Medizinball positioniert. Spannen Sie die Bauch- und die Gesäßmuskulatur an und ziehen Sie das andere Bein so weit wie möglich zum Oberkörper an. Halten Sie es während der Übung in dieser Position.

DURCHFÜHRUNG

Drücken Sie Ihr Becken nach oben, sodass sich Oberschenkel und Hüften in einer Linie befinden. Führen Sie nun ein langsames Senken und Heben des Beckens aus. Achten Sie dabei darauf, dass das andere Knie angezogen bleibt und der Rumpf in Spannung ist, und vermeiden Sie Ausweichbewegung mit dem Knie des Übungsbeins.

VARIANTE

Sie vereinfachen die Übung, wenn Sie am Boden trainieren (Level 2). Dies können Sie intensivieren, indem Sie einen Medizinball auf dem Bauch halten.

M 87
LEVEL 3

MEDIZINBALL-ANROLLEN MIT FERSEN IM BECKENLIFT

KRÄFTIGUNG

❁❁ Oberschenkelmuskulatur, insbesondere hinterer Anteil, und Gesäßmuskulatur

❁ Rumpf- und Wadenmuskulatur

AUSGANGSPOSITION

Diese Übung für Fortgeschrittene führen Sie im Beckenlift aus, wobei das Becken so weit angehoben ist, dass sich Oberschenkel und Hüften in einer Linie befinden. Die Bauch- und die Gesäßmuskulatur sind in Spannung.

DURCHFÜHRUNG

Rollen Sie den Medizinball mit den Fersen so weit wie möglich zum Gesäß. Halten Sie kurz die Position, bevor Sie den Ball in die Ausgangsposition zurückrollen. Das Becken bleibt durchgehend angehoben und der Rumpf in Spannung. Achten Sie darauf, dass die Knie nicht zur Seite ausweichen.

VARIANTE

Die Übung lässt sich am besten mit einem Physio-Ball (Gymnastikball) ausführen und wird umso intensiver, je kleiner der Ball ist, da dies das Ausbalancieren der Rollbewegung erschwert. Weit Fortgeschrittene können einbeinig üben.

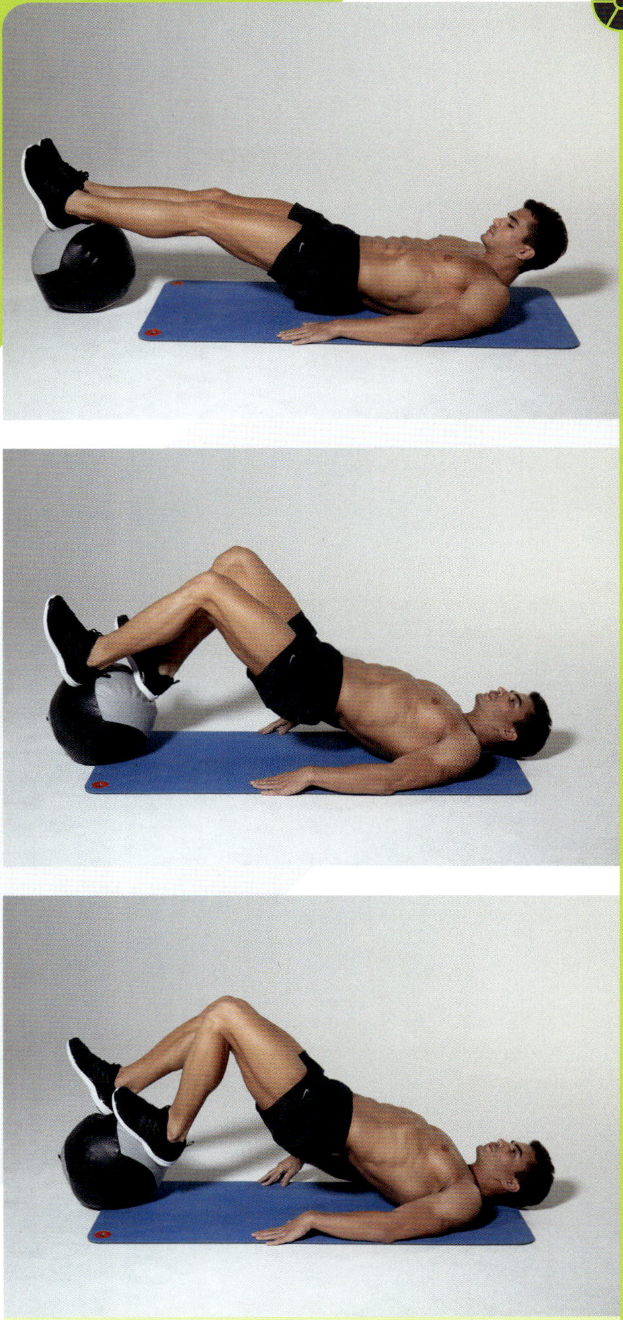

Der Bewegungsablauf.

6. ÜBUNGEN FÜR DEN RUMPF

Die Rumpfmuskulatur ist ein grundlegender Bestandteil im funktionellen Training, da der Rumpf bei allen körperlichen Aktivitäten entscheidend für die Kraft- und Energieweiterleitung in den Bewegungsketten ist. Das Training mit dem Medizinball eignet sich hervorragend, um eine kräftige Rumpfmuskulatur aufzubauen.

Die vorgestellten Übungen sind entsprechend den Rumpfbereichen eingeteilt, die sie vorrangig aktivieren: der vordere Bereich, der seitliche Bereich und der hintere Bereich. Kräftigen Sie alle Anteile der Rumpfmuskulatur, damit Ihr Körper optimal leistungsfähig und bestmöglich geschützt ist. Führen Sie Übungen in Bewegung aus sowie Halteübungen im Stütz. Nutzen Sie gerade auszuführende Übungen ebenso wie Übungen mit Rotation. Machen Sie die Übungen mit Rotation allerdings nicht mit zu großem Bewegungsumfang, insbesondere als Einsteiger, da ansonsten die Verletzungsgefahr an der Wirbelsäule größer ist als der mögliche Nutzen. Intensivieren Sie Ihr Training kontinuierlich, indem Sie Übungsvarianten und Trainingslevel steigern, und machen Sie mit fortschreitender Erfahrung auch Übungen auf instabilem Untergrund, da diese eine intensive Aktivierung der tiefer liegenden Muskulatur bewirken.

Gestalten Sie Ihren Wochenplan so, dass Sie alle Bewegungsrichtungen üben und außerdem die Muskulatur ausgeglichen kräftigen. Achten Sie darauf, dass Sie zumindest zweimal wöchentlich jede Bewegungsrichtung trainieren. Sie können die Übungen beziehungsweise Bewegungsrichtungen in unterschiedliche Work-outs splitten, wobei nicht entscheidend ist, dass Sie die Rumpfmuskulatur in einer einzelnen Trainingseinheit ausgeglichen trainieren, sondern in der Gesamtzahl der Sätze pro Woche.

Einige Fitnesssportler trainieren jedoch den vorderen Anteil der Rumpfmuskulatur deutlich intensiver, was zu einer vorgezogenen Körperhaltung führen kann, aus der Rückenbeschwerden resultieren. Bestehen bereits Defizite im Kräfteverhältnis, dann führen Sie wöchentlich doppelt so viele Sätze für die schwächere Muskulatur aus, bis sich wieder ein ausgeglichenes Verhältnis entwickelt hat.

Vorrangig vordere Rumpfmuskulatur

Den vorderen Rumpfbereich trainieren Sie mit Übungen, bei denen Sie die Beine und den Oberkörper aufeinander zu beziehungsweise voneinander weg bewegen, was im Liegen, Stehen und im Hang erfolgen kann, wobei die Intensität bei gestreckter Körperhaltung steigt. Die bekannteste Übung ist der „Crunch", der sich durch den Einsatz eines Medizinballs deutlich intensivieren lässt. Auch die Übungen „Beckenanheben", „Oberkörperanheben", „Oberkörpersenken" sowie „Medizinball-Twist" sind effektiv, und ebenso lässt sich die wirkungsvolle „Bauchroller"-Übung mit dem Medizinball ausführen. Die Übungen „Käfer" und „Schwebesitz" werden mit dem Medizinball abwechslungsreich und anspruchsvoll, und beim „Beinheben im Hang" wird die Muskulatur sehr intensiv gekräftigt. Außerdem ist es empfehlenswert, eine statische Stützübung zu machen. „Beinpendeln" und „Armpendeln" mit dem Medizinball können ergänzend eingesetzt werden. Die Schwungübungen sind ebenso wie die Überkopf- und Bodenwürfe wirkungsvolle Ganzkörperübungen.

LEVEL 1 EINSTEIGER	LEVEL 2 LEICHT GEÜBTE	LEVEL 3 FORTGESCHRITTENE
M 88: Crunch mit Medizinball vor Brust	M 88: Crunch mit gestreckten Armen M 89: Diagonaler Crunch M 90: Crunch auf Gymnastikball mit Medizinball vor Brust	M 90: Crunch auf Gymnastikball mit gestreckten Armen K 89: Diagonaler Crunch mit gestreckten Armen und Ball zwischen Knien M 48: Überkopfwurf mit Crunch
M 91: Beckenanheben ohne Medizinball	M 91: Beckenanheben mit gebeugten Beinen	M 91: Beckenanheben mit gestreckten Beinen
M 92: Oberkörperanheben mit Drehungen ohne Medizinball M 93: Medizinball-Twist mit aufgestellten Füßen	M 92: Oberkörperanheben mit Drehungen mit Medizinball vor Brust M 93: Medizinball-Twist mit angehobenen gebeugten Beinen	M 92: Oberkörperanheben mit Drehungen mit gestreckten Armen M 93: Medizinball-Twist mit angehobenen gestreckten Beinen
M 94: Bauchroller mit reduziertem Bewegungsradius und mit Knieanziehen	M 94: Bauchroller mit reduziertem Bewegungsradius und mit gestrecktem Beinanziehen	M 94: Bauchroller mit vorgestreckten Armen
M 95: Käfer mit Ball zwischen den Knien	M 96: Käfer mit Ball in den Händen und gebeugten Beinen	M 96: Käfer mit Ball in den Händen und gestreckten Beinen
M 97: Schwebesitz ohne Medizinball	M 97: Schwebesitz mit Medizinball	M 97: Schwebesitz mit Medizinball in Händen und zwischen Füßen
M 98: Beinheben gebeugt im Hang ohne Medizinball	M 98: Beinheben gebeugt im Hang mit Medizinball	M 98: Beinheben gestreckt im Hang mit Medizinball
M 23: Überkopfwurf im Stand	M 24: Überkopfwurf im Kniestand M 25: Überkopfwurf im Ausfallschritt	M 26: (Einarmiger) Überkopfwurf im Einbeinstand
M 32: Bodenwurf im Stand	M 33: Bodenwurf mit Schwungholen	M 34: (Einarmiger) Bodenwurf im Einbeinstand

M 99: Frontaler Unterarmstütz ohne Medizinball	M 99: Frontaler Unterarmstütz mit Zehen auf Medizinball M 100: Frontaler Handstütz mit Händen auf Medizinball	M 100: Frontaler Handstütz mit Händen auf Medizinball einbeinig M 101: Knieanziehen im frontalen Handstütz
M 102: Armpendeln in Rückenlage auf dem Boden M 103: Beinpendeln in Rückenlage ohne Medizinball	M 102: Armpendeln in Rückenlage auf dem Gymnastikball M 103: Beinpendeln in Rückenlage mit gebeugten Beinen	M 102: Armpendeln in Rückenlage auf dem Gymnastikball einbeinig M 103: Beinpendeln in Rückenlage mit gestreckten Beinen
M 104: Schwingen von oben nach unten im Stand	M 105: Diagonales Schwingen mit Seitdrehung (Holz hacken)	M 104: Schwingen von oben nach unten im Einbeinstand
M 106: Seitliches Schwingen im Stand	M 106: Seitliches Schwingen im Stand auf instabilem Untergrund	M 106: Seitliches Schwingen im Einbeinstand

✲ Vorrangig seitliche Rumpfmuskulatur

Den seitlichen Bereich trainieren Sie effektiv mit dem seitlichen Stütz. Einsteiger stützen sich auf dem Unterarm ab; Fortgeschrittene können im Handstütz üben. Außerdem erwirken Sie eine wirkungsvolle Kräftigung, indem Sie in seitlicher Position die gestreckten Beine und/oder die nach oben gestreckten Arme anheben, was ergänzt durch einen Medizinball sehr intensiv wird. Auch bei Rotationsbewegungen wird die seitliche Rumpfmuskulatur mitgekräftigt.

LEVEL 1 EINSTEIGER	LEVEL 2 LEICHT GEÜBTE	LEVEL 3 FORTGESCHRITTENE
M 107: Seitlicher Unterarmstütz ohne Medizinball	M 107: Seitlicher Unterarmstütz mit Fuß auf Medizinball M 108: Seitlicher Handstütz auf Medizinball mit gebeugten Beinen	M 108: Seitlicher Handstütz auf Medizinball
M 109: Beinanheben in Seitenlage ohne Medizinball M 110: Oberkörperanheben in Seitenlage ohne Medizinball	M 109: Beinanheben in Seitenlage mit Medizinball M 110: Oberkörperanheben in Seitenlage mit Medizinball	M 110: Oberkörper- und Beinanheben in Seitenlage mit Medizinbällen
M 35: Hüftwurf im Stand M 40: Hüftwurf im seitlichen V-Sitz mit aufgestellten Füßen	M 38: Hüftwurf im seitlichen Stand M 40: Hüftwurf im seitlichen V-Sitz	M 39: Hüftwurf im seitlichen Einbeinstand M 41: Rückwärtiger Hüftwurf (aus der Kniebeuge)

Vorrangig hintere Rumpfmuskulatur
Den hinteren Rumpfbereich trainieren Sie mit Übungen, bei denen Sie den Oberkörper aufrichten sowie die Beine rückwärtig anheben. Wenn Sie die Beine und die Arme nach oben gestreckt halten, erreichen Sie eine deutlich größere Muskelaktivierung als bei gebeugter Haltung. Mit einem Medizinball in den Händen oder zwischen den Füßen werden die Übungen sehr intensiv. Wenn Sie das Körperanheben im vorgebeugten Stand oder auf einem Gymnastikball ausführen, ist ein größerer Bewegungsumfang als am Boden möglich und es gelingt eine ausgeglichene Kräftigung. Außerdem wird die Muskulatur bei Stützübungen effektiv gekräftigt sowie bei Rumpfdrehen und Armschwingen im vorgebeugten Stand. Die Übungen „Kreuzheben", „Beinrückheben" und „T-Stand" kräftigen die hintere Beinmuskulatur sehr intensiv und auch den Rumpf, besonders den hinteren Anteil.

LEVEL 1 EINSTEIGER	LEVEL 2 LEICHT GEÜBTE	LEVEL 3 FORTGESCHRITTENE
M 111: Körperanheben aus Bauchlage (Superman) ohne Medizinball	M 111: Körperanheben aus Bauchlage (Superman) mit Medizinball	M 111: Körperanheben aus Bauchlage (Superman) mit Medizinball in Händen und zwischen Füßen
M 112: Oberkörperanheben (auf Gymnastikball) ohne Medizinball M 113: Beinrückheben (auf Gymnastikball) ohne Medizinball Alternative: auf Sofapolster	M 112: Oberkörperanheben (auf Gymnastikball) mit Medizinball M 113: Beinrückheben (auf Gymnastikball) mit Medizinball Alternative: auf Sofapolster	M 112: Oberkörperanheben (auf Gymnastikball) mit Medizinball und einem Fuß angehoben M 113: Beinrückheben auf Gymnastikball mit Medizinball und einer Hand angehoben Alternative: auf Sofapolster
M 114: Rückwärtiger Unterarmstütz ohne Medizinball	M 114: Rückwärtiger Unterarmstütz mit Fersen auf Medizinball M 115: Rückwärtiger Handstütz ohne Medizinball	M 115: Rückwärtiger Handstütz mit Händen oder Fersen auf Medizinball
M 116: Rumpfdrehen im vorgebeugten Stand mit Händen vor Brust	M 116: Rumpfdrehen im vorgebeugten Stand mit gestreckten Armen	M 116: Rumpfdrehen im vorgebeugten Stand mit Medizinball auf instabilem Untergrund
M 81: Kreuzheben mit fast gestreckten Beinen Alternativ: Kreuzheben vom Boden mit gebeugten Beinen	M 82: Kreuzheben mit fast gestrecktem Bein Alternativ: Kreuzheben vom Boden mit gebeugten Beinen auf instabilem Untergrund	M 82: Kreuzheben mit fast gestrecktem Bein auf instabilem Untergrund Alternativ: Kreuzheben vom Boden mit gebeugtem Bein
M 83: Beinrückheben im vorgebeugten Einbeinstand M 84: T-Stand ohne Medizinball	M 84: T-Stand mit Medizinball	M 84: T-Stand mit Medizinball auf instabilem Untergrund

CRUNCH MIT MEDIZINBALL VOR BRUST

M 88

LEVEL 1

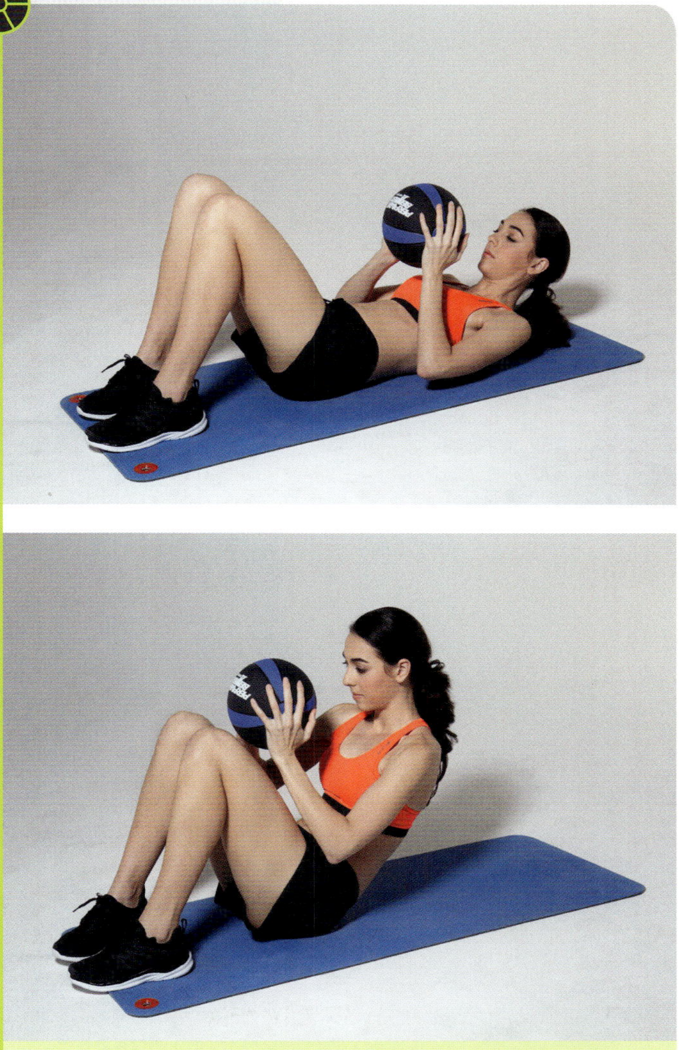

Die Ausgangs- und die Endposition.

KRÄFTIGUNG

❁❁ vordere Bauchmuskulatur
❁ seitliche Bauchmuskulatur

AUSGANGSPOSITION

Sie befinden sich in Rückenlage, die Beine sind angezogen auf dem Boden aufgestellt, und das Kinn ist leicht zur Brust gezogen. Den Medizinball halten Sie in der Luft etwas über der Brust. Drücken Sie die Füße auf den Boden und spannen Sie die Bauch- und die Gesäßmuskulatur an.

DURCHFÜHRUNG

Heben Sie langsam den Oberkörper an. Die gesamte Bewegung erfolgt aus der Bauchmuskulatur heraus. Halten Sie kurz die Position, wobei Sie die Bauchmuskulatur mit maximaler Kraft anspannen und gleichmäßig atmen. Dann senken Sie langsam den Oberkörper, ohne ihn abzulegen, und wiederholen schließlich die Übung.

VARIANTE

Sie intensivieren die Übung, indem Sie die Beine gebeugt in der Luft halten. Leicht Geübte halten in der Ausgangsposition die Arme neben dem Kopf (Level 2).

M 89 LEVEL 2 DIAGONALER CRUNCH

KRÄFTIGUNG

❁❁ vordere Bauchmuskulatur
❁ seitliche Bauchmuskulatur

AUSGANGSPOSITION

Bei dieser Übung führen Sie eine seitliche Bewegung aus, um die schräge Bauchmuskulatur stärker zu aktivieren. Sie befinden sich in Rückenlage mit aufgestellten Füßen und halten den Medizinball vor der Brust. Sie können die Beine leicht zur rechten Seite bewegen, um die Muskulatur in Vorspannung zu bringen, was jedoch nicht zwingend ist.

DURCHFÜHRUNG

Heben Sie langsam den Oberkörper zur linken Seite an. Die gesamte Bewegung erfolgt aus der Bauchmuskulatur heraus, ohne Schwung zu holen. Halten Sie kurz die Position, bevor Sie den Körper wieder senken, ohne ihn jedoch abzulegen. Wiederholen Sie die Übung. Nach der Durchführung eines Übungssatzes führen Sie die Übung zur anderen Seite aus.

VARIANTE

Sie intensivieren die Übung, indem Sie die Arme gestreckt über den Kopf und die gebeugten Beine in der Luft halten (Level 3). Dann können Sie auch einen Medizinball zwischen den Füßen oder Knien halten.

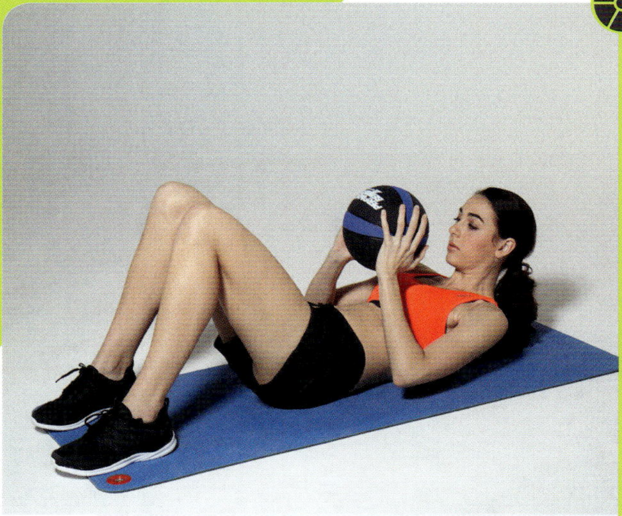

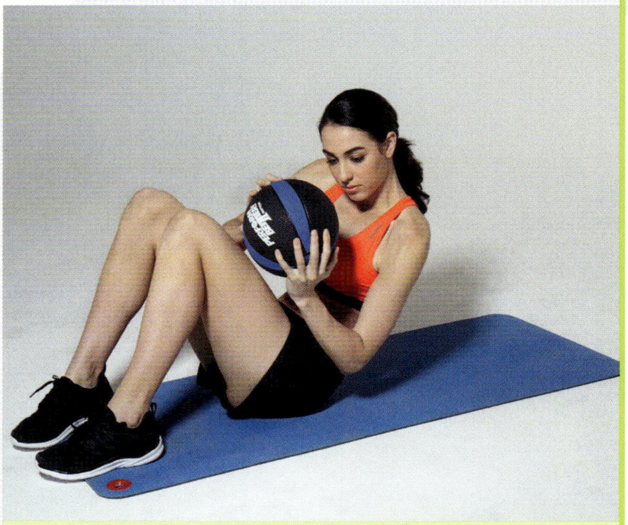

Die Ausgangsposition und die Bewegung nach links.

CRUNCH AUF GYMNASTIKBALL MIT GESTRECKTEN ARMEN

M 90
LEVEL 3

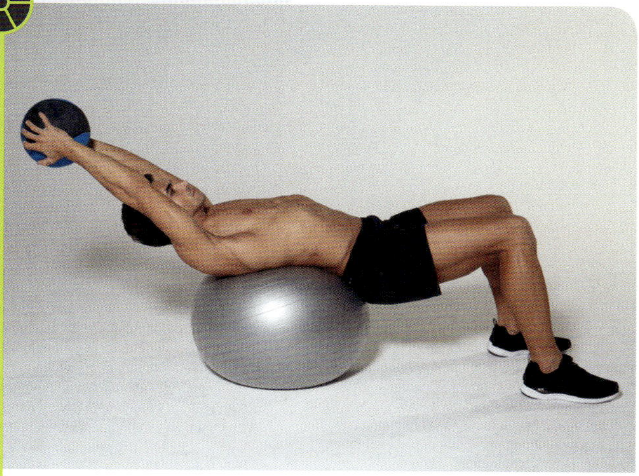

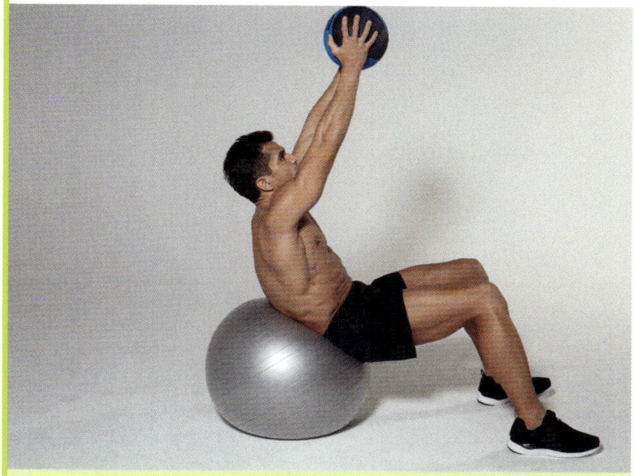

Die Ausgangs- und die Endposition.

KRÄFTIGUNG

❁❁ vordere Bauchmuskulatur
❁ seitliche Bauchmuskulatur

AUSGANGSPOSITION

Diese Crunch-Variante auf dem Gymnastikball intensiviert die Aktivität der stabilisierenden Core-Muskulatur. Die Arme sind neben den Kopfseiten, und in den Händen halten Sie den Medizinball. Drücken Sie die Füße auf den Boden und spannen Sie die Bauch- und die Gesäßmuskulatur an.

DURCHFÜHRUNG

Heben Sie langsam den Oberkörper an und bewegen Sie dabei die Arme nach vorne oben. Halten Sie kurz die Position, bevor Sie den Oberkörper wieder senken, ohne ihn nach hinten zu überstrecken. Wiederholen Sie die Übung.

VARIANTE

Einsteiger können den Ball vor der Brust halten (Level 2); weit Fortgeschrittene können einen Fuß etwas anheben. Sie können den Oberkörper auch abwechselnd zur linken Seite, zur rechten Seite und zur Mitte anheben.

M 91
LEVEL 2

BECKENANHEBEN MIT GEBEUGTEN BEINEN

KRÄFTIGUNG

❁❁ vordere Bauchmuskulatur
❁ seitliche Bauchmuskulatur

AUSGANGSPOSITION

Sie liegen auf dem Rücken und halten die Beine gebeugt in der Luft. Dabei betragen die Knie- und der Hüftgelenkswinkel etwa 90 Grad. Zwischen den Knien halten Sie einen Medizinball. Die Arme sind auf dem Boden abgelegt oder vor dem Oberkörper gekreuzt. Spannen Sie die Bauch- und die Gesäßmuskulatur an.

DURCHFÜHRUNG

Heben Sie das Becken mit der Kraft der Bauchmuskulatur gerade nach oben und halten Sie kurz diese Position. Spannen Sie die Bauchmuskulatur maximal an und atmen Sie gleichmäßig. Dann senken Sie das Becken wieder, ohne es abzulegen, und wiederholen schließlich die Übung. Vermeiden Sie Ausweichbewegungen mit den Beinen sowie ein Hohlkreuz.

VARIANTE

Wenn es Ihnen noch nicht gelingt, das Becken anzuheben, dann aktivieren Sie die Muskulatur mit maximaler Kraft (Level 1). Nach einigen Trainingswochen wird das Anheben möglich sein. Fortgeschrittene können die Beine nach oben gestreckt halten, der Ball befindet sich zwischen den Fußinnenseiten (Level 3). Stellen Sie sich dabei vor, dass Sie ein Gewicht gerade nach oben drücken.
Sie können beim Anheben auch eine leichte Drehung mit den Beinen ausführen und so die quer verlaufenden Bauchmuskelanteile intensiv ansprechen.

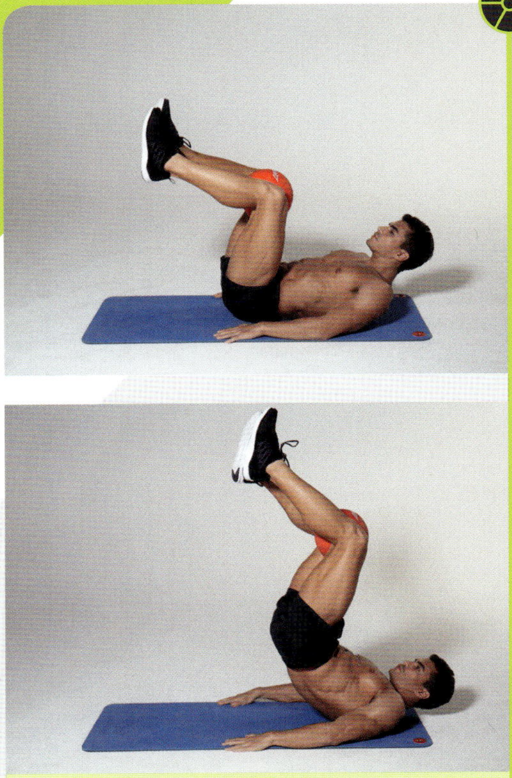

Die Ausgangs- und die Endposition mit gebeugten Beinen.

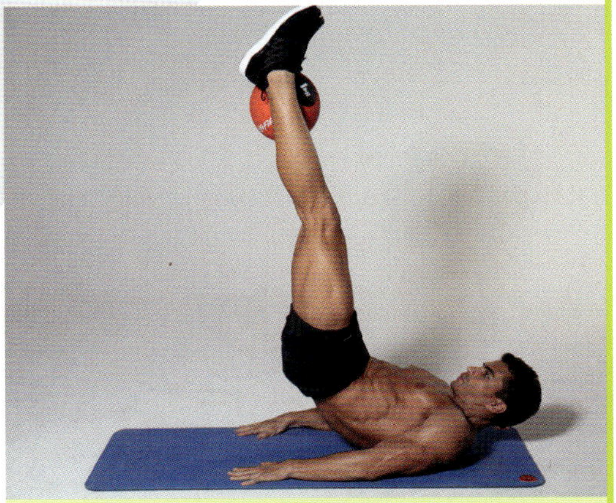

Die Intensivierung mit gestreckten Beinen.

OBERKÖRPERANHEBEN MIT DREHUNGEN MIT GESTRECKTEN ARMEN

M 92
LEVEL 3

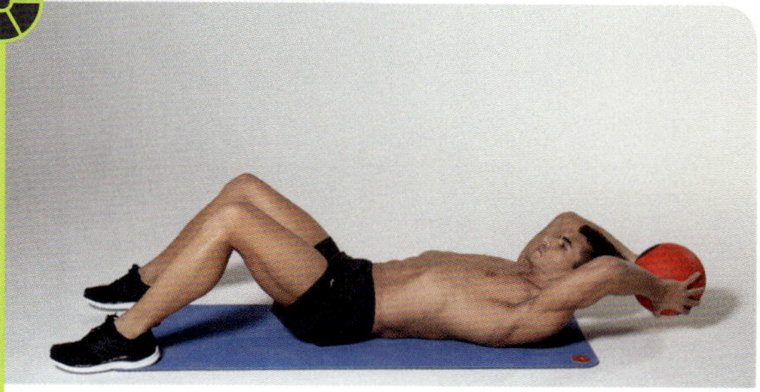

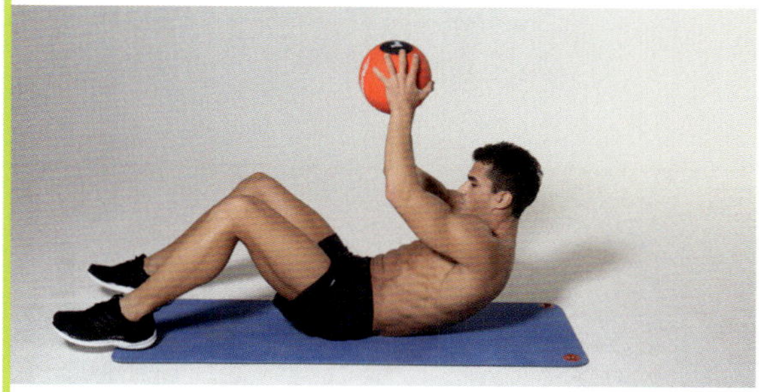

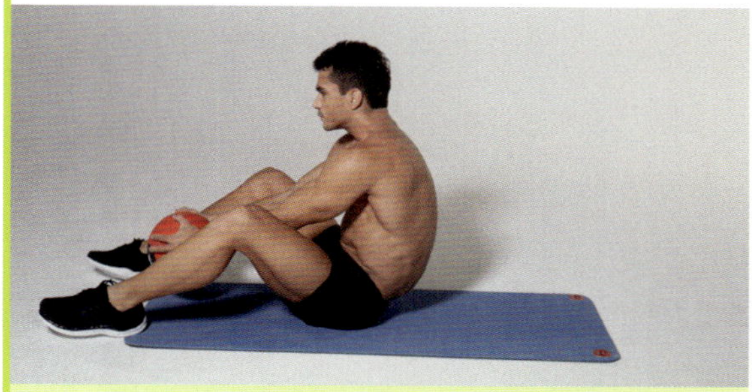

Der Bewegungsablauf nach vorne.

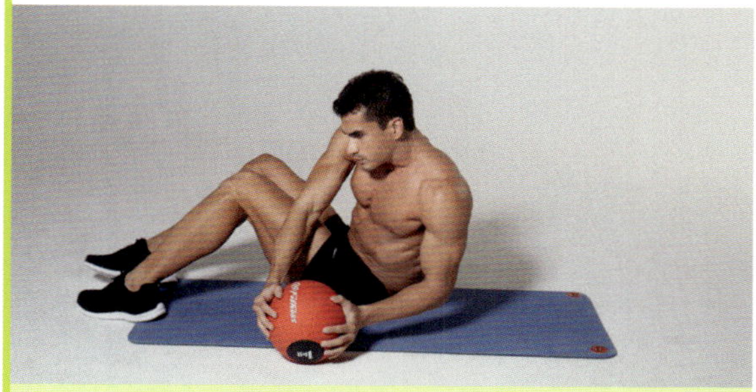

Die Bewegung nach links.

KRÄFTIGUNG

❁❁ Rumpfmuskulatur
❁ Brust- und vordere Schultermuskulatur

AUSGANGSPOSITION

Sie befinden sich in Rückenlage mit angezogenen Beinen und halten einen Medizinball über dem Kopf. Ziehen Sie das Kinn leicht zur Brust und drücken Sie die Füße auf den Boden auf. Spannen Sie die Gesäßmuskulatur an und die untere Rückenmuskulatur fest gegen den Boden, um ein Hohlkreuz zu vermeiden.

DURCHFÜHRUNG

Heben Sie den Oberkörper an und tippen Sie den Ball zwischen den Beinen auf den Boden. Dann bewegen Sie den Oberkörper zurück und berühren kurz mit dem Ball über dem Kopf den Boden. Nun heben Sie den Oberkörper nach rechts an und tippen den Ball rechts auf. Danach bewegen Sie sich wieder zurück, um sich schließlich zur linken Seite aufzurichten und den Ball links aufzutippen. Anschließend wiederholen Sie die Bewegungsfolge. In der Ausgangsposition ist es grundlegend, dass der untere Rücken Bodenkontakt behält und ein Hohlkreuz vermieden wird. Spannen Sie deshalb immer wieder bewusst den unteren Rücken auf den Boden.

VARIANTE

Falls Sie bei der Rückwärtsbewegung die Spannung noch nicht halten können und ins Hohlkreuz fallen, reduzieren Sie den Bewegungsumfang und bringen den Ball nicht bis zum Boden (Level 2). Einsteiger können außerdem vorerst ohne Medizinball üben (Level 1).

M 93 LEVEL 3 MEDIZINBALL-TWIST MIT ANGEHOBENEN GESTRECKTEN BEINEN

KRÄFTIGUNG

❂❂ Rumpfmuskulatur, insbesondere vordere und seitliche Bauchmuskulatur

AUSGANGSPOSITION

Sie sitzen auf dem Boden mit zurückgelehntem Oberkörper und nach vorne gestreckten Beinen. Die Arme zeigen nach vorne, und in den Händen halten Sie einen Medizinball. Spannen Sie die Bauch- und die Gesäßmuskulatur an, um ein Hohlkreuz zu vermeiden, und heben Sie die gestreckten Beine vom Boden ab, sodass nur noch das Gesäß Bodenkontakt hat.

DURCHFÜHRUNG

Drehen Sie die Arme und die Schultern zur rechten Seite und tippen Sie mit dem Ball rechts auf den Boden. Dann drehen Sie den Oberkörper zur linken Seite und tippen den Ball links auf. Anschließend drehen Sie sich zurück und beginnen die nächste Wiederholung. Achten Sie darauf, dass der Rumpf durchgehend in Spannung ist und die Hüfte und die Beine sich möglichst wenig bewegen.

VARIANTE

Einsteiger können die Übung im Sitz mit aufgestellten Fersen ausführen (Level 1). Sie können die Übung auch mit gebeugten Beinen und reduzierter Drehung ohne Bodentippen ausführen (Level 2).

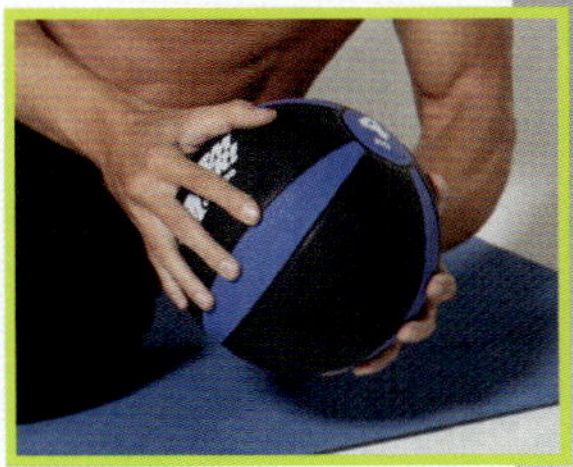

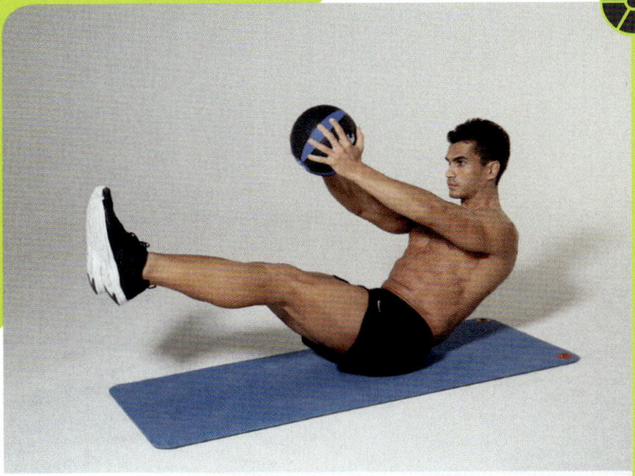

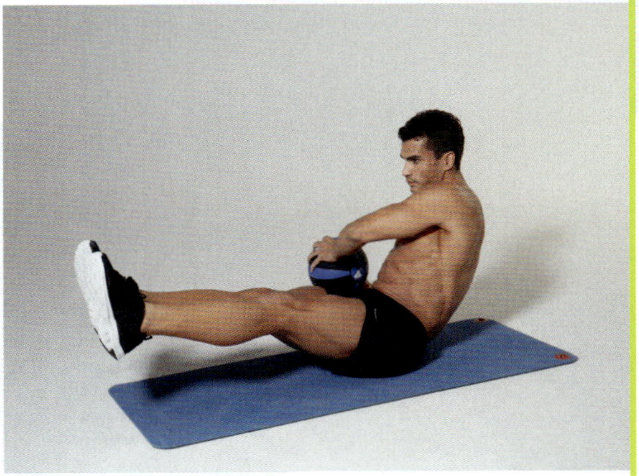

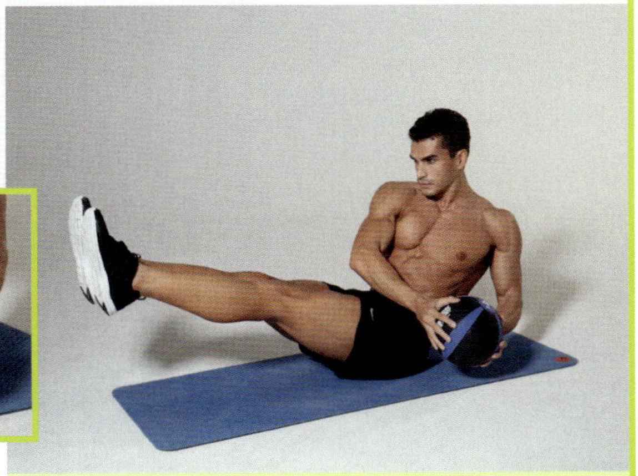

Der Bewegungsablauf.

ÜBUNGEN FÜR DEN RUMPF

BAUCHROLLER MIT VORGESTRECKTEN ARMEN

M 94
LEVEL 3

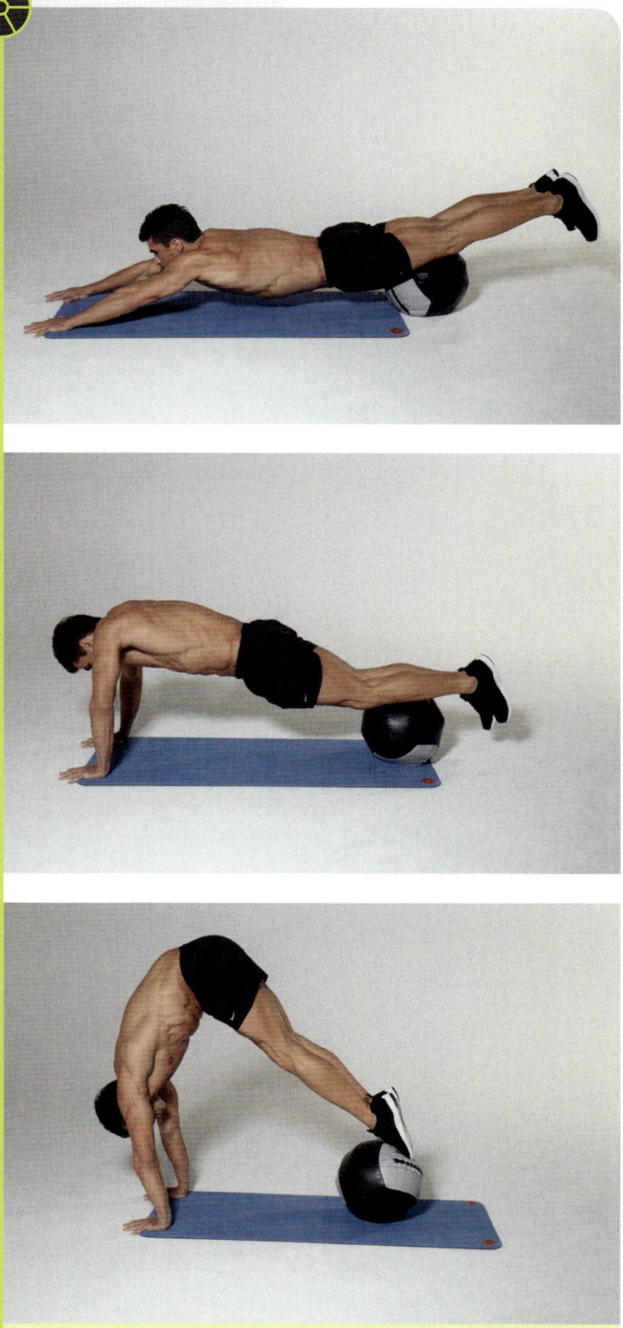

Der Bewegungsablauf.

KRÄFTIGUNG

- ❁❁ Rumpfmuskulatur, insbesondere vordere Bauchmuskulatur
- ❁ Schulter-, hintere Oberarm-, Brust- und vordere Oberschenkelmuskulatur

AUSGANGSPOSITION

Sie liegen auf dem Boden mit nach vorne gestreckten Armen und haben den großen Ball unter den Oberschenkeln positioniert. Spannen Sie die Bauch- und die Gesäßmuskulatur an, die Schultern nach hinten unten, und halten Sie den Rücken gerade.

DURCHFÜHRUNG

Ziehen Sie die gestreckten Beine in Richtung Brust, wobei Sie das Gesäß anheben und den Ball mitrollen. Halten Sie kurz diese Position, bevor Sie sich in die Ausgangsposition zurückbewegen und dabei den Ball zurückrollen, um die Übung zu wiederholen. Achten Sie darauf, dass der Rücken gerade oder leicht nach oben gewölbt ist.

VARIANTE

Sie können den Bewegungsradius verringern, indem Sie die Übung aus dem Unterarm- oder Liegestütz beginnen (Level 2). Alternativ können Sie die Hände auf dem Medizinball aufstützen und die Füße auf Valslides® oder ein zusammengefaltetes Handtuch stellen, um so das Beinanziehen auszuführen. Dies vereinfachen Sie durch Knieanziehen (Level 1), was auch diagonal möglich ist.

M 95 LEVEL 1 KÄFER MIT BALL ZWISCHEN DEN KNIEN

KRÄFTIGUNG

- ●● vordere Bauchmuskulatur
- ● seitliche Bauch- und innere Oberschenkelmuskulatur

AUSGANGSPOSITION

Sie befinden sich in Rückenlage; die Beine sind angezogen in der Luft, und zwischen die Knie haben Sie einen Medizinball eingeklemmt. Die Hände halten Sie an den Schläfen. Spannen Sie die Bauch- und die Gesäßmuskulatur an und heben Sie den Oberkörper etwas an; der untere Rücken muss Bodenkontakt behalten.

DURCHFÜHRUNG

Berühren Sie mit dem linken Ellbogen das rechte Knie, indem Sie den Oberkörper nach rechts anheben und gleichzeitig beide Knie weiter anziehen. Halten Sie kurz die Position, bevor Sie den Oberkörper senken, ohne ihn jedoch abzulegen, und die Beine in die Ausgangsposition zurückbewegen. Nun führen Sie die Übung zur linken Seite aus. Vermeiden Sie es, beim Rückbewegen in die Ausgangsposition in ein Hohlkreuz zu fallen, und spannen Sie deshalb immer wieder den unteren Rücken auf den Boden.

VARIANTE

Sie intensivieren die Übung, wenn Sie die Beine in der Ausgangsposition nur etwas über dem Boden halten, sodass der Bewegungsspielraum beim Zusammenführen von Knie und Ellbogen größer ist.

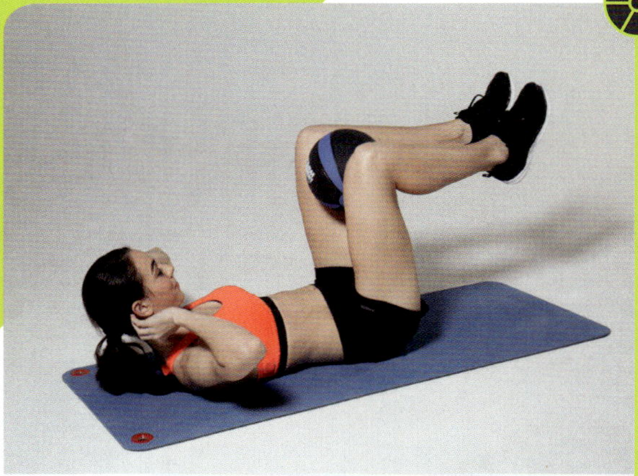

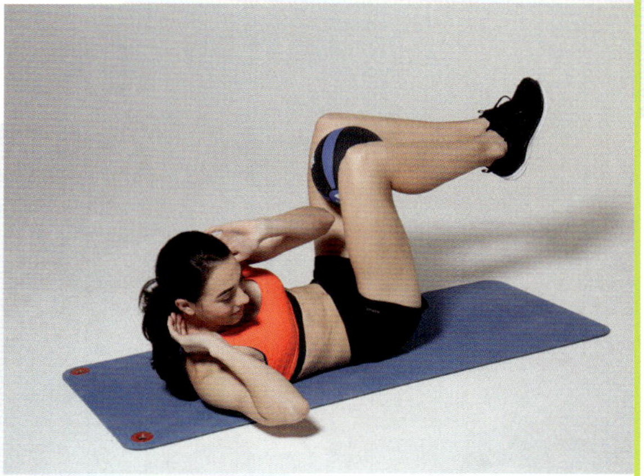

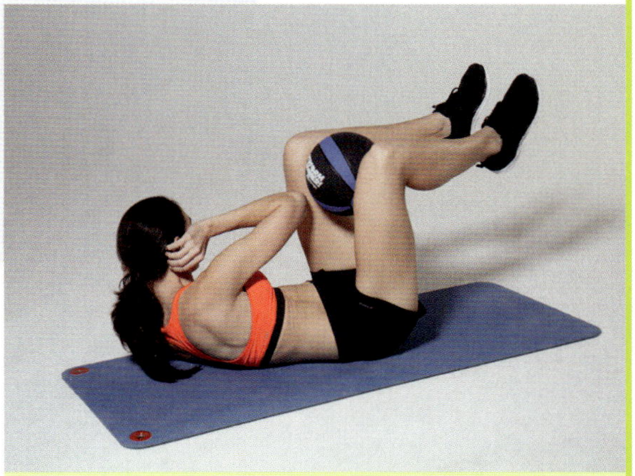

Der Bewegungsablauf.

KÄFER MIT BALL IN DEN HÄNDEN UND GEBEUGTEN BEINEN

M 96
LEVEL 2

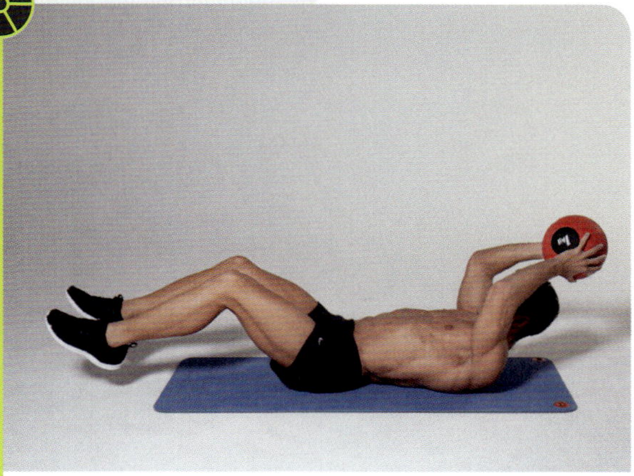

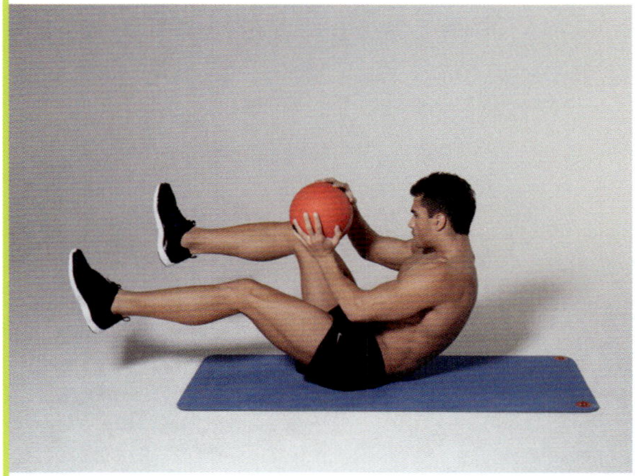

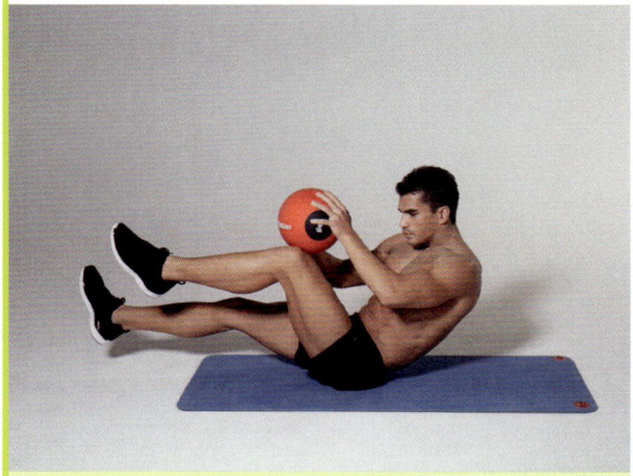

Der Bewegungsablauf.

KRÄFTIGUNG

●● vordere Bauchmuskulatur
● seitliche Bauchmuskulatur

AUSGANGSPOSITION

Diese Übung beginnen Sie in Rückenlage mit gebeugten Beinen. Das Kinn ist leicht zur Brust gezogen, und die Arme liegen neben den Schläfen. In den Händen halten Sie einen Medizinball. Spannen Sie zuerst die Bauch- und die Gesäßmuskulatur an, bevor Sie den Ball und die Beine leicht anheben, wobei jedoch der untere Rücken am Boden bleiben muss.

DURCHFÜHRUNG

Berühren Sie mit dem Ball das rechte Knie, indem Sie den Oberkörper nach rechts anheben und gleichzeitig das rechte Knie anziehen, und halten Sie kurz die Position. Dann senken Sie den Oberkörper, ohne ihn abzulegen, und bewegen das rechte Bein zur Ausgangsposition zurück. Nun führen Sie die Übung zur linken Seite aus. Vermeiden Sie es, beim Zurückbewegen in die Ausgangsposition ein Hohlkreuz einzunehmen.

VARIANTE

Gelingt es in der Ausgangsposition nicht, den unteren Rücken am Boden zu halten, dann üben Sie die ersten Trainingswochen ohne Medizinball (Level 1). Fortgeschrittene können die Beine in der Ausgangsposition gestreckt halten (Level 3).

M 97 LEVEL 2 SCHWEBESITZ MIT MEDIZINBALL

KRÄFTIGUNG

- ❁❁ Rumpf- und Oberschenkelmuskulatur, insbesondere innerer Anteil
- ❁ Gesäßmuskulatur

AUSGANGSPOSITION

Sie sitzen aufrecht, die Beine sind nach vorne gestreckt, zwischen den Füßen halten Sie einen Medizinball. Lehnen Sie den Oberkörper zurück und stützen Sie sich mit den Händen oder Unterarmen ab, um die Position zu fixieren. Spannen Sie die Bauch- und die Gesäßmuskulatur an und heben Sie dann die Beine etwas an.

DURCHFÜHRUNG

Heben Sie die gestreckten Beine hoch, ohne den Oberkörper zu bewegen. Halten Sie kurz die Position. Dann senken Sie die Beine bis kurz vor dem Boden, ohne sie jedoch abzulegen, und wiederholen schließlich die Übung. Spannen Sie immer wieder die Bauchmuskulatur nach, um ein Hohlkreuz zu vermeiden.

VARIANTE

Einsteiger üben zuerst ohne Medizinball (Level 1). Sie intensivieren die Übung, indem Sie die Arme vor dem Oberkörper verschränken. Fortgeschrittene üben mit neben dem Kopf gestreckten Armen. Auch können Sie die Arme und die Beine leicht angehoben halten oder aber kleine Schwünge nach unten und oben ausführen. Alternativ können Sie den Medizinball in den nach oben gestreckten Armen halten. Weit Fortgeschrittene nehmen einen Ball zwischen die Füße und einen Ball in die Hände (Level 3).

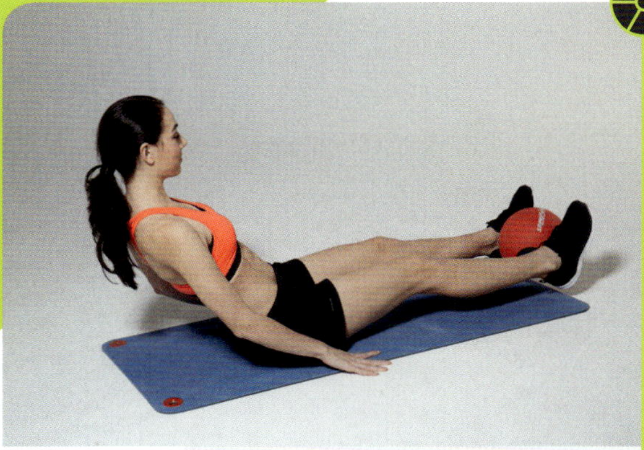

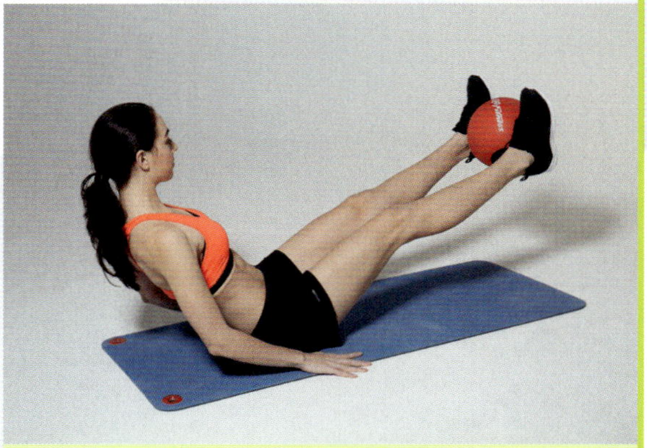

Die Ausgangs- und die Endposition.

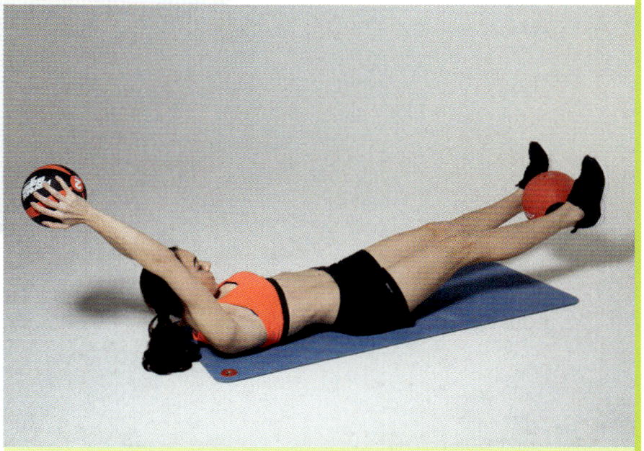

Die intensive Variante mit Ball in den Händen und Ball zwischen den Füßen.

BEINHEBEN GEBEUGT IM HANG MIT MEDIZINBALL

M 98
LEVEL 2

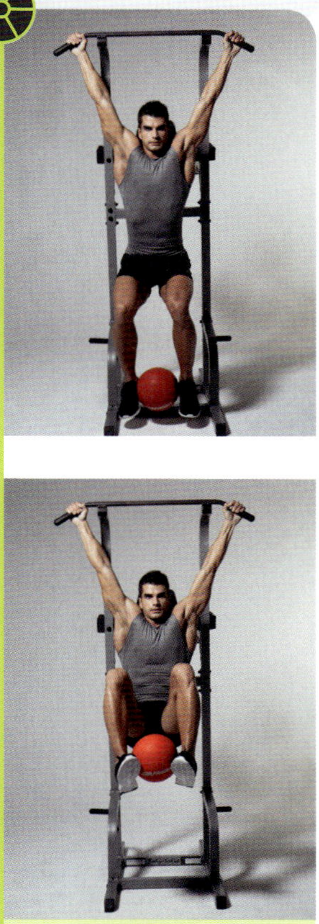

Die Übung mit Anziehen der Knie.

KRÄFTIGUNG

❁❁ Rumpfmuskulatur
❁ obere Rücken-, Hand-, Schulter-, vordere Oberarm- und Oberschenkelmuskulatur

AUSGANGSPOSITION

Sie hängen an einer Klimmzugstange mit nach vorne zeigenden Handflächen. Die Arme sind mindestens schulterbreit auseinander, alle Finger greifen fest, und mit den Füßen wird ein Medizinball gehalten. Spannen Sie die Bauch- und die Gesäßmuskulatur an, ziehen Sie die Schulterblätter zusammen und nach unten und richten Sie das Becken etwas auf.

DURCHFÜHRUNG

Ziehen Sie die Knie zum Oberkörper und heben Sie gleichzeitig das Becken weiter an. Halten Sie kurz diese Position, bevor Sie die Beine langsam senken und schließlich die Übung wiederholen. Vermeiden Sie es, Ausweichbewegungen wie Schwungholen auszuführen.

VARIANTE

Einsteiger üben zuerst ohne Medizinball (Level 1); Fortgeschrittene üben mit gestreckten Beinen (Level 3). Alternativ können Sie die Knie oder die Füße abwechselnd zur linken und zur rechten Körperseite heben, um die seitliche Rumpfmuskulatur intensiver zu trainieren.

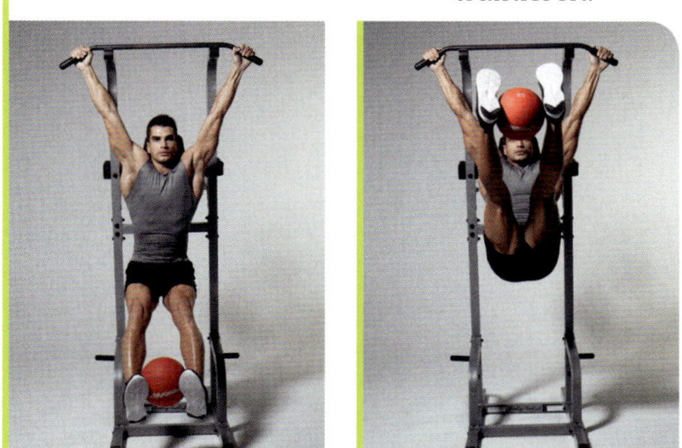

Das gestreckte Beinanheben.

Zum Einnehmen der Position an einer hohen Stange stellen Sie sich darunter, wobei die Arme in der gewünschten Griffposition sind und der Ball zwischen die Füße geklemmt ist. Gehen Sie in eine leichte Kniebeuge, aus der Sie dann hochspringen.

M 99 LEVEL 2 FRONTALER UNTERARMSTÜTZ MIT ZEHEN AUF MEDIZINBALL

KRÄFTIGUNG

- ✪✪ Rumpfmuskulatur, insbesondere vordere Bauchmuskulatur
- ✪ Schulter- und vordere Oberschenkelmuskulatur

AUSGANGSPOSITION

In Bauchlage stützen Sie sich mit den Unterarmen auf dem Boden und mit den Zehen auf einem Medizinball ab. Die Ellbogen befinden sich etwa unter den Schultergelenken. Spannen Sie die Bauch- und die Gesäßmuskulatur an.

DURCHFÜHRUNG

Drücken Sie den Oberkörper nach oben, bis der Rücken gerade ist und die Beine gestreckt sind. Spannen Sie die Füße und die Ellbogen zueinander, ohne diese aber tatsächlich zu bewegen. Halten Sie diese Position abhängig vom Leistungsniveau für 30–60 Sekunden und konzentrieren Sie sich dabei auf die Aktivität der Bauchmuskulatur. Vermeiden Sie ein Hohlkreuz und achten Sie auf eine gleichmäßige Atmung. Die statische Ausführung über mehrere Sekunden entspricht der Ausführung eines Satzes bei den dynamischen Übungen.

Bauen Sie eine möglichst große Zugspannung zwischen Füßen und Unterarmen auf, damit die Muskulatur optimal aktiviert wird.

VARIANTE

Einsteiger stützen sich am Boden ab (Level 1); Fortgeschrittene können ein Bein anheben (Level 3). Wenn Sie mit einem großen Softball üben, können Sie sich alternativ mit den Unterarmen auf den Medizinball stützen.

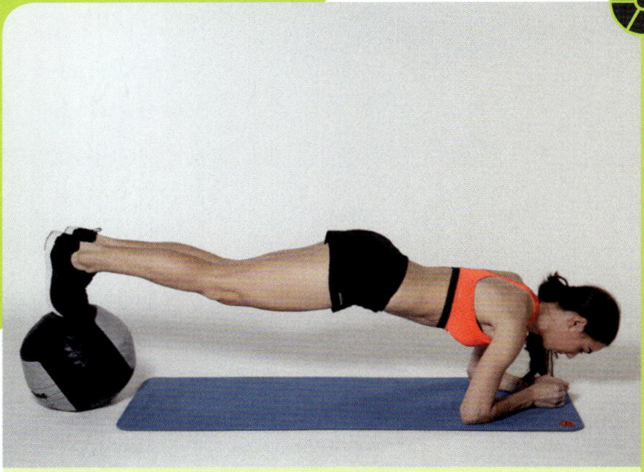

Der Unterarmstütz mit den Zehen auf einem Medizinball.

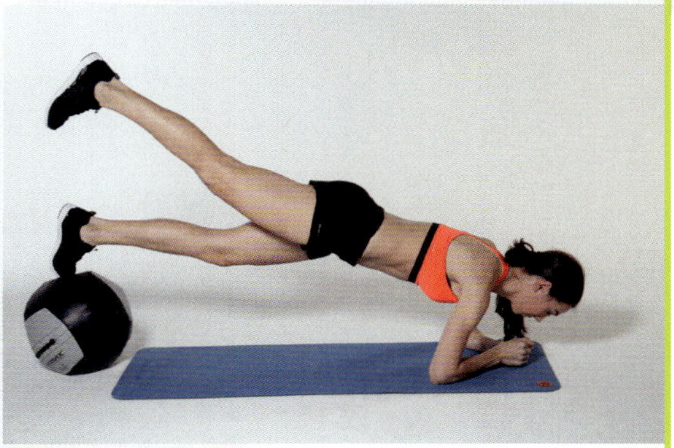

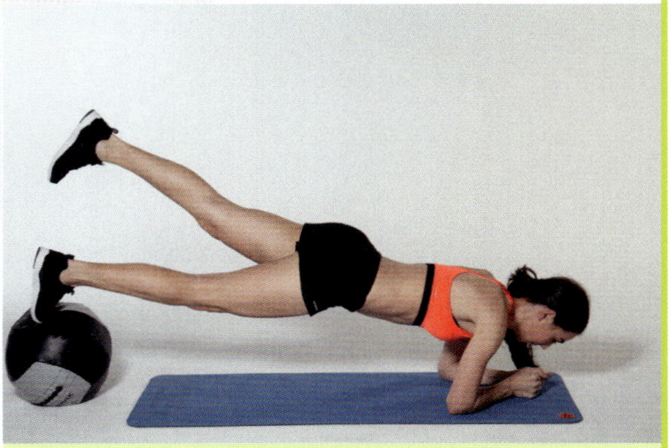

Die Intensivierung mit Beinanheben.

ÜBUNGEN FÜR DEN RUMPF

FRONTALER HANDSTÜTZ MIT HÄNDEN AUF MEDIZINBALL

M 100
LEVEL 2

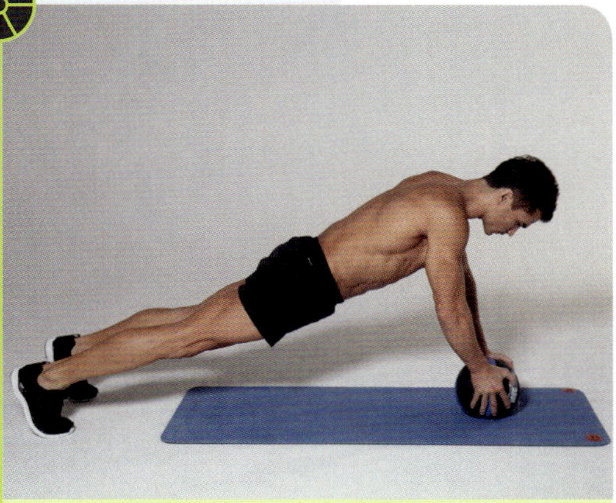

Die Endposition.

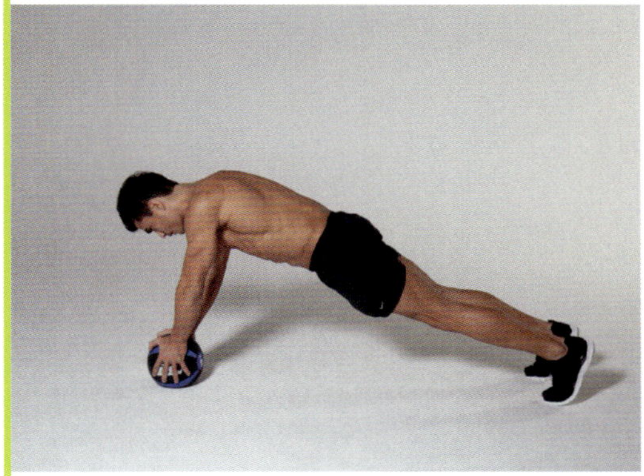

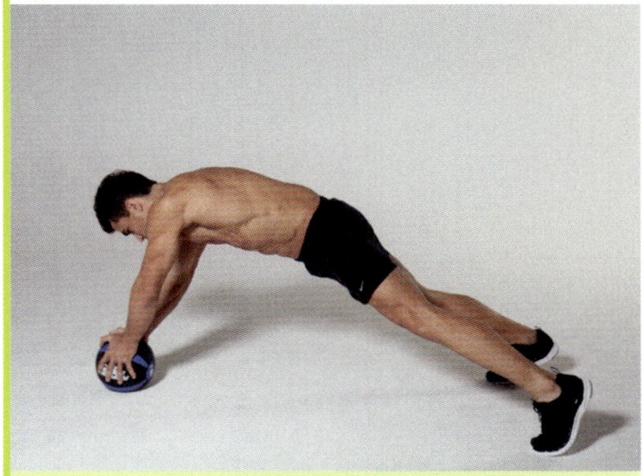

Die Stützvariante mit Schritten im Uhrzeigersinn.

KRÄFTIGUNG

- ❁❁ Rumpfmuskulatur, insbesondere vordere Bauchmuskulatur
- ❁ Brust-, hintere Oberarm-, Schulter- und vordere Oberschenkelmuskulatur

AUSGANGSPOSITION

Sie befinden sich am Boden und stützen sich mit den Händen auf einen Medizinball. Die Ellbogen befinden sich unter den Schultergelenken, die Arme sind gestreckt, und die gespreizten Finger zeigen nach unten. Spannen Sie die Bauch- und die Gesäßmuskulatur an.

DURCHFÜHRUNG

Drücken Sie den Oberkörper nach oben, bis der Rücken gerade ist und die Beine gestreckt sind. Spannen Sie die Füße und die Hände zueinander, ohne sie tatsächlich zu bewegen, und konzentrieren Sie sich auf die Aktivität der Bauchmuskulatur. Diese Position wird abhängig vom Leistungsniveau 30–60 Sekunden gehalten. Achten Sie dabei auf gleichmäßige Atmung und darauf, nicht ins Hohlkreuz zu fallen.

VARIANTE

Einsteiger üben zuerst ohne Ball (Level 1); Fortgeschrittene heben abwechselnd ein Bein an (Level 3). Alternativ können Sie in der oberen Stützposition kleine Schritte machen, ohne die Position der Hände zu verändern. So können Sie auch einen kompletten Kreis um die Hände auf dem Ball ausführen. Alternativ können Sie beim Handstütz die Zehen auf den Medizinball aufstellen und so mehr Aktivität auf die Beinmuskulatur verlagern.

M 101 LEVEL 3 KNIEANZIEHEN IM FRONTALEN HANDSTÜTZ

KRÄFTIGUNG

- ❁❁ Rumpfmuskulatur, insbesondere vordere Bauchmuskulatur
- ❁ Brust-, hintere Oberarm-, Schulter- und vordere Oberschenkelmuskulatur

AUSGANGSPOSITION

Bei dieser intensiven Übung stützen Sie sich mit den Händen oder den Zehen auf den Medizinball, wobei die Arme gestreckt sind. Bringen Sie den Körper in Spannung und heben Sie ihn an, bis der Oberkörper und die Beine eine Linie bilden.

DURCHFÜHRUNG

Bewegen Sie abwechselnd das linke Knie zum rechten Ellbogen und das rechte Knie zum linken Ellbogen. Achten Sie darauf, dass der Körper durchgehend angehoben und in Spannung bleibt.

VARIANTE

Weit Fortgeschrittene können die Übung mit gebeugten Armen ausführen.
Sie vereinfachen die Übung etwas, wenn Sie das rechte Bein zum rechten Ellbogen ziehen und danach das linke Bein zum linken Ellbogen.

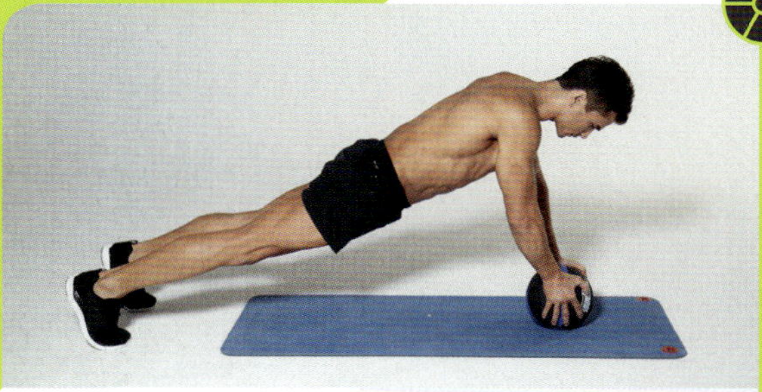
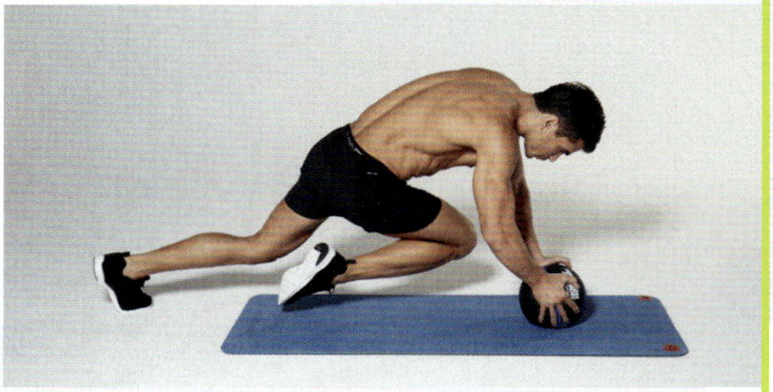
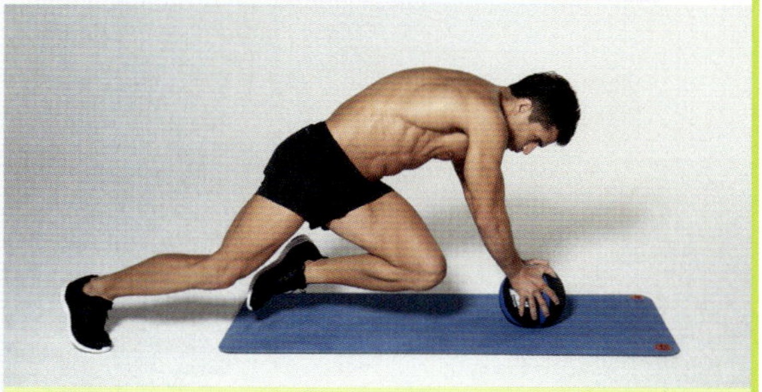

Der Bewegungsablauf.

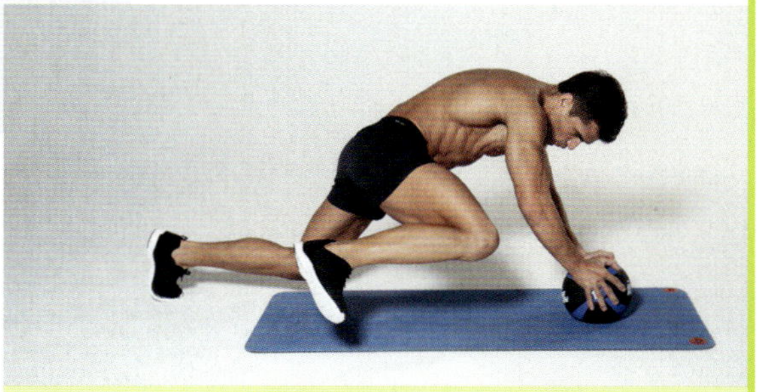

Die gerade Bewegung.

ÜBUNGEN FÜR DEN RUMPF

ARMPENDELN IN RÜCKENLAGE AUF DEM GYMNASTIKBALL

M 102
LEVEL 2

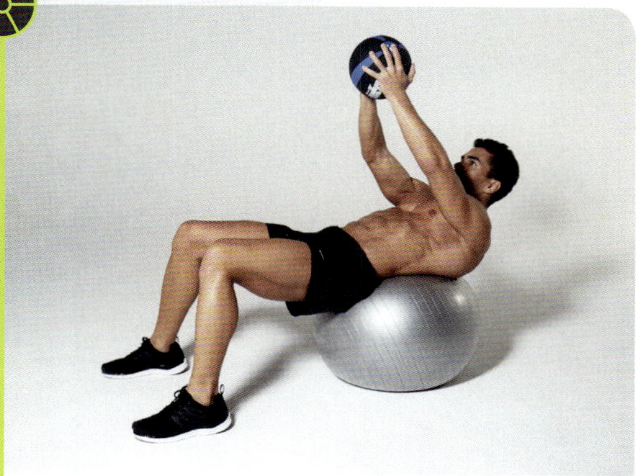

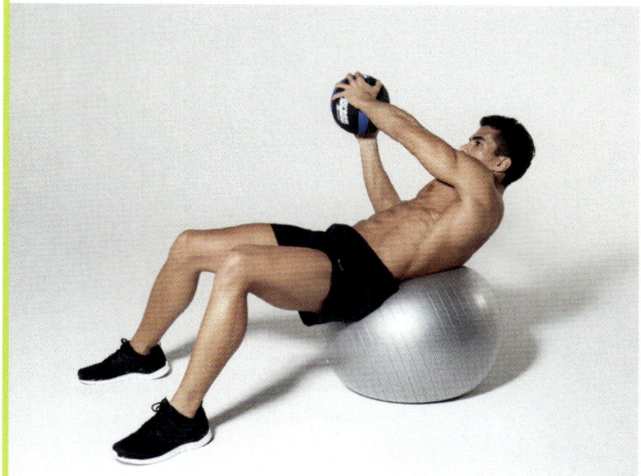

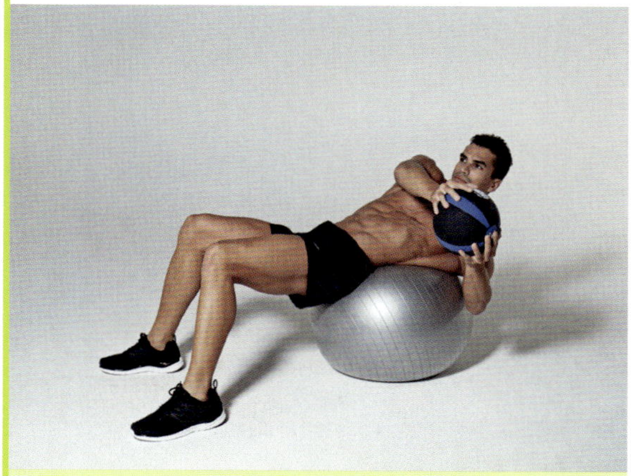

Der Bewegungsablauf nach rechts und links.

KRÄFTIGUNG

❁❁ Rumpfmuskulatur
❁ Gesäß- und Schultermuskulatur

AUSGANGSPOSITION

Sie liegen mit dem oberen Rücken auf einem Gymnastikball und haben das Gesäß angehoben. Die Arme strecken Sie nach oben, und in den Händen halten Sie einen Medizinball. Spannen Sie die Gesäß- und die Bauchmuskulatur an und drücken Sie die Füße auf den Boden, um die Position zu stabilisieren.

DURCHFÜHRUNG

Drehen Sie die Arme langsam nach rechts, ohne das Becken zu bewegen. Die linke Schulter hebt sich dabei vom Gymnastikball ab. Dann drehen Sie sich nach links, wobei sich die rechte Schulter abhebt. Anschließend drehen Sie sich zurück und wiederholen die Übung. Achten Sie auf eine stabile Position und auf durchgehend angespannte Bauch- und Gesäßmuskulatur.

VARIANTE

Einsteiger führen die Übung am Boden aus (Level 1); Fortgeschrittene können einen Fuß in der Luft halten (Level 3).
Wenn Sie einen größeren Gymnastikball verfügbar haben, dann können Sie das Gesäß noch etwas höher als in den Abbildungen anheben, damit sich die Oberschenkel, die Hüften und der Oberkörper in einer geraden Linie befinden.

M 103 LEVEL 2 BEINPENDELN IN RÜCKENLAGE MIT GEBEUGTEN BEINEN

KRÄFTIGUNG

❂❂ Rumpfmuskulatur
❂ Gesäß- und Beinmuskulatur

AUSGANGSPOSITION

Sie befinden sich in Rückenlage auf dem Boden. Die Beine sind angezogen, und zwischen die Füße ist ein Medizinball geklemmt. Spannen Sie die Gesäß- und die Bauchmuskulatur an und heben Sie die gebeugten Beine vom Boden ab, sodass ein rechter Winkel in den Hüft- und den Kniegelenken entsteht.

DURCHFÜHRUNG

Bewegen Sie die Beine langsam nach rechts, jedoch nur so weit, dass der Rücken noch Bodenkontakt hat. Bleiben Sie kurz in dieser Position, bevor Sie die Beine nach links bewegen und auch diese Position halten. Anschließend drehen Sie sich zurück und wiederholen die Übung. Achten Sie darauf, dass die Bauchmuskulatur durchgehend in Spannung ist, und darauf, dass die Schultern und der Rücken am Boden bleiben.

VARIANTE

Einsteiger können mit dem Ball zwischen den Knien pendeln oder auf den Ball vorerst verzichten (Level 1). Fortgeschrittene können mit gestreckten Beinen üben, wobei sich der Ball zwischen den Füßen befindet (Level 3).

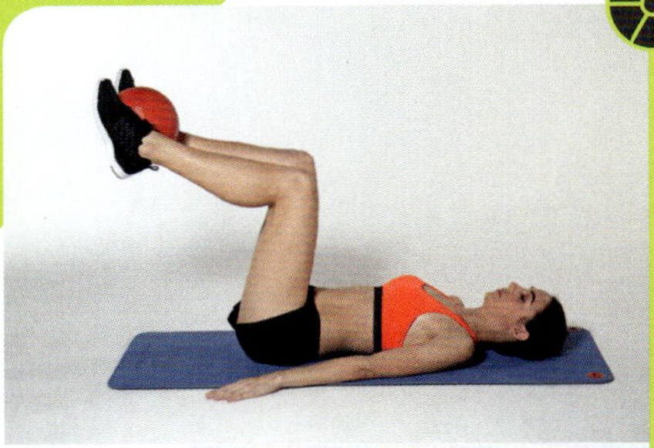

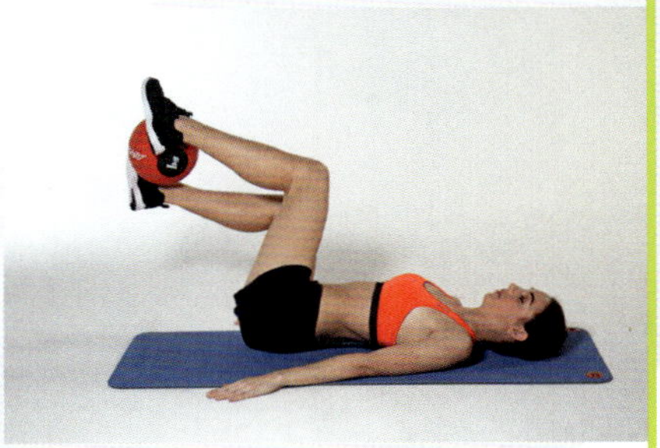

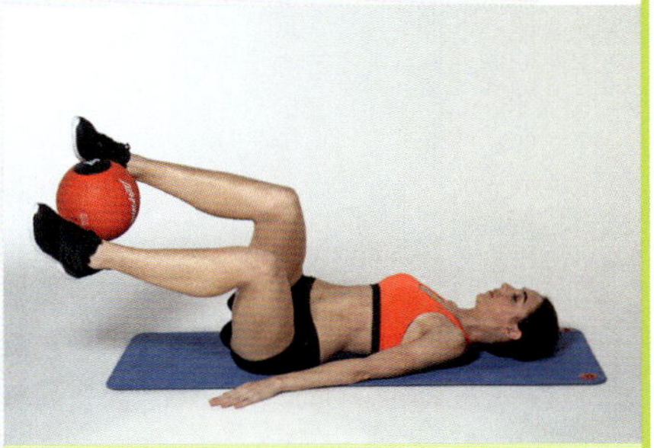

Der Bewegungsablauf nach rechts und links.

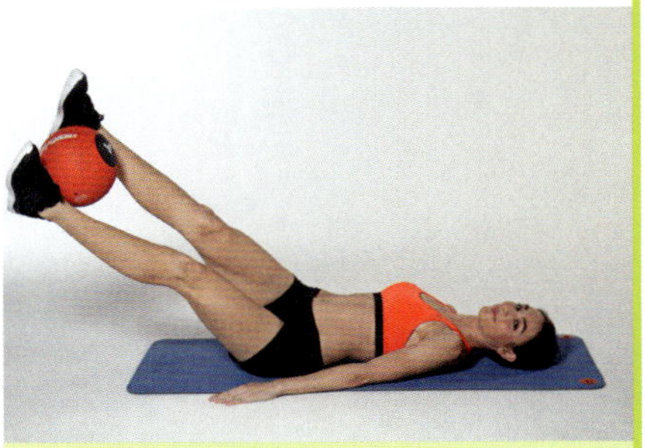

Die Intensivierung mit gestreckten Beinen.

SCHWINGEN VON OBEN NACH UNTEN IM STAND

M 104
LEVEL 1

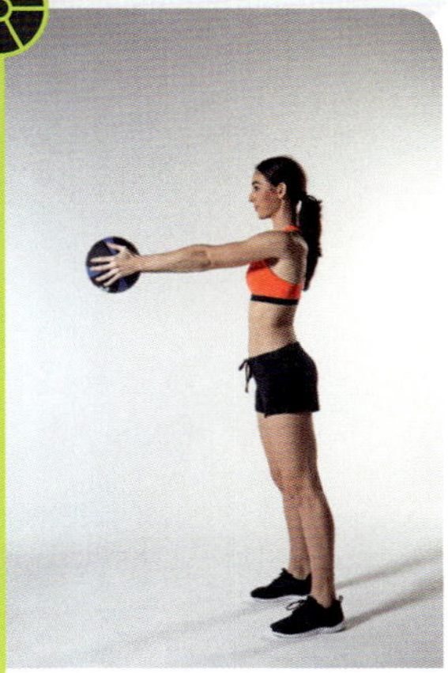

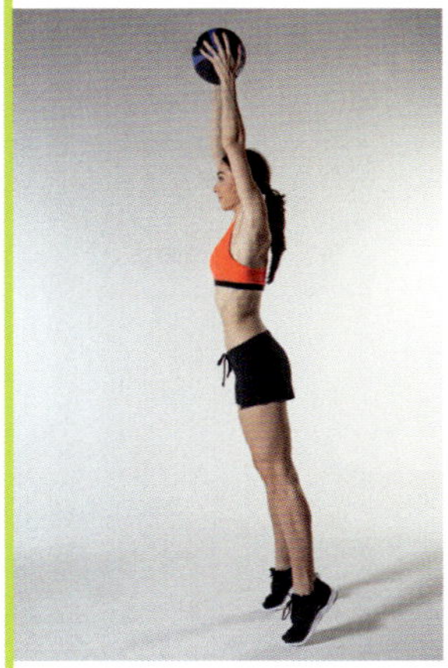

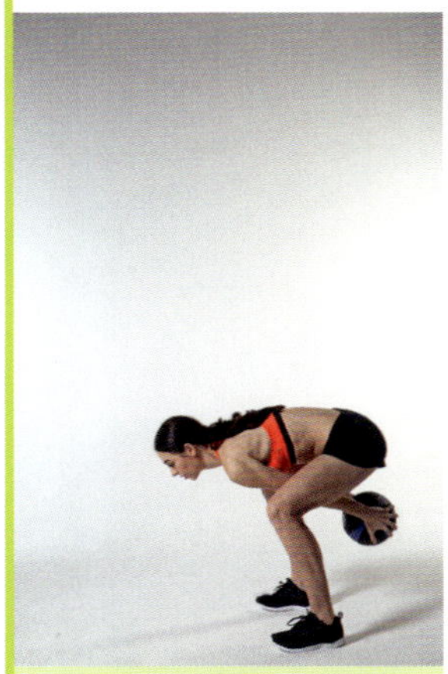

Das Schwingen im beidbeinigen Stand.

KRÄFTIGUNG

❁❁ Rumpf-, Schulter- und Nackenmuskulatur
❁ Arm-, Brust-, obere Rücken-, Bein- und Gesäßmuskulatur

AUSGANGSPOSITION

Sie stehen aufrecht im schulterbreiten Stand mit leicht gebeugten Beinen. Die Arme zeigen vor oder hängen vor den Oberschenkeln, und in den Händen halten Sie einen Medizinball. Spannen Sie die Bauch- und die Gesäßmuskulatur an und ziehen Sie die Schultern nach hinten unten.

DURCHFÜHRUNG

Heben Sie zuerst den Ball gerade über den Kopf und bewegen Sie sich dabei auf die Zehen. Von dieser Position aus schwingen Sie den Ball nach unten zwischen den Beinen hindurch, wobei Sie die Beine beugen. Achten Sie darauf, dass Sie den Rumpf durchgehend in Spannung halten, und führen Sie rhythmische Bewegungen aus. Machen Sie die Bewegung zuerst wenig kraftvoll, um den Bewegungsablauf zu erlernen.

VARIANTE

Sie intensivieren die Übung durch die Nutzung eines schweren Balls. Fortgeschrittene können im Einbeinstand üben (Level 3). Achten Sie dabei darauf, dass Sie die Hüften gerade halten.

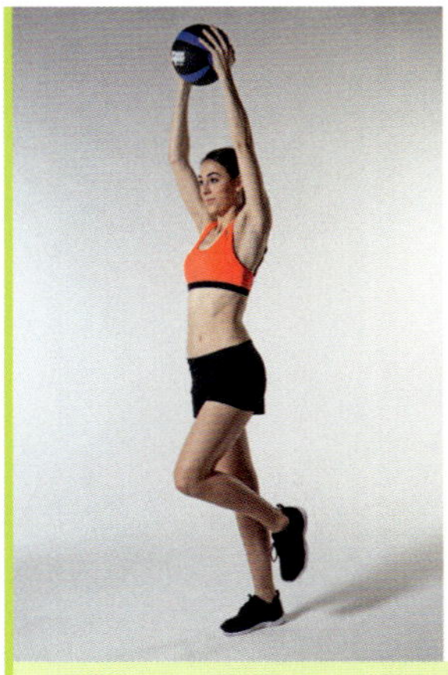

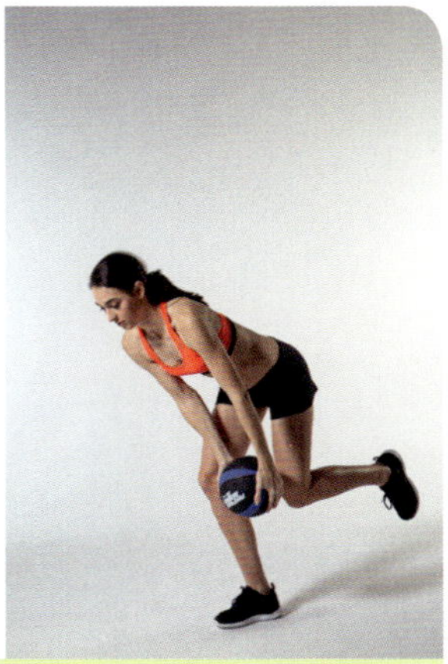

Das Schwingen im Einbeinstand.

M 105 DIAGONALES SCHWINGEN MIT SEITDREHUNG (HOLZ HACKEN)

LEVEL 2

KRÄFTIGUNG

❁❁ Rumpf-, Schulter- und Nackenmuskulatur
❁ Arm-, Brust-, obere Rücken-, Bein- und Gesäßmuskulatur

AUSGANGSPOSITION

Sie stehen aufrecht im etwa schulterbreiten Stand mit leicht gebeugten Beinen. Die Arme hängen vor den Oberschenkeln, und in den Händen halten Sie einen Medizinball. Aktivieren Sie die Bauch- und die Gesäßmuskulatur und spannen Sie die Schultern nach hinten unten.

DURCHFÜHRUNG

Bewegen Sie den Ball nach links oben und strecken Sie sich. Dabei drehen sich der Körper und der rechte Fuß mit. Vor dieser Position schwingen Sie den Ball nach rechts unten, ähnlich, als würden Sie „Holz hacken"; der Körper dreht sich zurück, und die Beine beugen sich etwas. Anschließend heben Sie den Ball wieder an und wiederholen die Übung. Nachdem Sie die geplanten Wiederholungen zu einer Seite ausgeführt haben, trainieren Sie die andere Seite. Achten Sie auf rhythmische Bewegungen sowie auf Anspannung der stabilisierenden Muskulatur.
Üben Sie die Bewegung zuerst wenig kraftvoll und konzentrieren Sie sich darauf, die Körperspannung zu halten.

VARIANTE

Sie können die Übung auch abwechselnd nach links und nach rechts ausführen.

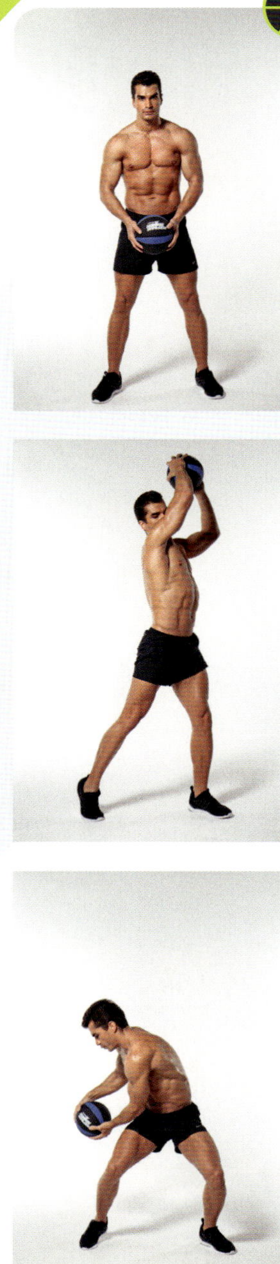

Der Bewegungsablauf von rechts oben nach links unten.

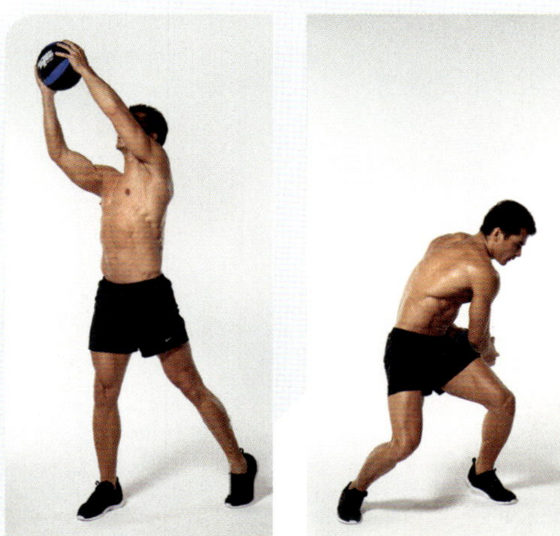

Der Schwung nach rechts unten.

SEITLICHES SCHWINGEN IM STAND

M 106
LEVEL 1

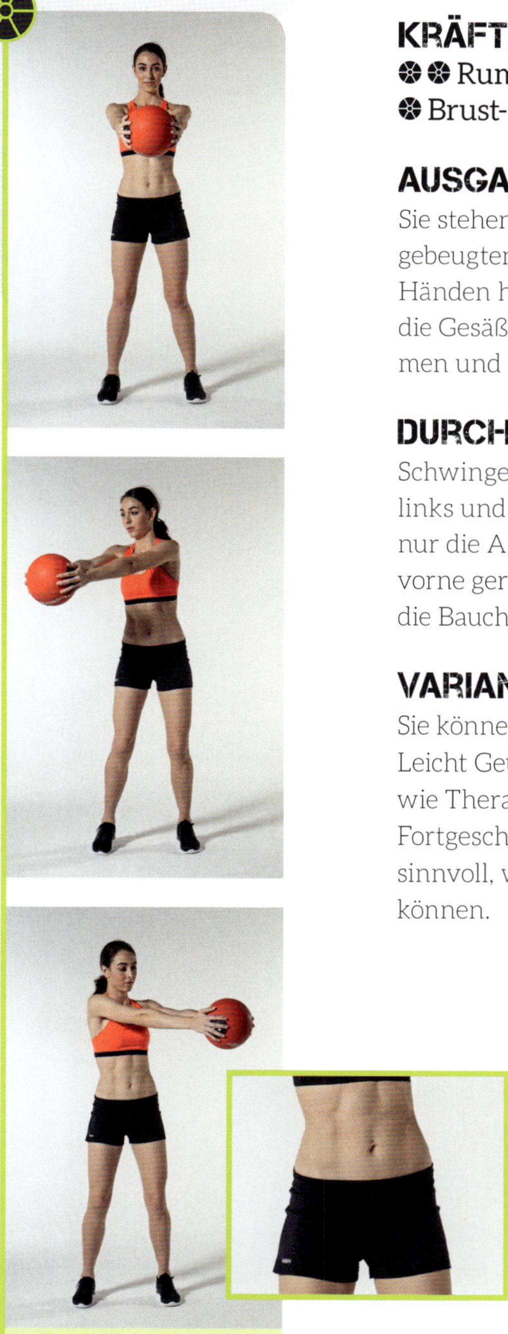

Der Bewegungsablauf.

KRÄFTIGUNG

❁❁ Rumpf-, Schulter- und Nackenmuskulatur
❁ Brust- und obere Rückenmuskulatur

AUSGANGSPOSITION

Sie stehen aufrecht im hüft- bis schulterbreiten Stand mit leicht gebeugten Beinen. Die Arme sind nach vorne gestreckt, und in den Händen halten Sie einen Medizinball. Spannen Sie die Bauch- und die Gesäßmuskulatur an und ziehen Sie die Schulterblätter zusammen und nach unten.

DURCHFÜHRUNG

Schwingen Sie den Ball mit langen Armen vor dem Körper nach links und rechts. Führen Sie viele Wiederholungen aus, wobei sich nur die Arme bewegen. Achten Sie darauf, dass die Hüften nach vorne gerichtet bleiben (siehe Vergrößerung), und spannen Sie dazu die Bauch- und die Gesäßmuskulatur nach.

VARIANTE

Sie können die Schwünge auch als liegende Achten ausführen. Leicht Geübte können die Übung auf einem instabilen Untergrund wie Therapiekreisel und Balance-Pad ausführen (Level 2). Fortgeschrittene können einbeinig üben (Level 3). Dies ist aber nur sinnvoll, wenn Sie das Gleichgewicht und den Körper gerade halten können.

M 107 LEVEL 2 SEITLICHER UNTERARMSTÜTZ MIT FUSS AUF MEDIZINBALL

KRÄFTIGUNG

❂❂ Rumpfmuskulatur, insbesondere seitliche Bauchmuskulatur, äußere Oberschenkel- und Schultermuskulatur

AUSGANGSPOSITION

Sie befinden sich im Seitstütz, der Unterarm ist unterhalb der Schulter aufgesetzt. Das Becken ist auf dem Boden abgelegt, und die Fußaußenseite des unteren Beins ist auf einem Medizinball positioniert. Bringen Sie den Unterarm und den Fuß zueinander in Spannung und aktivieren Sie die Bauch- und die Gesäßmuskulatur.

DURCHFÜHRUNG

Heben Sie das Becken und den Oberschenkel so an, dass der Körper gerade ist. Machen Sie nun kleine Bewegungen mit dem Becken nach unten und oben oder halten Sie diese Position für 30–60 Sekunden. Vermeiden Sie Ausweichbewegungen mit dem Oberkörper oder ein Abknicken der Position und achten Sie auf eine gleichmäßige Atmung.

VARIANTE

Einsteiger führen die Übung am Boden aus (Level 1). Fortgeschrittene können das obere Bein anheben (Level 3). Alternativ können Sie sich bei der Nutzung eines großen Softballs auch mit den Unterarmen auf den Ball stützen.

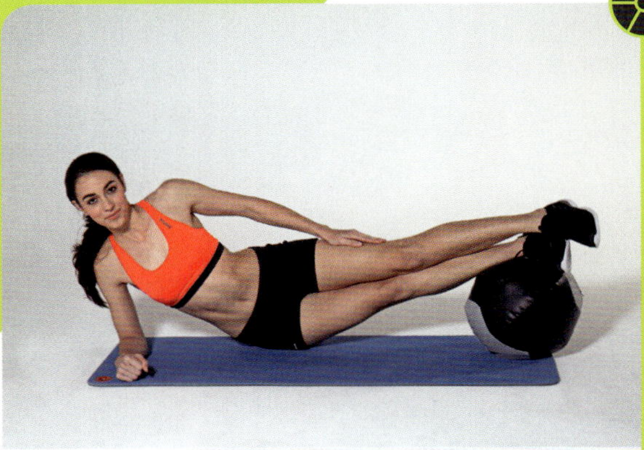

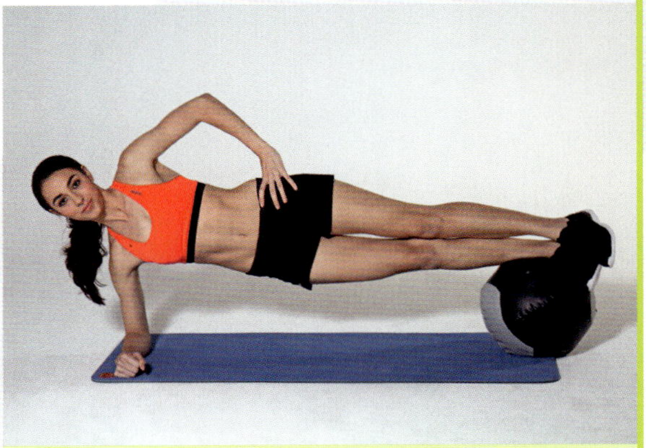

Die Ausgangs- und die Endposition.

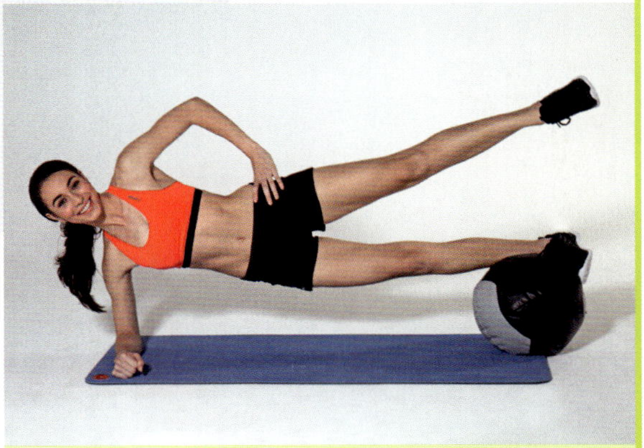

Die Intensivierung mit Anheben von oberem Bein.

SEITLICHER HANDSTÜTZ AUF MEDIZINBALL MIT GEBEUGTEN BEINEN

M 108
LEVEL 2

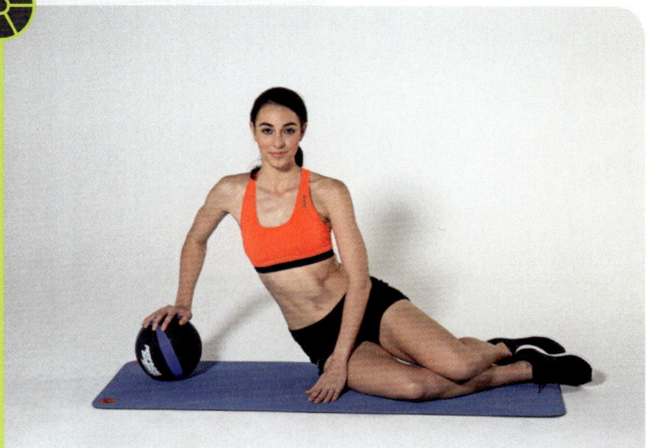

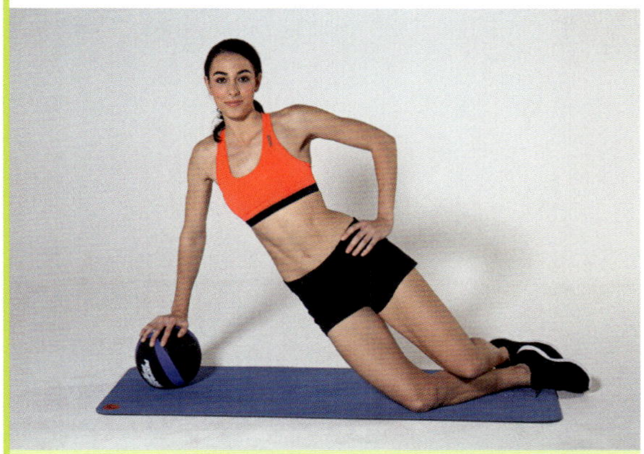

Die Ausgangs- und die Endposition mit der Hand auf dem Medizinball.

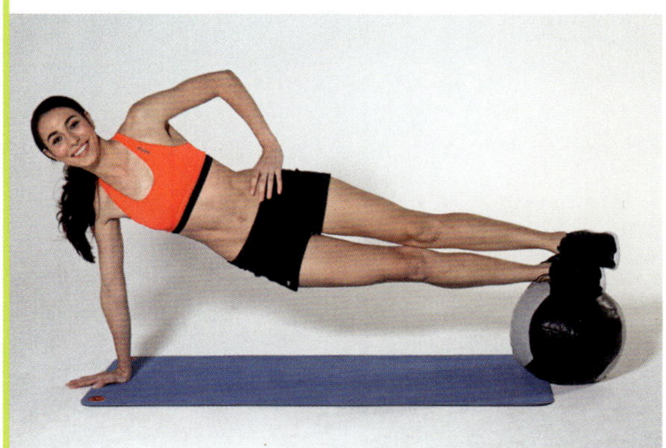

Der seitliche Handstütz mit dem Fuß auf dem Medizinball.

KRÄFTIGUNG

❁❁ Rumpfmuskulatur, insbesondere seitliche Bauchmuskulatur, äußere Oberschenkel- und Schultermuskulatur

AUSGANGSPOSITION

Sie befinden sich im seitlichen Stütz mit gestrecktem Arm. Die stützende Hand ist unter der Schulter auf einem Medizinball positioniert. Das Becken und das untere Bein sind auf dem Boden abgelegt, wobei der untere Unterschenkel nach hinten weist. Aktivieren Sie die Bauch- und die Gesäßmuskulatur.

DURCHFÜHRUNG

Heben Sie das Becken und den Oberschenkel an, bis der Körper gerade ist. Machen Sie kleine Bewegungen mit dem Becken nach unten und oben, ohne es abzulegen. Vermeiden Sie Ausweichbewegungen mit dem Oberkörper oder der Hüfte. Alternativ können Sie die Übung statisch ausführen, indem Sie die Endposition für 30–60 Sekunden halten.

VARIANTE

Der seitliche Handstütz auf dem Medizinball ist sehr intensiv, weshalb zuerst mit abgelegtem Unterschenkel geübt werden kann. Ziel ist es, so stark zu werden, dass Sie sich nur noch mit der Fußaußenseite und mit der Hand abstützen (Level 3). Weit Fortgeschrittene können das obere Bein anheben und den oberen Arm über den Kopf strecken. Als Alternative können Fortgeschrittene den Fuß auf dem Medizinball und die Hand auf dem Boden positionieren.

M 109 BEINANHEBEN IN SEITENLAGE MIT MEDIZINBALL

LEVEL 2

KRÄFTIGUNG

❁❁ Rumpf-, insbesondere seitliche Bauchmuskulatur, und äußere Oberschenkelmuskulatur

❁ innere Oberschenkel- und Gesäßmuskulatur

AUSGANGSPOSITION

Sie liegen auf der Seite, beide Beine sind gestreckt abgelegt, und zwischen den Füßen halten Sie einen Medizinball. Den Kopf können Sie abstützen oder ihn auf dem unteren Arm ablegen. Spannen Sie die Gesäß- und die Bauchmuskulatur an, indem Sie den Bauchnabel in Richtung Wirbelsäule ziehen.

DURCHFÜHRUNG

Heben Sie die aneinanderliegenden Beine so weit wie möglich an und halten Sie kurz die Position. Achten Sie bewusst darauf, wie die seitliche Rumpfmuskulatur dabei arbeitet. Dann senken Sie die Beine, ohne sie jedoch abzulegen, und wiederholen schließlich die Übung. Vermeiden Sie Ausweichbewegungen mit den Hüften nach vorne oder hinten.

VARIANTE

Einsteiger können zuerst ohne Medizinball üben (Level 1); Fortgeschrittene können die Arme nach oben gestreckt halten und gleichzeitig anheben (Level 3) und dies noch intensivieren, indem sie dabei auch einen Medizinball in den Händen halten.

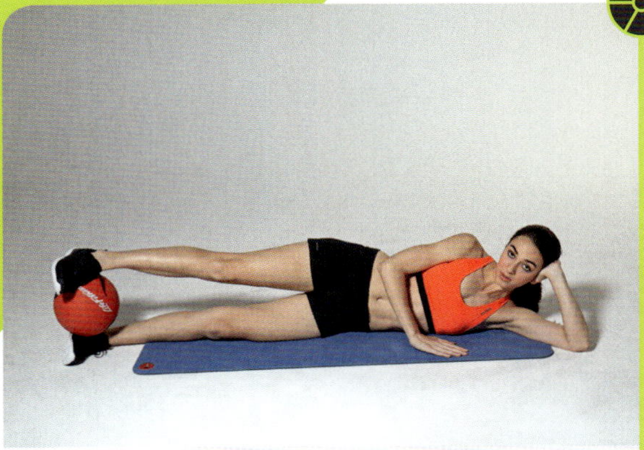

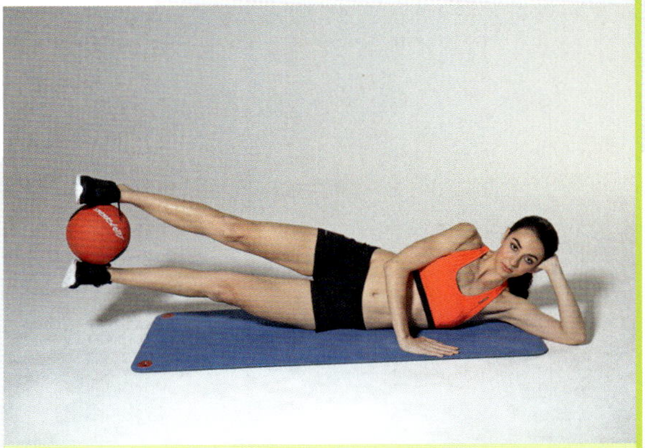

Die Ausgangs- und die Endposition.

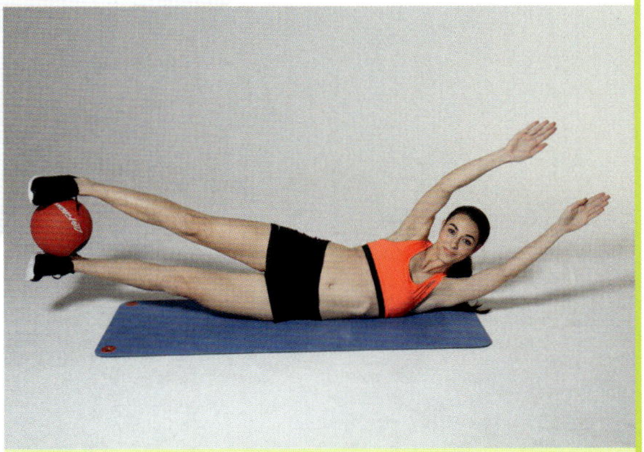

Die Variante für Fortgeschrittene mit Anheben der nach oben gestreckten Arme.

OBERKÖRPERANHEBEN IN SEITENLAGE MIT MEDIZINBALL

M 110
LEVEL 2

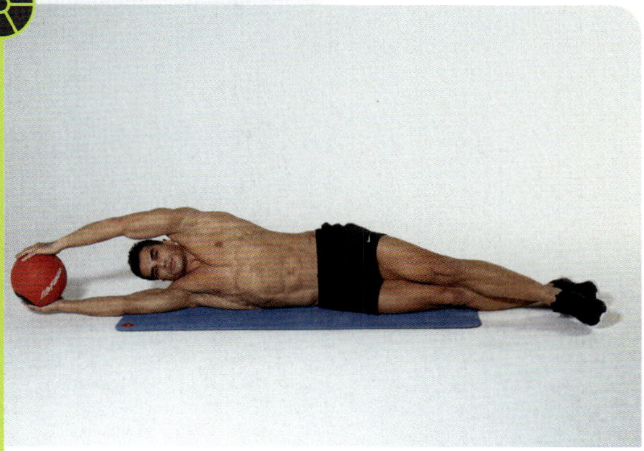

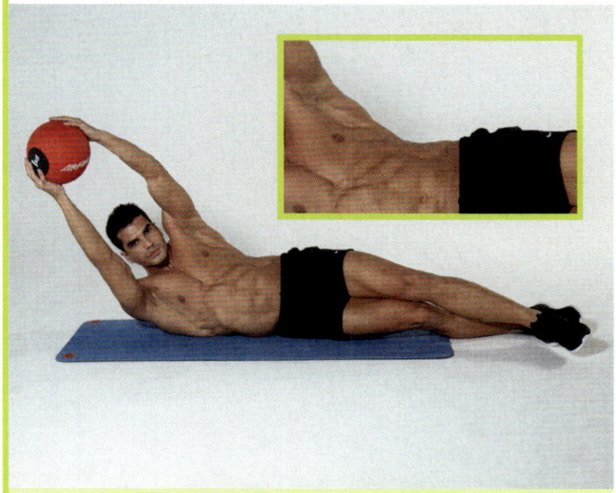

Bei dieser Übung trainieren kleine Bewegungen intensiv die seitliche Rumpfmuskulatur.

KRÄFTIGUNG

❁❁ Rumpf-, insbesondere seitliche Bauchmuskulatur

❁ Brust-, Schulter-, obere Rücken-, äußere Oberschenkel- und Gesäßmuskulatur

AUSGANGSPOSITION

Sie befinden sich in Seitenlage, die Arme sind nach oben gestreckt, und in den Händen halten Sie einen Medizinball. Die Beine sind gestreckt, die Füße befinden sich hintereinander oder übereinander am Boden. Alternativ können Sie den oberen Fuß vor sich auf den Boden stellen, um die Position zu stabilisieren. Spannen Sie die Bauch- und die Gesäßmuskulatur an.

DURCHFÜHRUNG

Heben Sie langsam den Oberkörper an und halten Sie kurz diese Position. Dann senken Sie den Oberkörper kontrolliert, ohne ihn abzulegen, und wiederholen schließlich die Übung. Achten Sie darauf, dass Sie das Anheben mit der Kraft der Bauchmuskulatur und ohne Schwung ausführen.

VARIANTE

Diese Übung ist sehr intensiv, weshalb Einsteiger zuerst ohne Medizinball üben können (Level 1). Fortgeschrittene können einen Medizinball in den Händen und einen Medizinball zwischen den Füßen halten und beide gleichzeitig anheben (Level 3).

Die Übung lässt sich gut auf einem Gymnastikball oder hohen Polster ausführen, da so mehr Bewegungsspielraum besteht.

M 111 LEVEL 2 KÖRPERANHEBEN AUS BAUCHLAGE (SUPERMAN) MIT MEDIZINBALL

KRÄFTIGUNG

❂❂ untere Rücken-, Nacken- und hintere Schultermuskulatur

❂ obere Rücken-, hintere Oberschenkel- und Gesäßmuskulatur

AUSGANGSPOSITION

Sie liegen auf dem Bauch, der Körper ist abgelegt. Die Arme sind nach oben gestreckt und in den Händen halten Sie einen leichten Medizinball. Spannen Sie die Bauchmuskulatur nach innen oben und die Gesäßmuskulatur an.

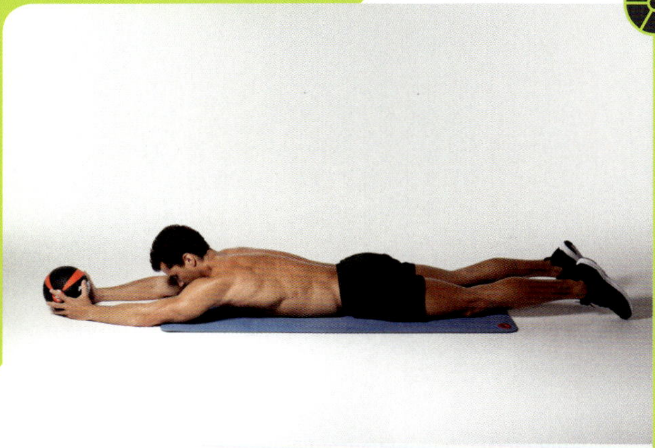

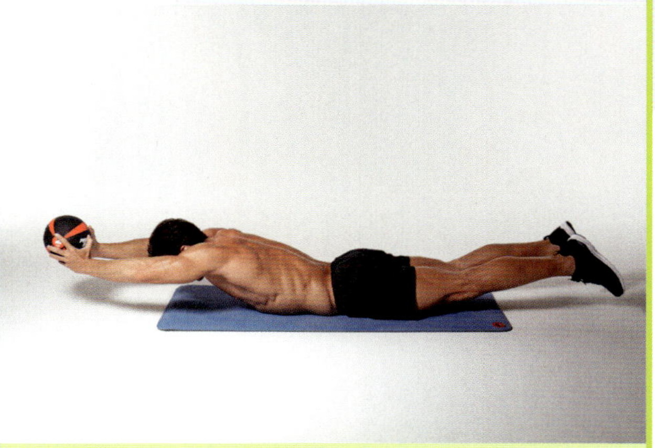

Die Ausgangs- und die Endposition.

DURCHFÜHRUNG

Heben Sie gleichzeitig Kopf, Arme und Beine ab. Den Ball bewegen Sie etwas höher als den Kopf, die Stirn bleibt parallel zum Boden. Die Endposition wird abhängig vom Leistungsniveau 30–60 Sekunden gehalten. Achten Sie auf gleichmäßige Atmung und darauf, dass der Rücken nicht in ein Hohlkreuz fällt. Spannen Sie deshalb die Bauch- und die Gesäßmuskulatur immer wieder bewusst nach. Das Halten dieser Position entspricht der Durchführung eines Satzes bei den dynamischen Übungen.

VARIANTE

Die Übung mit gestreckten Armen ist sehr anstrengend; entscheidend ist die korrekte Körperposition und nicht das Bewältigen eines hohen Ballgewichts. Einsteiger können vorerst ohne Medizinball üben (Level 1). Fortgeschrittene können einen Ball in den Händen und einen Ball zwischen den Füßen halten (Level 3).

Sie können in der Endposition leichte Schwünge mit Füßen und Armen nach unten und oben machen. Auch können Sie den Ball hinter dem Kopf vor und zurück bewegen. Alternativ können Sie den Ball auf dem unteren Anteil des Hinterkopfes halten und so den Nacken intensiv trainieren.

OBERKÖRPERANHEBEN (AUF GYMNASTIKBALL) MIT MEDIZINBALL

M 112
LEVEL 2

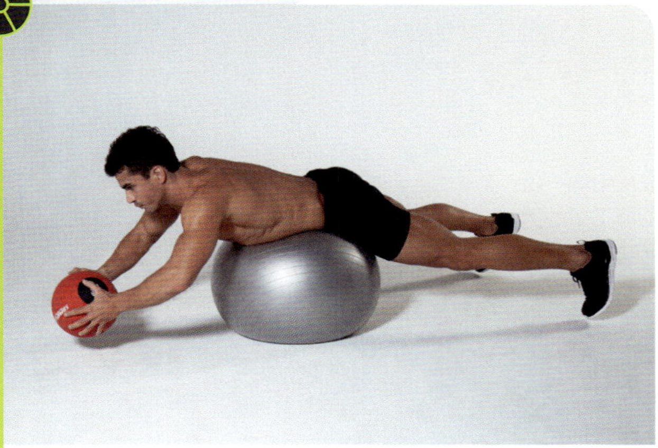

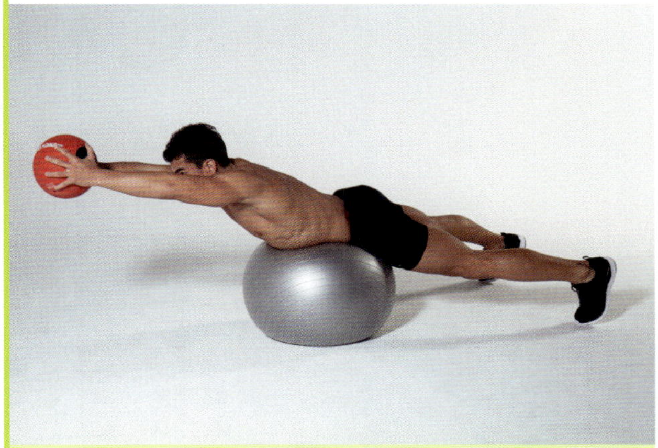

Die Ausgangs- und die Endposition.

KRÄFTIGUNG

- ❁❁ Rumpfmuskulatur, insbesondere untere Rückenmuskulatur, Nacken- und hintere Schultermuskulatur
- ❁ obere Rücken- und Gesäßmuskulatur

AUSGANGSPOSITION

Bei dieser Variante des Körperhebens befinden Sie sich in Bauchlage auf einem Gymnastikball. Die Arme sind nach oben abgelegt, und in den Händen halten Sie einen Medizinball. Die Beine sind gestreckt, die Zehen sind deutlich auseinandergestellt und drücken fest auf den Boden. Spannen Sie die Bauch- und die Gesäßmuskulatur fest an.

DURCHFÜHRUNG

Heben Sie den Oberkörper an und halten Sie die Position. Dann senken Sie ihn wieder, ohne ihn abzulegen, und wiederholen schließlich die Übung. Achten Sie auf kontrollierte Bewegungen.

VARIANTE

Einsteiger üben mit gebeugten Armen (Level 1); Fortgeschrittene üben mit gestreckten Armen und können einen Fuß anheben (Level 3).
Wenn Sie keinen Gymnastikball zur Verfügung haben, dann können Sie auf einem großen Polster üben.

M 113 LEVEL 2 BEINRÜCKHEBEN (AUF GYMNASTIKBALL) MIT MEDIZINBALL

KRÄFTIGUNG

- ❁❁ Rumpfmuskulatur, insbesondere untere Rücken-, hintere Oberschenkel- und Gesäßmuskulatur
- ❁ Schulter-, innere und äußere Oberschenkelmuskulatur

AUSGANGSPOSITION

Sie befinden sich in Bauchlage auf einem Gymnastikball oder hohen Polster und stützen sich mit den Unterarmen oder den Händen ab. Sie halten einen Medizinball zwischen den Füßen; die Rumpf- und Gesäßmuskulatur sind in Spannung.

DURCHFÜHRUNG

Heben Sie die Beine an und halten Sie die Position. Dann senken Sie die Beine wieder, ohne sie abzulegen, und wiederholen schließlich die Übung. Alternativ können Sie die Endposition 30–60 Sekunden statisch halten oder mit den Beinen kleine Schwünge auf und ab ausführen.

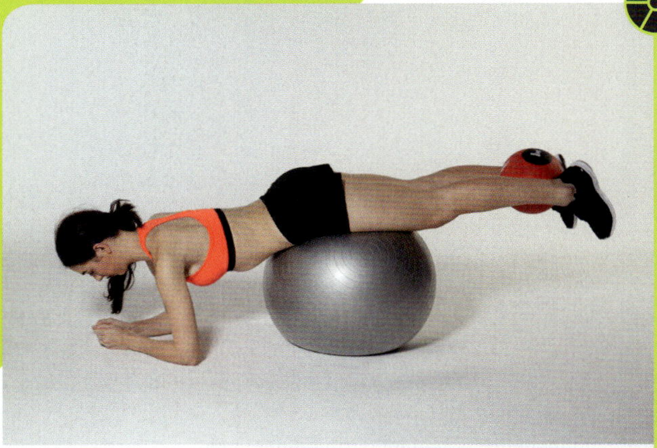

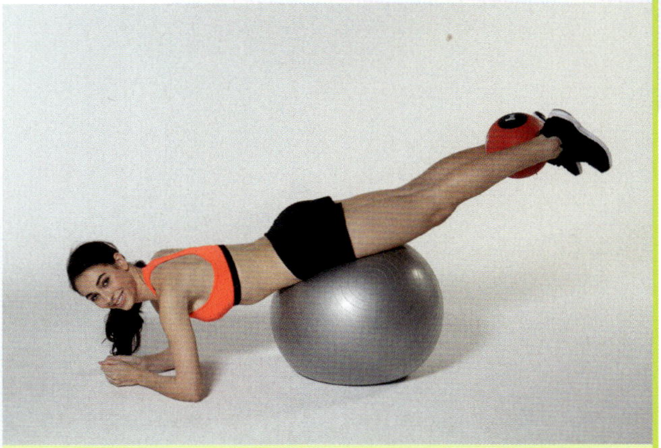

Die Ausgangs- und die Endposition.

VARIANTE

Einsteiger können vorerst ohne Ball trainieren (Level 1). Alternativ können Sie das Beinheben einbeinig im vorgebeugten Stand oder im Vierfüßlerstand mit Fußgelenksgewichten üben.

TIPP

Wenn Ihnen für die Übungen M 112 und M 113 kein Gymnastikball zur Verfügung steht, dann können Sie dicke Kissen beziehungsweise ein Sofa-Polster unter den Bauch legen. Auf einem Gymnastikball lässt sich diese Übung jedoch am bequemsten und auch am wirkungsvollsten üben, da der Körper den instabilen Untergrund ausgleichen muss.

ÜBUNGEN FÜR DEN RUMPF

RÜCKWÄRTIGER UNTERARMSTÜTZ MIT FERSEN AUF MEDIZINBALL

M 114
LEVEL 2

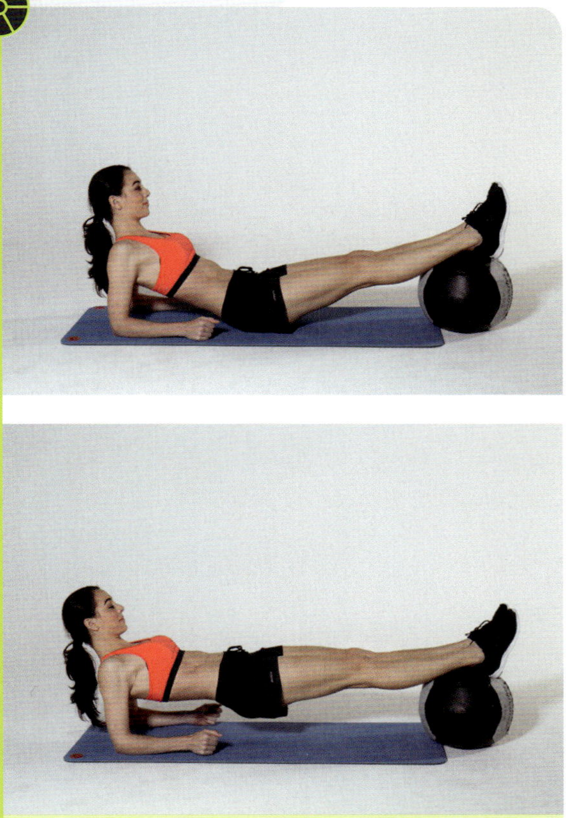

Die Ausgangs- und die Endposition.

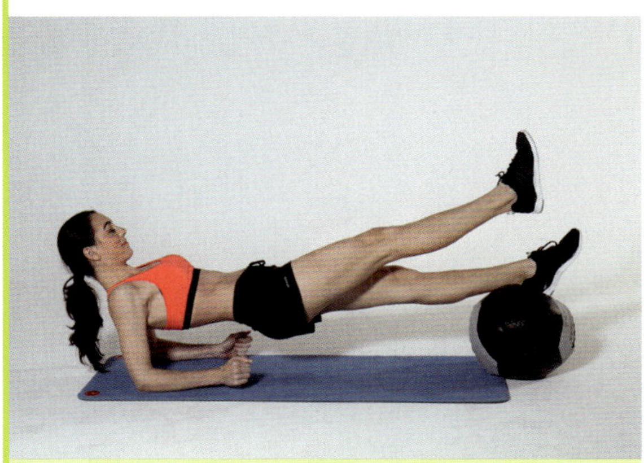

Die Intensivierung mit angehobenem Bein.

KRÄFTIGUNG

- ❁❁ Rumpf- und hintere Oberschenkelmuskulatur
- ❁ Schulter- und Gesäßmuskulatur

AUSGANGSPOSITION

Sie befinden sich in Rückenlage, die Beine sind zusammen, und die Fersen sind auf einem Medizinball positioniert. Die Unterarme sind so abgestellt, dass sich die Ellbogen unter den Schultergelenken befinden. Spannen Sie die Gesäßmuskulatur an und ziehen Sie den Bauchnabel in Richtung Wirbelsäule, um die quere Bauchmuskulatur zu aktivieren.

DURCHFÜHRUNG

Drücken Sie den Oberkörper nach oben, bis der Rücken gerade ist. Halten Sie diese Position abhängig von Ihrem Leistungsniveau zwischen 30 und 60 Sekunden. Konzentrieren Sie sich dabei auf die Aktivität der Muskulatur und achten Sie auf eine gleichmäßige Atmung.
Die statische Ausführung über mehrere Sekunden entspricht der Ausführung eines Satzes bei den dynamischen Übungen.

VARIANTE

Einsteiger stellen die Fußsohlen auf oder führen die Übung am Boden aus (Level 1). Zur Intensivierung heben Sie abwechselnd ein Bein an und halten es kurz oben, oder Sie ziehen ein Knie zur Brust (Level 3).
Ein rückwärtiger Unterarmstütz auf dem Medizinball ist nicht empfehlenswert, da die Verletzungsgefahr durch Wackeln größer ist als der mögliche Nutzen.

M 115 LEVEL 3 RÜCKWÄRTIGER HANDSTÜTZ AUF MEDIZINBALL

KRÄFTIGUNG

❁❁ Rumpf-, Schulter- und hintere Oberschenkelmuskulatur
❁ Gesäßmuskulatur

AUSGANGSPOSITION

Sie sitzen auf dem Boden, die zusammenliegenden Beine weisen nach vorne, die Fersen sind aufgestellt, und die Zehen sind angezogen. Stützen Sie sich mit den Händen auf einen Medizinball. Die Arme sind unter den Schultern, und die Finger zeigen nach unten. Spannen Sie die Gesäß- und die Bauchmuskulatur an.

DURCHFÜHRUNG

Drücken Sie das Gesäß nach oben, bis der Rücken gerade ist. Halten Sie diese Position abhängig von Ihrem Leistungsniveau zwischen 30 und 60 Sekunden. Konzentrieren Sie sich dabei auf die Aktivität der Rumpfmuskulatur und achten Sie auf eine gleichmäßige Atmung. Die statische Ausführung über mehrere Sekunden entspricht der Ausführung eines Satzes bei den dynamischen Übungen.

VARIANTE

Leicht Geübte führen die Übung am Boden aus (Level 2). Zur Intensivierung heben Sie abwechselnd ein Bein an oder ziehen ein Knie zur Brust. Auch können Sie in der angehobenen Position kleine Schritte nach rechts und links machen. Alternativ platzieren Sie die Fersen bei gestreckten Beinen auf dem Medizinball und stützen sich mit den Händen auf den Boden. So wird die Aktivität der Bein- und Gesäßmuskulatur vergrößert und die der Schultermuskulatur etwas verringert.

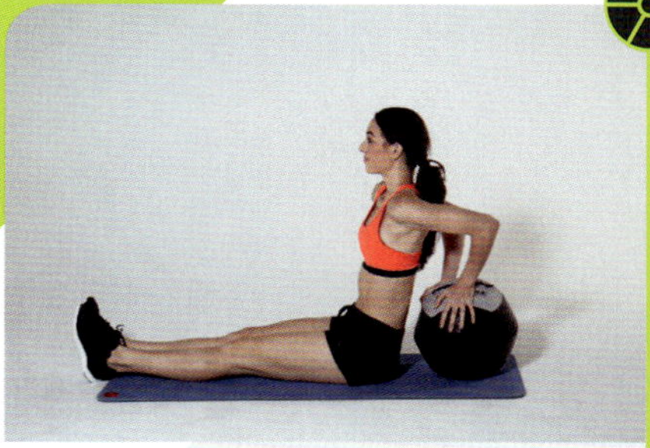
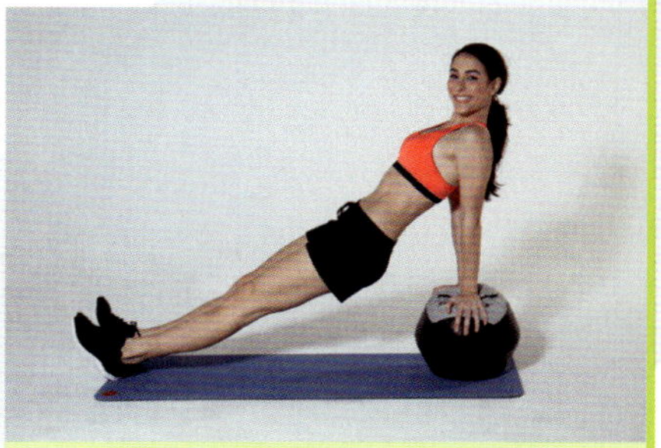

Die Ausgangs- und die Endposition.

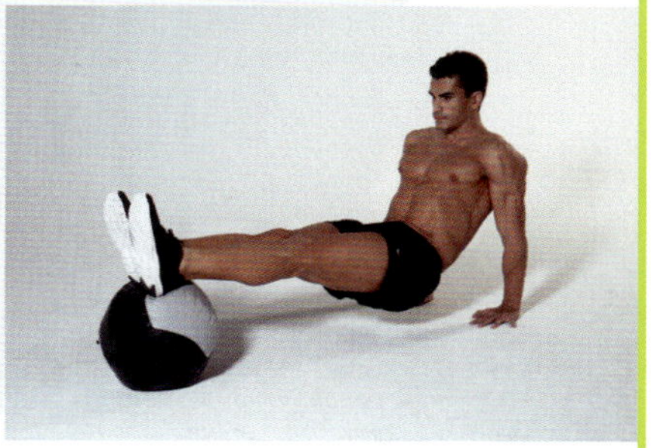
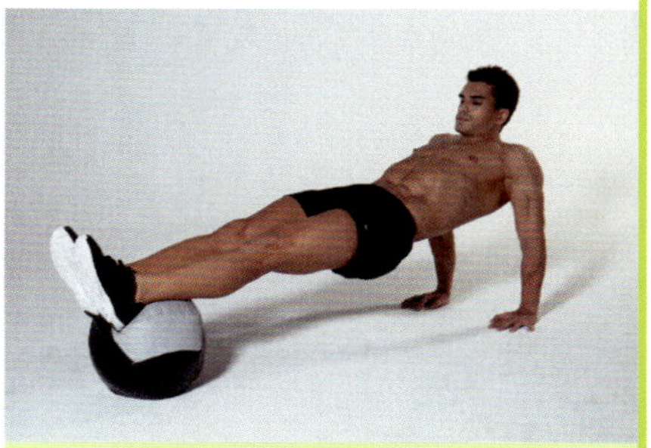

Der Stütz mit den Füßen auf dem Ball.

RUMPFDREHEN IM VORGEBEUGTEN STAND MIT GESTRECKTEN ARMEN

M 116
LEVEL 2

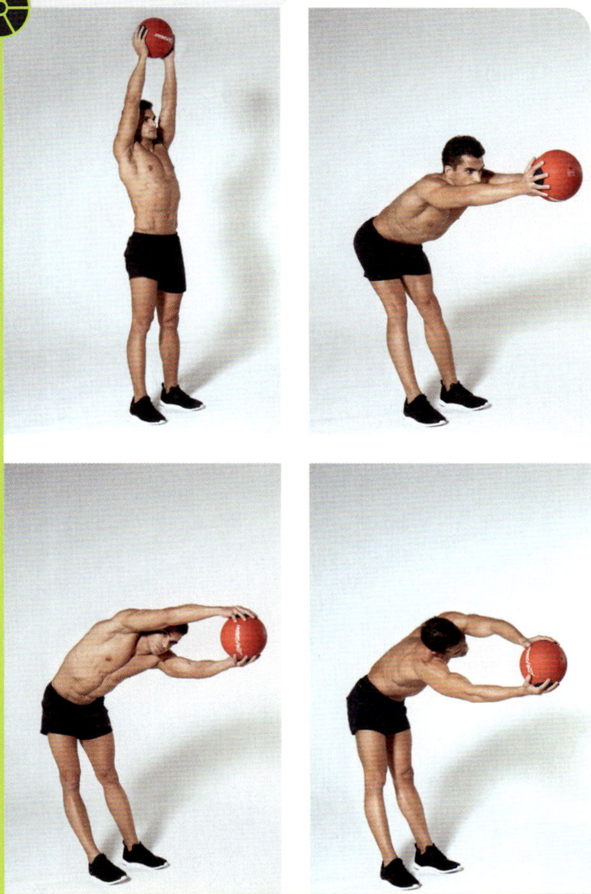

Der Bewegungsablauf. Sie vereinfachen diesen etwas, wenn Sie die Beine leicht beugen.

KRÄFTIGUNG

❁❁ Rumpf- und Nackenmuskulatur
❁ Schulter-, obere Rücken-, hintere Oberschenkel- und Gesäßmuskulatur

AUSGANGSPOSITION

Sie stehen aufrecht, die Beine sind leicht gebeugt und schulterbreit auseinander. Die Arme sind nach oben gestreckt neben den Schläfen, und in den Händen halten Sie einen Medizinball. Spannen Sie die Bauch- und die Gesäßmuskulatur an und verlagern Sie den Oberkörper bis zur Waagrechten nach vorne, wobei Sie das Gesäß nach hinten schieben und die Arme gestreckt halten, sodass sie nun nach vorne zeigen. Drücken Sie die Füße fest auf den Boden und halten Sie den Rumpf in Spannung.
Sie können die Füße im Boden „verankern", damit ist gemeint, dass Sie die Füße im parallelen Stand nach außen spannen, ohne sie tatsächlich zu bewegen. Den rechten Fuß spannen Sie, als würden Sie im Uhrzeigersinn rotieren, und den linken Fuß entsprechend umgekehrt. In dieser Position erreichen Sie eine stabilere Ausgangsposition.

DURCHFÜHRUNG

Drehen Sie den Oberkörper in einer langsamen Bewegung nach rechts und halten Sie kurz die Position. Dann drehen Sie den Oberkörper nach links und halten diese Position. Danach drehen Sie sich zurück und wiederholen die Übung. Achten Sie darauf, dass die stabilisierende Muskulatur durchgehend angespannt ist und der Rücken gerade bleibt.

VARIANTE

Einsteiger erlernen die Bewegung mit den Händen vor der Brust (Level 1). Fortgeschrittene können auf einem instabilen Untergrund üben (Level 3).

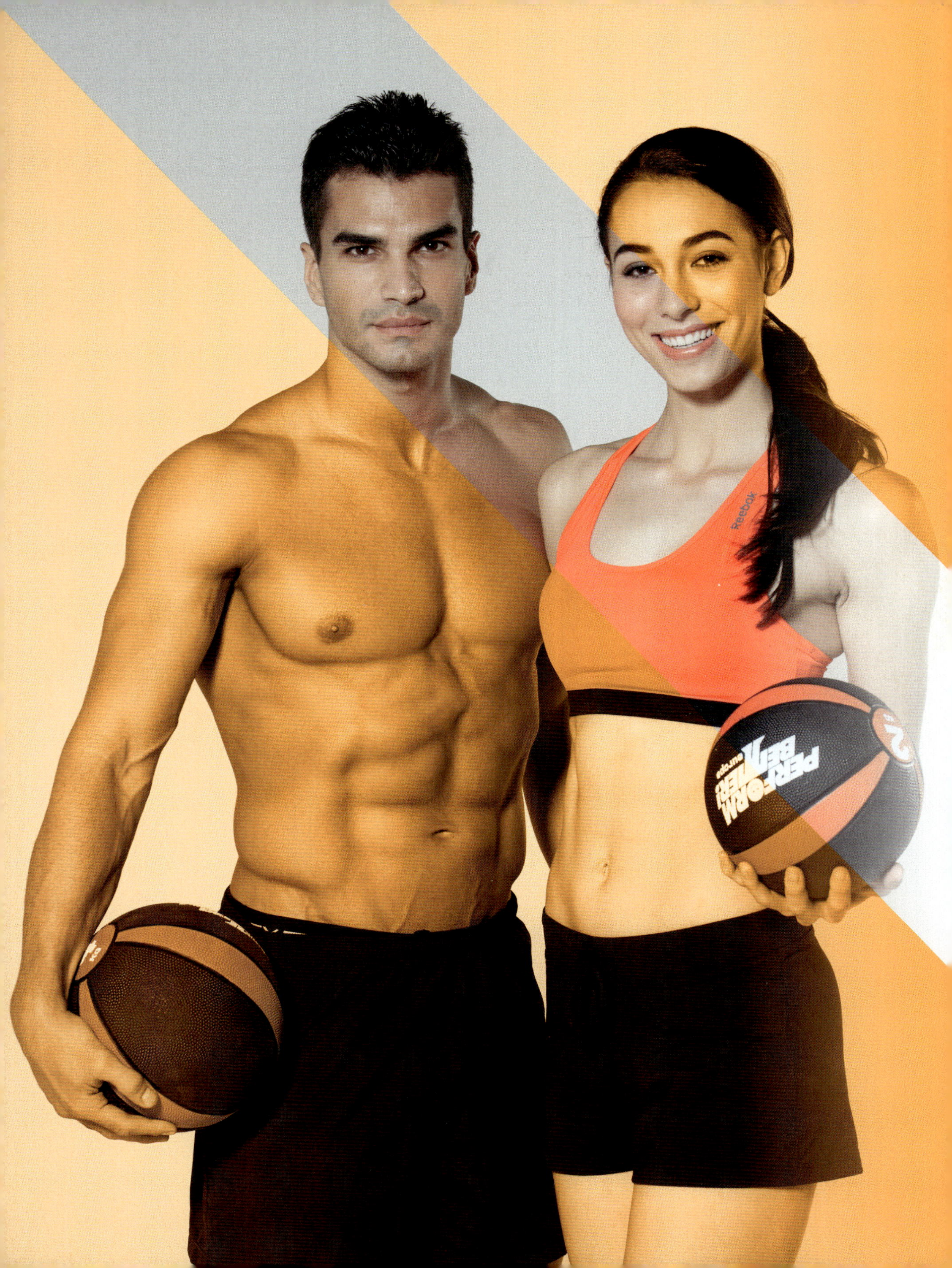
Reebok
PERFORM BETTER

TEIL 3

TRAININGS-GESTALTUNG

1. Grundlagen
2. Dehnen
3. Selbstmassage zur Faszienbehandlung

1. GRUNDLAGEN

Für die Gestaltung einer Trainingseinheit lässt sich das Training, gleich in welcher Sportart, in drei Phasen einteilen: Zuerst erfolgt das Vorbereiten des Körpers (Aufwärmphase), dann der Hauptteil und schließlich der Trainingsabschluss (Abwärmphase). Teilen Sie auch Ihr Training mit dem Medizinball entsprechend ein. Dieses Buch bietet effektive und gesundheitsorientierte Work-outs an, die sich in möglichst kurzer Zeit durchführen lassen, und dementsprechend sind auch die Trainingsphasen ausgearbeitet.

AUFWÄRMPHASE

In der Aufwärmphase bereiten Sie Ihren Körper auf das Training mit dem Ziel vor, dass er leistungsfähig wird und sich die Verletzungsgefahr minimiert. Es werden langsame Bewegungen oder zumindest einige Übungswiederholungen mit geringer Intensität ausgeführt. Es bildet sich so mehr Gelenkflüssigkeit, wodurch die Gelenke besser aufeinandergleiten und die Knorpel geschützt sind. Wenn Sie Verspannungen in der Muskulatur fühlen, dann empfiehlt es sich, diese mit der Faszienrolle und Dehnübungen zu beseitigen. Es bestehen verschiedene Möglichkeiten zur Trainingsvorbereitung. Wählen Sie Ihr Vorgehen abhängig von Ihren Trainingserfahrungen und Ihrem Körpergefühl vor der aktuellen Trainingseinheit.

Erwärmen

Sie können vor dem Work-out eine Aufwärmübung ausführen, um den Körper auf das Training einzustimmen, was jedoch nicht zwingend erforderlich ist. Zum Erwärmen wird eine Übung fünf bis zehn Minuten lang mit geringer Intensität und in gleichmäßiger Geschwindigkeit ausgeführt, ohne dabei außer Atem zu kommen. Beim Training zu Hause können Sie „Laufen auf der Stelle", „Hampelmänner" oder Seilspringen ausführen. Auch Radergometer und Stepper eignen sich zum Erwärmen.

Viele Fitnesssportler verzichten aus Gründen der Zeitersparnis auf ein solches allgemeines Erwärmen des Körpers, insbesondere wenn sie nur ein kurzes Work-out daheim ausführen, und machen stattdessen einige Körpergewichtsübungen mit geringer Intensität.

Abrollen

Konzentrieren Sie sich auf Ihren Körper und Ihre Muskulatur. Fühlen Sie verspannte Muskelgruppen, dann können Sie diese Muskeln abrollen (siehe Seite 197–203). Dazu werden gleichmäßige, eher schnelle Rollbewegungen ausgeführt, um Verklebungen zu lösen.

Von intensivem Abrollen und langem Halten einzelner Positionen zur intensiven Triggerpunktbehandlung ist in der Aufwärmphase abzuraten, da dies zur Senkung der Leistungsfähigkeit führt und Schwellungen im Bindegewebe verursachen kann und somit zu einer erhöhten Verletzungsgefahr führt. Intensives Abrollen können Sie nach den Kraftübungen machen; besser ist es sogar, eigenständige Trainingseinheiten zur gezielten Schmerzbehandlung auszuführen.

Dehnen

Sie können verspannte Muskeln andehnen, d. h., statische Dehnübungen mit einer Haltedauer von maximal zehn Sekunden ausführen (siehe Seiten 189–191). Dies hat zum Ziel, Verspannungen zu lösen, damit sie die Bewegungen bei den Medizinball-Übungen nicht einschränken beziehungsweise zu Ausweichbewegungen führen, welche die Verletzungsgefahr erhöhen.

Von einem intensiven Dehnprogramm mit statischem Halten der Positionen für 20 Sekunden, wie dies in den letzten Jahren noch vielfach praktiziert wurde, wird hingegen in der Aufwärmphase nach dem aktuellen Stand der Trainingslehre abgeraten. Intensives Dehnen der Muskulatur zur Verbesserung der Beweglichkeit können Sie nach den Kraftübungen durchführen; besser ist es sogar, eigenständige Trainingseinheiten zur gezielten Verbesserung der Beweglichkeit auszuführen.

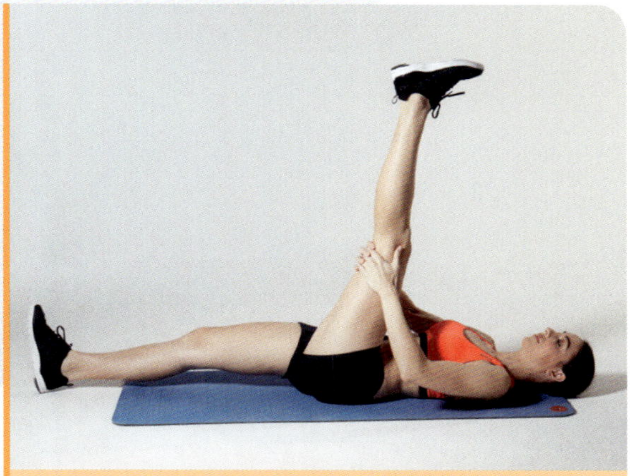

Sie können im Aufwärmprogramm dehnen, vermeiden Sie jedoch langes statisches Halten.

Spezifisches Aufwärmen

Vor intensiven Übungen zur Körperkräftigung empfiehlt es sich, zuerst einen Übungssatz mit geringer Intensität beziehungsweise eine einfache Variante auszuführen. Sie können auch erst einige Übungen mit dem eigenen Körpergewicht ausführen, um den Körper in Leistungsbereitschaft zu versetzen. Dazu eignen sich beispielsweise Ausfallschritte in alle Richtungen und einfache Liegestützvarianten.

Ein umfangreiches Work-out aus Mobilitätsübungen ist möglich und wird beispielsweise von einigen amerikanischen Autoren empfohlen. Dies führt aber zu einer deutlichen zeitlichen Verlängerung des Work-outs, was nicht dem Ziel dieses Buches entspricht und deshalb nicht vorgestellt wird.

HAUPTTEIL

Im Hauptteil des Fitnesstrainings mit dem Medizinball werden Work-outs zur Steigerung der Kraft und der Explosivität ausgeführt. An anderen Wochentagen können Sie zusätzliche Trainingseinheiten machen, in denen Sie gezielt die Ausdauer oder die Beweglichkeit fördern. Auch eine regenerative Trainingseinheit ist möglich, in der Sie sich auf intensives Abrollen des Körpers sowie der Behandlung von Triggerpunkten konzentrieren.

Für die Medizinball-Work-outs sind Intervalldauern angegeben, die abhängig vom Trainingslevel gewählt werden. Als Einsteiger nutzen Sie einfache Übungsvarianten beziehungsweise einen leichten Medizinball, da der Körper sich erst an die neuen Anforderungen gewöhnen muss. Insbesondere Wurf- und Stoßübungen müssen Sie erst sehr vorsichtig ausführen und dabei lernen, den Körper durchgehend in Spannung zu halten. Konzentrieren Sie sich auf die ausführende Muskulatur sowie die effiziente Bewegungsausführung, damit Sie optimale Ergebnisse erreichen. Für Einsteiger empfiehlt sich eine Einstiegsphase von etwa sechs Wochen. Mit steigendem Trainingsniveau steigern Sie kontinuierlich die Intensitäten und wählen schwerere Übungsvarianten.

Achten Sie auch bei den letzten Wiederholungen eines Satzes darauf, dass Sie die Übung mit dem Medizinball noch technisch korrekt ausführen. Vermeiden Sie es, Wiederholungen durch Ausweichbewegungen und Fehlstellungen des Körpers zu bewältigen, um Verletzungen zu vermeiden. Die Trainingsmethoden werden auf den Seiten 28–40 ausführlich beschrieben.

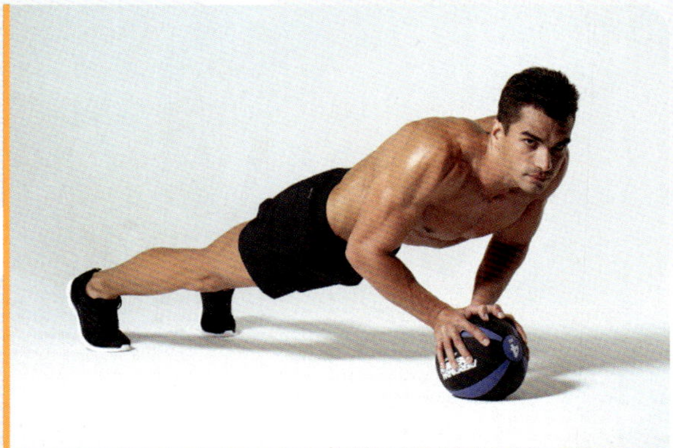

Wählen Sie solche Übungsvarianten, die Sie kontrollieren und technisch perfekt ausführen können.

ABWÄRMPHASE

In der Abwärmphase geht es darum, die mentale und körperliche Leistungsbereitschaft von der sportlichen Aktivität wieder auf die Alltagsbedürfnisse umzustellen. Die Regenerationsprozesse werden eingeleitet und gefördert, und es muss sichergestellt sein, dass die Muskulatur elastisch und beweglich bleibt.

Eine Abwärmübung kann ausgeführt werden, was jedoch bei den kurzen Work-outs in diesem Buch normalerweise nicht notwendig ist. Empfehlenswert ist es, das Training mit Abrollen und einigen Dehnübungen für die beanspruchten Muskelgruppen abzuschließen. Manche Fitnesssportler verzichten auf diese Maßnahmen, was jedoch dazu führen kann, dass sich die Muskulatur einige Stunden nach dem Training deutlich verspannt anfühlt.

Abwärmen

Ein spezielles Abwärmen des Körpers ist nur notwendig, wenn Sie die Trainingseinheit als sehr intensiv wahrgenommen haben. Ansonsten können Sie zur Zeitersparnis darauf verzichten. Um das Abwärmen durchzuführen, bewegen Sie sich in einem langsamen Tempo etwa fünf Minuten lang, ohne sich anzustrengen. Dazu eignet sich eine Übung, die sich mit langsamer und gleichmäßiger Geschwindigkeit durchführen lässt, wie beispielsweise langsames Laufen, was auch auf der Stelle möglich ist.

Abrollen

Nach dem Training können Sie den Körper mit der Faszienrolle massieren, um die Verspannungen zu lösen und die Regeneration zu beschleunigen. Insbesondere nach einer intensiven Trainingseinheit ist das Abrollen sehr hilfreich, und Sie werden sich danach deutlich wohler fühlen. Generell können Sie ein Abrollen immer ausführen, beispielsweise daheim beim Fernsehen, wenn Sie Verspannungen Ihrer Muskulatur beseitigen wollen.

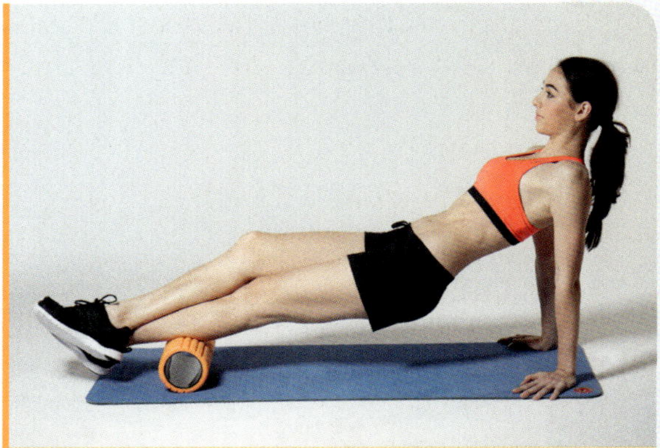

Nach intensivem Training empfiehlt es sich, die Muskulatur abzurollen.

Dehnen

Am Ende der Trainingseinheit empfiehlt es sich, einige Dehnübungen für die beanspruchte

Muskulatur auszuführen, was verhindert, dass sich die Muskulatur verkürzt. Nutzen Sie eine statische Dehnmethode (siehe Seiten 190–191). Machen Sie die Anzahl, die Dauer und die Intensitäten der Dehnübungen davon abhängig, wie intensiv Sie im Hauptteil trainiert haben. Wenn Sie bereits sehr müde sind, dann vermeiden Sie extreme Dehnpositionen und langes Halten der Dehnpositionen, da eine müde Muskulatur zu Krämpfen neigt. Ansonsten können Sie sich umfangreich dehnen; intensives und langes Dehnen zur Leistungsverbesserung führen Sie aber am besten in einer eigenständigen Trainingseinheit aus.

2. DEHNEN

In Alltag und Berufsleben werden wir immer mehr gefordert, Leistung zu erbringen. Der ständige Stress, unsere Aufgaben zu erfüllen, sowie das Ausführen von einseitigen Tätigkeiten (beispielsweise das lange Arbeiten am Computer) führen dazu, dass der Körper verspannt, man Ausweichhaltungen einnimmt und Muskelverkürzungen entstehen.

Mit dem regelmäßigen Ausführen von Dehnübungen nach den hier beschriebenen Methoden können Sie Verspannungen und Verkürzungen beseitigen. Sie fördern Ihr allgemeines Wohlbefinden und verbessern Ihre Körperhaltung. Auch lernen Sie, die Muskulatur besser wahrzunehmen, und können so Körpersignale wie Überlastungsanzeichen leichter erkennen. Außerdem führt das Dehnen dazu, dass Sie das Krafttraining effizienter ausführen können, da es damit gelingt, die Muskeln besser zu aktivieren. Deshalb gehören Dehnübungen zum Workout, gleich, in welcher Trainingsphase Sie diese einsetzen.

INFO: DEHNEN

Der Begriff „Dehnen“ beschreibt das gezielte Ausführen von Übungen, um eine Verbesserung der Beweglichkeit zu erreichen. Dehnen Sie sich regelmäßig, damit Sie die Bewegungen in Alltag und Sport im optimalen Umfang ausführen können und nicht von verspannten und verkürzten Muskeln beeinträchtigt werden. Auch führt das regelmäßige Ausführen von Dehnübungen dazu, dass Sie ein gutes Muskelgefühl entwickeln und sich leichter entspannen können.

ANWENDUNGSMÖGLICHKEITEN

Dehnübungen können grundsätzlich immer ausgeführt werden: Fühlen Sie beispielsweise während der Arbeit eine Verspannung der Nackenmuskulatur, dann machen Sie eine kurze Pause und dehnen die Muskulatur (siehe „D 1: Kopf zur Seite neigen“), damit sich die Verspannung löst.

Wird im Fitnesstraining gedehnt, gilt es zu unterscheiden, wozu und wann die Dehnübungen eingesetzt werden: in der Aufwärmphase, der Abwärmphase oder beim Dehnen als Haupttrainingsteil zur gezielten Beweglichkeitsverbesserung. In der Aufwärmphase ist es das Ziel, den Körper auf das Training vorzubereiten. Dehnübungen werden dann nur eingesetzt, um Verspannungen zu beseitigen und so sicherzustellen, dass der Körper bei seinen Bewegungen nicht eingeschränkt ist. Es wird ein „Andehnen" ausgeführt, das bedeutet, dass die Positionen nur jeweils zehn Sekunden gehalten werden.

Am Ende des Trainings empfiehlt es sich, Dehnübungen auszuführen, zumindest für die Muskeln, die Sie beim Training mit dem Medizinball vorrangig aktiviert haben und die sich deutlich gespannt anfühlen. Dieses Vorgehen hilft dabei, vom Training abzuschalten, entspannt den Körper und verhindert, dass Muskelverkürzungen entstehen.

Wenn es Ihre Absicht ist, die Beweglichkeit deutlich zu verbessern, dann sollten Sie eigenständige Trainingseinheiten ausführen, in denen Sie sich gezielt dem Dehnen widmen. Wärmen Sie dazu den Körper fünf bis zehn Minuten lang auf und dehnen Sie danach alle Muskelgruppen ausführlich. Die statischen Positionen werden dabei mindestens 20 Sekunden lang gehalten.

DEHNMETHODEN

Bei vielen Fitnesssportlern haben sich die beiden folgenden Methoden als besonders wirksam gezeigt. Sie können diese nach dem Fitnesstraining sowie in speziellen Dehntrainingseinheiten nutzen. Sie können auch vor dem Fitnesstraining eingesetzt werden, wenn Sie die Positionen nur bis zu zehn Sekunden halten (Andehnen).

❁ Methode „Entspannen – Erweitern"

Bei dieser Dehnmethode nehmen Sie vorsichtig eine Position ein, in der Sie den Dehnreiz leicht spüren. Halten Sie diese Position, entspannen Sie bewusst den Muskeln und atmen Sie gleichmäßig weiter. Die Dehnspannung wird nach einiger Zeit etwas nachlassen, und Sie können dann die Position erweitern, bis Sie einen erneuten Dehnreiz spüren. Dieses Vorgehen können Sie wiederholen, wobei die mögliche Dehnerweiterung immer geringer wird, bis nahezu keine mehr erkennbar ist. Nach der Dehnung bewegen Sie sich vorsichtig aus der Dehnposition wieder heraus.

Nutzen Sie die Dehnmethode nach dem Fitnesstraining oder in einer eigenständigen Trainingseinheit zur Verbesserung der Beweglichkeit, dann werden die Dehnpositionen etwa 20 Sekunden gehalten; bei großen Muskeln kann dies auch bis zu einer Minute erfolgen. Wenn Sie allerdings die Dehnmethode beim Aufwärmen (Andehnen) einsetzen, wird geraten, die Dehnposition nur etwa zehn Sekunden zu halten und danach keine Erweiterung vorzunehmen, da sich ansonsten der Tonus der Muskulatur verringert und keine optimale Leistung erzielt werden kann.

❁ Methode „Anspannen – Entspannen – Erweitern"

Auch bei dieser Dehnmethode bewegen Sie sich zuerst langsam in eine Position, in der Sie einen leichten Dehnreiz spüren. Dann spannen Sie den zu dehnenden Muskel mit mittlerer Intensität gegen einen Widerstand, ohne aber dabei die Dehnposition zu verändern. Als Widerstand kann eine Wand, eine Stange, der Boden oder ein Trainingspartner dienen. Sie können aber auch gegen einen imaginären Widerstand die Spannung aufbauen. Die Spannung wird für etwa fünf Sekunden gehalten. Von kürzeren Spannungen mit voller Intensität ist abzuraten, da dies zu erhöhter Verletzungsgefahr führt. Danach entspannen Sie den aktivierten Muskel für zwei bis drei Sekunden, ohne aber die Position zu verlassen. Nun intensivieren Sie die Position, bis Sie wieder einen leichten Dehnreiz spüren, und wiederholen das Anspannen, Entspannen und Erweitern. Dieser Vorgang kann einmal oder aber auch häufiger ausgeführt werden, wobei bei jedem Durchgang die mögliche Erweiterung der Dehnposition geringer wird, bis schließlich nahezu keine mehr erkennbar ist.

INFO: ANSPANNEN DER MUSKELGRUPPE

Machen Sie sich zuerst bewusst, wo genau der Dehnreiz erfolgt. Dann spannen Sie die gereizte Muskelgruppe an, und zwar erfolgt die Spannung entgegen der Richtung, in welcher Sie den Körper bewegen. Die Spannung erfolgt aber ohne das Gelenk zu bewegen, sodass die Dehnposition nicht verlassen wird. Ansonsten wäre es nicht möglich, anschließend eine Erweiterung der Dehnposition vorzunehmen.

DEHNPROGRAMME

Bei der Gestaltung Ihres Dehnprogramms ist entscheidend, in welcher Trainingsphase Sie dieses nutzen wollen: beim Aufwärmen, beim Abwärmen oder für ein spezielles Dehntraining. Außerdem sind bei jeder Übungseinheit die Anforderungen an das Programm etwas unterschiedlich, da Muskelspannung, Übungen im Trainingshauptteil und Trainingsintensität berücksichtigt werden müssen.

Als Programm können Sie eines für den ganzen Körper wählen und es entsprechend Ihren Anforderungen modifizieren. Sie können aber auch ein individuelles Programm entwickeln, wobei zu berücksichtigen ist, welche Muskelgruppen verspannt und verkürzt sind sowie ob Schwachstellen bestehen. Ist beispielsweise Ihre rechte Seite einer Muskelgruppe weniger beweglich als die linke Seite, dann dehnen Sie die weniger bewegliche Muskulatur zuerst und führen für diese einen Durchgang mehr aus, bis das Ungleichgewicht behoben ist.

Im vierten Teil des Buches lernen Sie ein Grundlagenprogramm für den ganzen Körper kennen (siehe Seite 215). Nutzen Sie das Programm als Anregung und passen Sie es mit fortschreitender Dehnerfahrung an Ihre individuellen Bedürfnisse an.

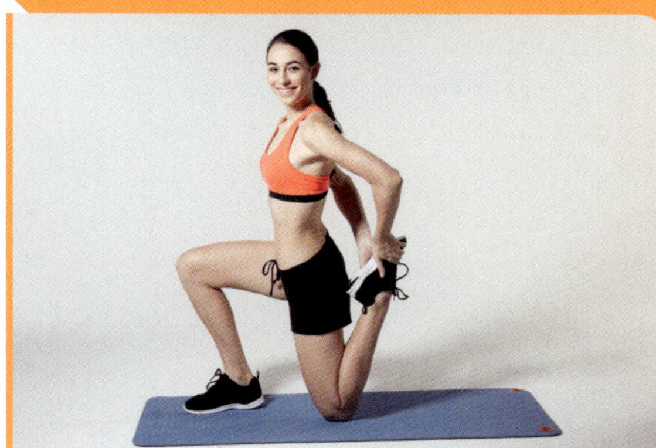

DEHNHINWEISE

Beachten Sie die folgenden Hinweise, damit sich die positiven Dehneffekte einstellen.

Stabile Ausgangsposition und langsame Bewegungen

Bewegen Sie sich langsam in eine stabile Ausgangsposition, damit Sie sich vollständig auf die zu dehnende Muskulatur konzentrieren können. In einer intensiven Dehnposition kann eine unsichere Position dazuführen, dass die optimale Dehnung überschritten wird, woraus eine Verletzung resultieren könnte. Schnelle und ruckartige Bewegungen sind bei den hier vorgestellten

Dehnmethoden zu vermeiden. Nach dem Dehnen gilt es ebenso, sich wieder vorsichtig aus der Dehnposition zu lösen. Es gibt auch andere Dehnmethoden, die Sie in dem Buch „Dehnen für Kampfsportler" (Christoph Delp, 2013) finden.

Korrekte Dehnposition

Nehmen Sie die für Ihre Beweglichkeit geeignete Dehnposition ein. Ihr Leistungsvermögen ist entscheidend und nicht die Positionen, welche die Darsteller in diesem Buch erreichen. Auch ist zu beachten, dass die Spannung in der Muskulatur sich von Training zu Training unterschiedlich darstellt und davon abhängig ist, ob Sie sich vorher aufgewärmt und abgerollt haben. Entscheidend ist, in welcher Position Sie den Dehnreiz spüren. Vermeiden Sie es, eine Dehnposition mit Gewalt zu erreichen, auch wenn Sie diese in einer vorherigen Trainingseinheit bereits erreicht haben sollten, denn ansonsten würde sich die Muskulatur nicht entspannen, sondern verhärten und weiter zusammenziehen. Nur mit regelmäßigem Dehnen der entspannten Muskulatur wird sich die Beweglichkeit deutlich verbessern.

Gleichmäßig Atmen

In der Dehnposition müssen Sie sich vollständig auf die zu dehnende Muskulatur konzentrieren. Atmen Sie gleichmäßig und achten Sie auf die Muskelspannung. Lassen Sie bei jedem Ausatmen die Muskulatur etwas weiter entspannen. Auch die Erweiterung der Dehnposition wird während des Ausatmens vorgenommen.

DEHNÜBUNGEN

Hier finden Sie wichtige Dehnübungen im Rahmen des Fitnesstrainings mit dem Medizinball. Aus diesen Übungen können Sie ein auf Ihre Bedürfnisse zugeschnittenes Programm entwickeln. Ein Programm, mit dem Sie den ganzen Körper dehnen, finden Sie auf der Seite 215.

Generell können Sie immer, wenn Sie eine einzelne Verspannung spüren – gleich, ob vor dem Fitnesstraining oder im Alltag –, eine einzelne Dehnübung für diese Muskelgruppe ausführen, um die Verspannung zu beseitigen.

INFO: DURCHFÜHRUNG DER DEHNÜBUNGEN

Auf den Übungsbildern weisen die Pfeile die Bewegungsrichtung. Nehmen Sie zuerst vorsichtig eine Position ein, in der Sie den leichten Dehnreiz spüren (Ausgangsposition). Nun dehnen Sie sich gemäß der Methode „Entspannen – Erweitern" oder gemäß der Methode „Anspannen – Entspannen – Erweitern". Beachten Sie, dass Sie immer beide Körperseiten dehnen müssen, auch wenn eine Übung nur zu einer Seite beschrieben ist.

D 1: Kopf zur Seite neigen

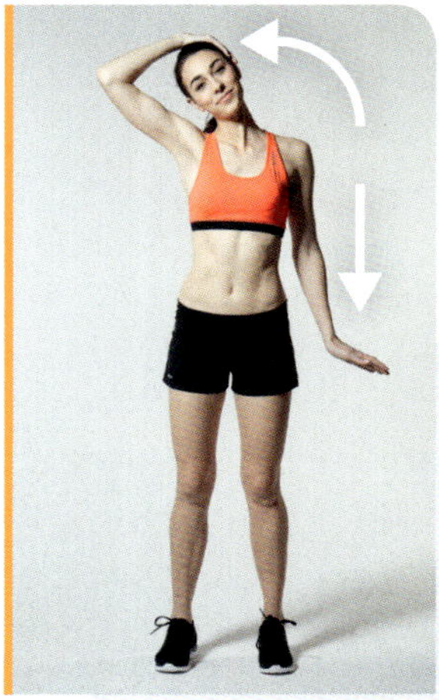

Mit dieser Übung dehnen Sie die Hals- und die Nackenmuskulatur. Sie stehen aufrecht, und der Kopf ist zur rechten Seite abgelegt. Schieben Sie langsam den linken Arm eng am Körper nach unten, bis Sie einen leichten Dehnreiz in der Nackenmuskulatur spüren. Wenn Sie nach einigen Sekunden fühlen, dass die Dehnspannung nachlässt, greifen Sie mit dem rechten Arm über den Kopf und ziehen ihn weiter nach unten, bis Sie einen erneuten Reiz spüren.

Sie können auch den gebeugten Arm hinter dem Rücken zur Seite schieben und so etwas andere Anteile der Muskulatur erreichen.

D 2: Arme abspreizen

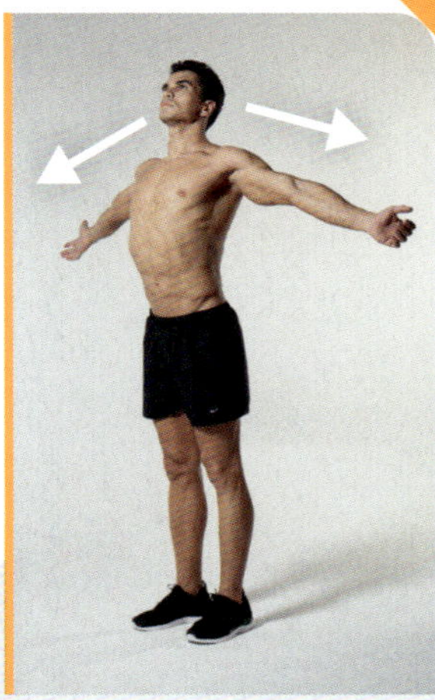

Diese Übung dehnt die Brust- und die vordere Schultermuskulatur. Sie stehen gerade mit nach außen gespreizten Armen. Entweder halten Sie die Arme u-förmig oder aber gestreckt, um den Bizeps mitzudehnen. Bewegen Sie den Brustkorb vor und die Arme nach hinten, bis Sie einen leichten Dehnreiz spüren. Sie können diese Muskulatur auch einseitig dehnen, wozu Sie den Arm an einen Gegenstand legen und dann den Oberkörper davon wegdrehen.

D 3: Arm am Kopf seitlich nach hinten schieben

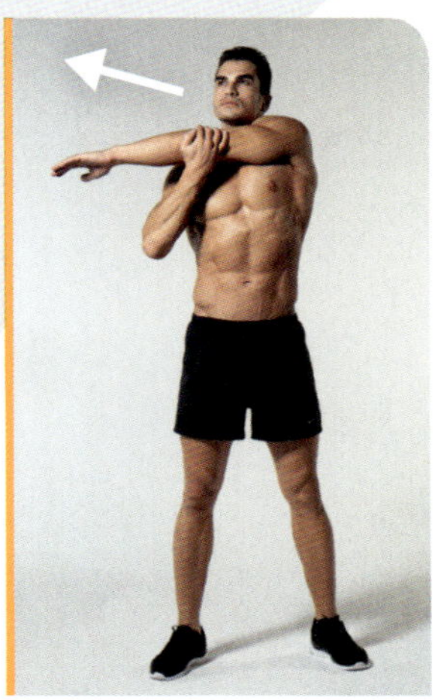

Mit dieser Übung dehnen Sie die Schulter- und die obere Rückenmuskulatur. Sie stehen aufrecht und schieben einen Arm am Kopf vorbei seitlich nach hinten, bis Sie einen leichten Dehnreiz spüren. Der Oberarm bleibt dabei in waagrechter Position. Sie können die Muskulatur beidseitig dehnen, indem Sie mit gekreuzten Armen die Schulterblätter greifen.

D 4: Angewinkelten Arm hinter dem Rücken nach unten schieben

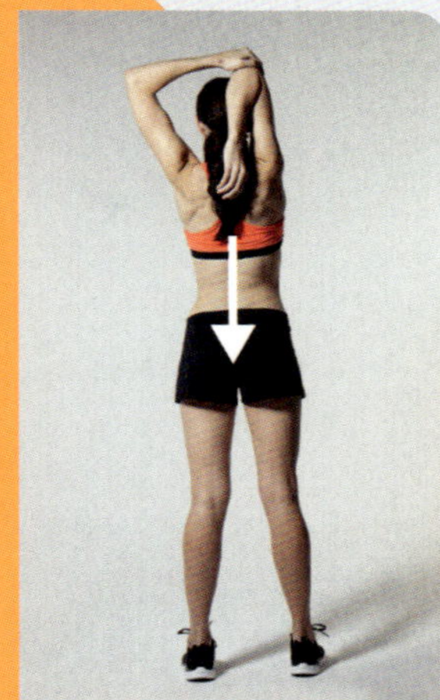

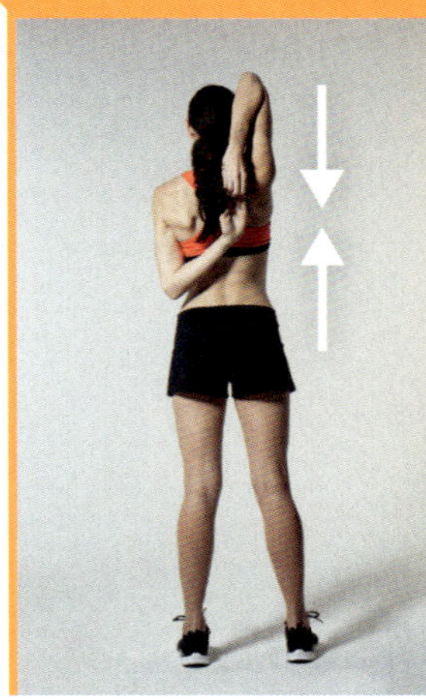

Mit dieser Übung dehnen Sie die Schulter-, die hintere Oberarm- und die obere Rückenmuskulatur. Im aufrechten Stand lassen Sie den rechten Unterarm hinter dem Kopf nach unten hängen, wobei sich der Oberarm etwa in senkrechter Position befindet. Schieben Sie mit der linken Hand den rechten Ellbogen weiter nach unten. Danach können Sie eine zweite Dehnposition ausführen, bei der Sie auch die Brustmuskulatur mitdehnen. Halten Sie den rechten Arm in dieser Stellung und führen Sie die linke Hand hinter dem Rücken von unten nach oben, bis Sie einen erneuten Dehnreiz spüren. Fortgeschrittenen gelingt es, dass sich beide Hände greifen; Einsteiger können die Hände an einem Handtuch entlang aufeinander zu bewegen.

D 5: Wadendehnung abwechselnd

Diese Übung dehnt die Wadenmuskulatur. Nehmen Sie einen Ausfallschritt ein, wobei zuerst die hintere Ferse angehoben ist. Strecken Sie nun das hintere Bein langsam durch und schieben Sie gleichzeitig die Ferse in Richtung Boden, bis Sie die Dehnspannung spüren. Falls Sie bereits den Boden erreichen, dann verlagern

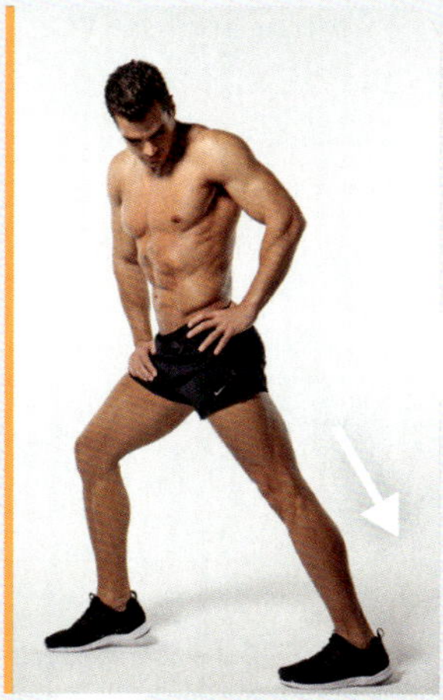

Sie das Gewicht nach vorne, bis die Dehnspannung fühlbar ist. Sie können die Waden auch gleichzeitig dehnen, wozu Sie sich in den Vierfüßlerstand mit gebeugten Beinen und angehobenen Fersen begeben. Aus dieser Position schieben Sie die Fersen nach unten und strecken dabei die Beine durch, bis Sie den Dehnreiz spüren.

D 6: Hüfte vorbeugen im Ausfallschritt

Mit dieser Übung dehnen Sie die Hüft- und die vordere Oberschenkelmuskulatur. Nehmen Sie einen Ausfallschritt ein und legen Sie das hintere Bein mit dem Spann auf dem Boden ab. Entspannen Sie die Hüfte und lassen Sie diese nach vorne unten sinken, bis Sie die Dehnspannung spüren. Sie können die Position stabilisieren, indem Sie sich mit den Händen innen auf dem Boden abstützen.

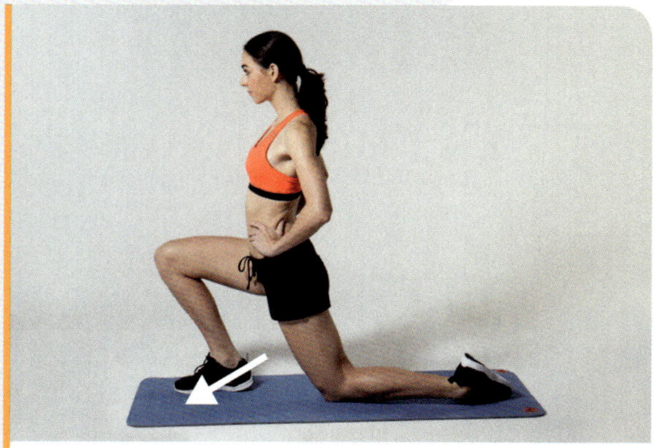

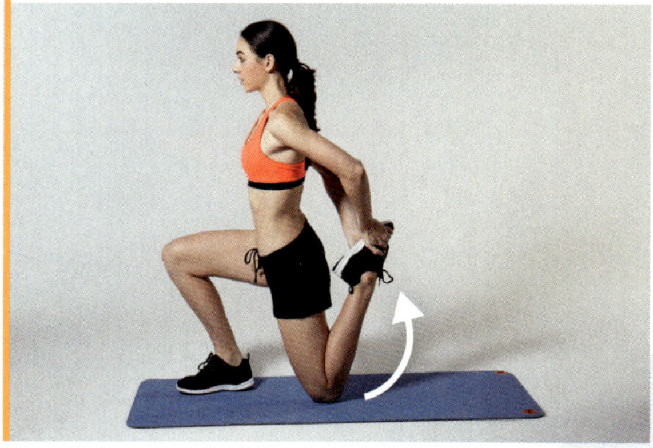

Nach der Dehnung in der ersten Position geben Sie etwas nach und ziehen nun den Unterschenkel in Richtung Gesäß, was die Dehnung der vorderen Oberschenkelmuskulatur intensiviert.

D 7: Unterschenkel anziehen

Diese Übung dehnt die Oberschenkel- und die Hüftmuskulatur. In Seitenlage bringen Sie einen Fuß so weit wie möglich zum Gesäß. Greifen Sie den Fuß mit einer Hand oder nutzen Sie ein Seil oder ein Handtuch. Ziehen Sie den Fuß zum Gesäß und drücken Sie dabei bewusst die Hüfte vor.

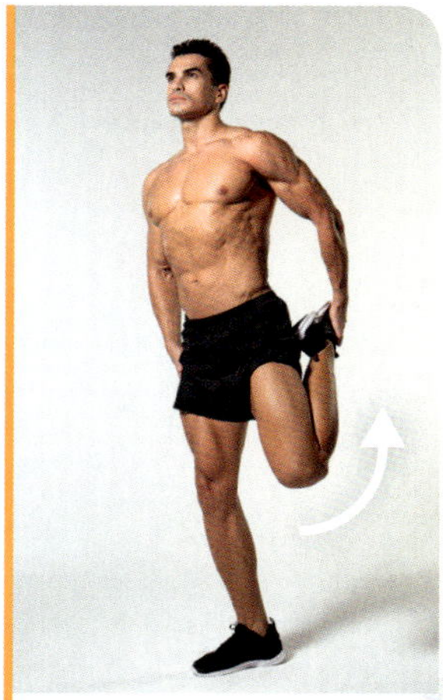

Sie können die Muskulatur auch in Bauchlage oder im Stand dehnen. Achten Sie darauf, dass Sie die Hüfte vorbringen und so mitdehnen.

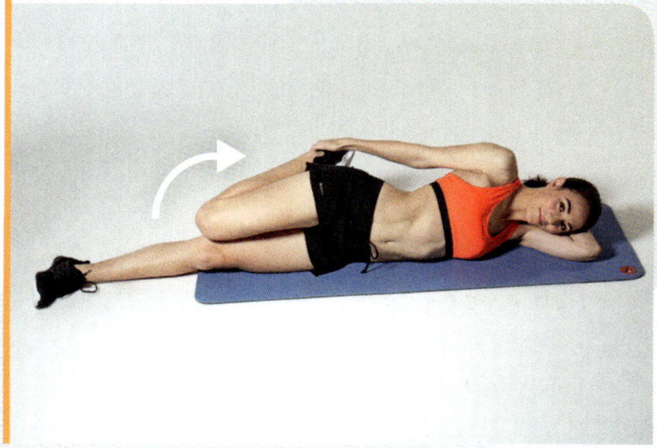

D 8: Bein anheben in Rückenlage

Mit dieser Übung dehnen Sie die hintere Oberschenkel-, die Waden-, die Rücken- und die Gesäßmuskulatur. Legen Sie sich auf den Rücken und ziehen Sie zuerst ein Knie zum Körper. Danach geben Sie etwas nach, fassen um die Beinrückseite und strecken das Bein durch. Nun ziehen Sie das Bein zu sich, bis Sie eine erneute Dehnspannung spüren. Als dritte Dehnposition können Sie die Fußzehen des gestreckten Beines zu sich ziehen, um die Dehnung der Wadenmuskulatur zu intensivieren. Das gestreckte Bein kann auch mit einem Handtuch oder Seil herangezogen werden.

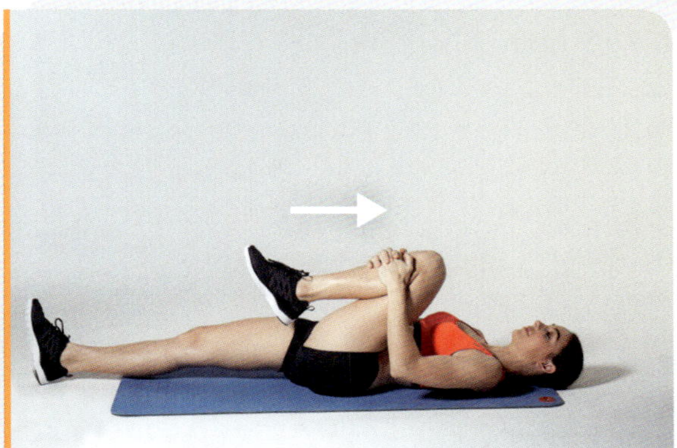

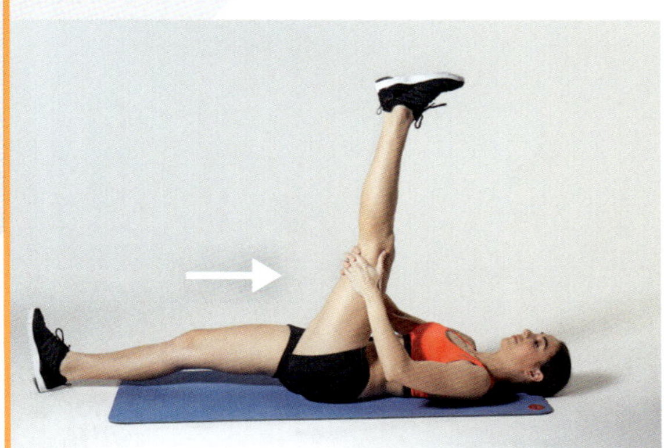

D 9: Oberkörper vorbeugen

Diese Übung dehnt die hintere Oberschenkel-, die Waden- und die untere Rückenmuskulatur. Sie sitzen gerade, die Beine zusammen, die Knie sind durchgedrückt. Bewegen Sie langsam die Hüfte und gleichzeitig den Oberkörper nach vorne, bis Sie einen leichten Dehnreiz spüren. Wichtig ist, dass Sie die Hüfte vorschieben und nicht den Oberkörper durch Abknicken nach vorne bewegen.

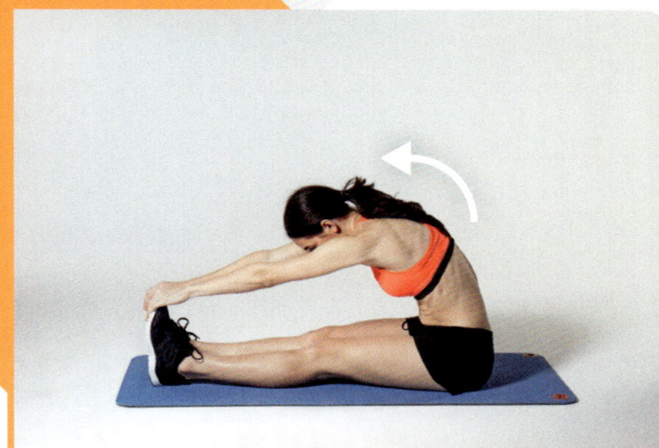

Alternativ können Sie die Übung mit gestreckten Beinen im Stand ausführen.

D 10: Körperdrehung aus der Seitenlage

Mit dieser Übung dehnen Sie die Rumpf- und die Brustmuskulatur. Legen Sie sich auf eine Seite; das obere Bein ist angezogen und das untere Bein gestreckt abgelegt. Fixieren Sie das obere Bein mit der unteren Hand. Drehen Sie nun den Rumpf zur anderen Seite, wobei Sie den oberen

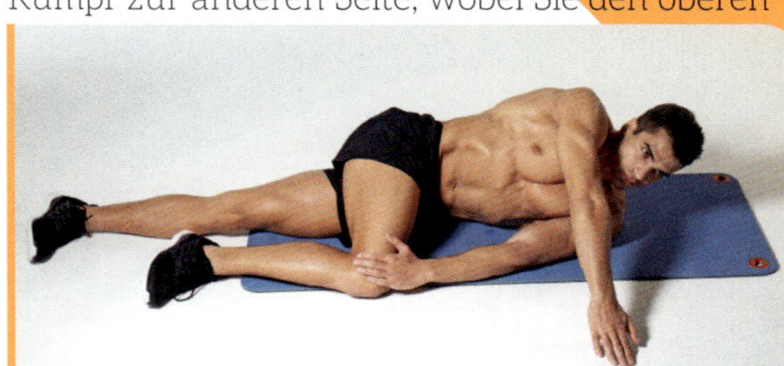

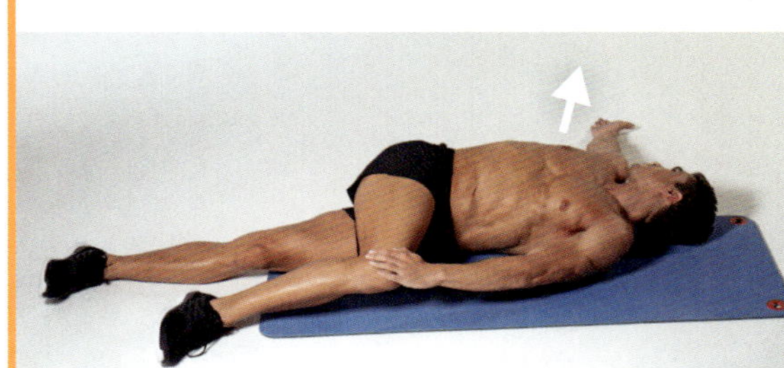

DEHNEN

Arm und den Kopf mitbewegen. Geübte können die obere Schulter und den oberen Arm auf dem Boden ablegen. Anschließend führen Sie die Drehung zur anderen Seite aus.
Alternativ begeben Sie sich in Rückenlage mit angezogenen Beinen. Lassen Sie die Beine so weit zur Seite sinken, bis Sie eine leichte Dehnspannung spüren.

D 11: Knie abspreizen

Mit dieser Übung dehnen Sie die innere Oberschenkelmuskulatur. Sie sitzen aufrecht, wobei die Fußsohlen aneinanderliegen und die Knie nach außen gerichtet sind. Ziehen Sie die Beine so weit wie möglich heran und schieben Sie die Hüfte vor. Aus dieser Position lassen Sie die Knie nach außen sinken. Wenn Sie so noch keine Dehnspannung spüren, dann können Sie mit den Ellbogen den Druck nach unten intensivieren.
Die Muskulatur lässt sich auch in Rückenlage dehnen. Einsteiger führen dies mit gebeugten Beinen aus; Fortgeschrittene halten die Beine gebeugt oder gestreckt in der Luft. Auch können Sie im Stand die Beine nach außen spreizen, wie dies in der zweiten Abbildung einseitig dargestellt ist.

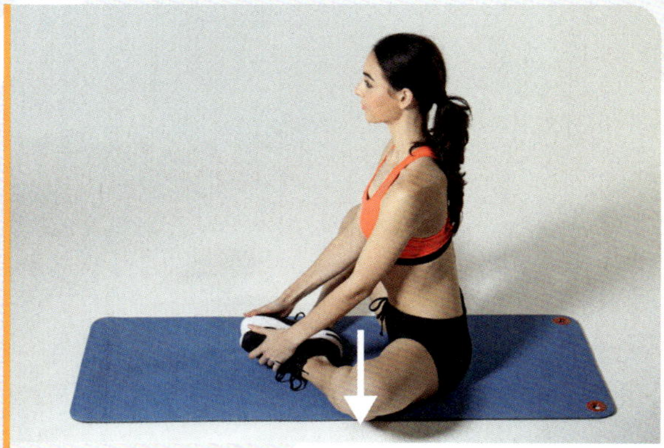

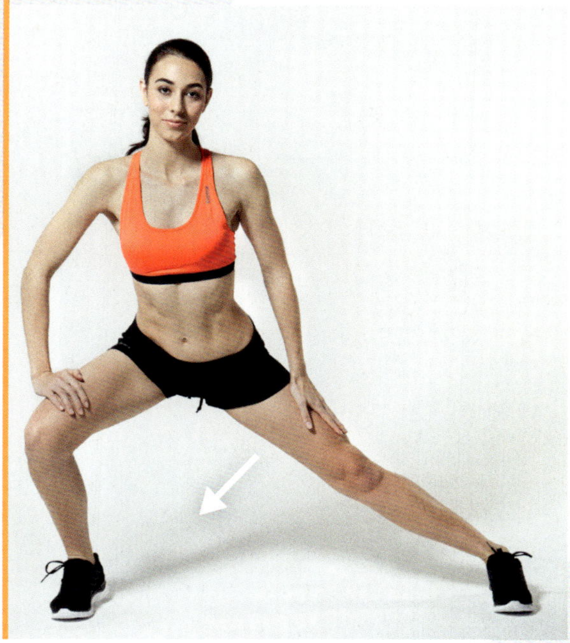

D 12: Fuß anziehen

Diese Übung dehnt die Gesäß- und die äußere Oberschenkelmuskulatur. Sie befinden sich in der Rückenlage. Legen Sie den linken Fuß vor das rechte Knie und ziehen dann das rechte Bein heran, bis Sie eine leichte Dehnspannung spüren. Das Knie bewegt sich dabei nach außen.
Sie können die Muskulatur auch im Sitz dehnen. Dazu nehmen Sie einen Fuß in die Hände, wobei das andere Bein nach vorne gestreckt ist, und ziehen den Fuß zu sich.

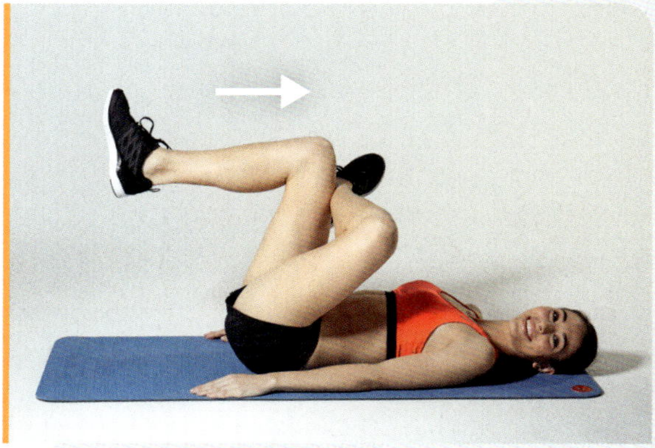

3. SELBSTMASSAGE ZUR FASZIENBEHANDLUNG

Unser Körper ist durchzogen mit Faszien, womit ein unter der Haut liegendes Netz aus Bindegewebe bezeichnet wird, welches die Muskeln, die Knochen und die Organe umschließt. Dieses elastische Netz hält die einzelnen Teile des Körpers zusammen und schützt den Körper bei jeglicher Aktivität. Die Faszien umfassen die Muskeln und trennen diese; ermöglichen aber auch, da die Faszien miteinander verbunden sind, dass die Muskeln zusammenarbeiten. Die Faszien sind entscheidend bei allen körperlichen Aktivitäten, denn sie wirken als Energiespeicher und leiten Kräfte im Körper weiter, was umso besser gelingt, je elastischer sie sind.

Die Faszien reagieren auf Überlastung, einseitige Belastung und falsche Körperhaltung, indem sie sich zusammenziehen. Auch Stress führt dazu, ihre Grundspannung zu erhöhen. Die Lymphe, womit die Flüssigkeit bezeichnet wird, welche die Aufbauprodukte zu den Zellen und die Abbauprodukte aus den Zellen herausbringt, wird durch das Fasziensystem geleitet. Wenn es aufgrund von Verspannungen beziehungsweise Verletzungen zu einem Lymphstau kommt, können Faszien miteinander verkleben. Der ganze Körper ist über Faszien miteinander verbunden, weshalb eine verspannte beziehungsweise verklebte Faszie dazu führt, dass die gesamte Kette eingeschränkt leistungsfähig ist und die Bewegungsfolge nicht reibungslos ablaufen kann. Dies verhindert nicht nur eine optimale Kraftübertragung, sondern erhöht auch die Verletzungsgefahr. In den Faszien befindet sich eine große Anzahl von Nervenzellen und Rezeptoren, die Empfindungen an das Gehirn weiterleiten, was dazu führt, dass man Schmerzen als Folge von Verspannungen und Verklebungen fühlt.

Die verklebten Strukturen müssen gelöst werden. Das gelingt gut durch eine Selbstmassage mit einer Faszienrolle und einer Faszienkugel, wobei Rollbewegungen ausgeführt werden. Diese Form der Massage hat den Vorteil, dass man die Druckintensität selbst bestimmen kann, und dass die Rolle und die Kugel nicht teuer sind. Die Massage ermöglicht es, verklebte Bindegewebsschichten zu lösen, lockert verhärtete Stellen und dehnt verkürztes Gewebe. Durch das Rollen wird alte Gewebsflüssigkeit wegbewegt, und neue Nährstoffe können zur Zelle fließen. Die tiefe Druckeinwirkung setzt einen Nervenreiz, der den Muskel entspannen lässt. Der Muskel wird mit der Zeit weicher, und die Problematiken verschwinden. Sie fördern mit dem Abrollen intensiv die Durchblutung Ihres Körpers und beschleunigen die Regeneration nach einer körperlichen Belastung. Auch werden die

Schmerzbildung und Schmerzwahrnehmung reduziert. Die Bewegungen können wieder optimal erfolgen und die Energie weitergeleitet werden. Häufig resultieren Muskel- und Gelenkschmerzen aus Ausweichbewegungen infolge eines verspannten Muskels beziehungsweise eines Triggerpunktes. Ein regelmäßiges Behandeln der Schmerzpunkte führt häufig dazu, dass sich die Gelenkschmerzen verringern oder sogar ganz verschwinden. Die Massage kann auch als ein Diagnoseinstrument des Muskelzustands angesehen werden, denn je weniger Schmerz Sie fühlen, in umso besserer Verfassung ist Ihr Bindegewebe.

Testen Sie die Massage mit der Faszienrolle und der Faszienkugel langsam und vorsichtig. Die Übungen sind einfach zu erlernen; Sie werden bereits nach wenigen Anwendungen deutliche Verbesserungen spüren. Das Bindegewebe wird weicher und elastischer, und somit werden die Übungen als wohltuend empfunden. Auch eine starke Verspannung, die sich über eine lange Zeit entwickelt hat, werden Sie mit dieser Massage lösen können. Sind dicke Verklebungen vorhanden, dann können sich beim Rollen starke Schmerzen einstellen. Auch werden Sie möglicherweise spüren, dass sich eine Körperseite deutlich verspannter darstellt als die andere. Reduzieren Sie an den Problemstellen den Druck, machen Sie die Massage langsam und vorsichtig und achten Sie auf die Reaktion Ihres Körpers. Bei der nächsten Rollmassage werden Sie schon eine leichte Verbesserung feststellen. Sie können das Abrollen so oft machen, wie Sie das Bedürfnis dazu haben – ob vor dem Training, direkt danach oder zu einem späteren Zeitpunkt, vorausgesetzt, es haben sich keine Schwellungen entwickelt. Wichtig ist, dass Sie nicht mit Gewalt vorgehen, sondern auf die Signale des Körpers achten.

VORGEHEN BEI DER FASZIEN- UND TRIGGERPUNKTBEHANDLUNG

- Wählen Sie eine Rolle, die Ihrem Muskelzustand entspricht. Im Normalfall ist die mittelharte Rolle eine gute Wahl. Nutzen Sie nicht die härteste Rolle für stark schmerzende Muskeln.
- Rollen Sie über eine Muskelgruppe, solange es sich gut anfühlt. Empfehlenswert sind pro Körperpartie zumindest fünf bis zehn Rollbewegungen für eine Dauer von 30–60 Sekunden. Machen Sie langsame Rollbewegungen vor und zurück.
- Beginnen Sie an einem Muskelansatz und rollen Sie zum Ende des Muskels. Manche Übungen wie das Abrollen der Körperseiten müssen Sie in zwei Schritten ausführen. Machen Sie erst die Rollbewegungen über den einen Bereich und setzen Sie dann die Rolle um, damit Sie den zweiten Bereich abrollen können.
- Vermeiden Sie es möglichst, über Knochen und Gelenke zu rollen. Rollen Sie beispielsweise nicht über die Wirbelsäule von einer zur anderen Seite oder über die Kniegelenke.
- Wichtig ist, dass der Rücken gerade ist und nicht in ein Hohlkreuz fällt. Spannen Sie deshalb immer wieder die Bauch- und die Gesäßmuskulatur bewusst nach.
- Sie können den Druck der Rolle durch Abstützen mit den Armen oder den Beinen variieren. Es ist wichtig, dass Sie sich langsam an die Härte sowie die Tiefenwirkung der Massage gewöhnen.
- Wenn Sie eine verspannte Stelle erreichen, verlagern Sie das Gewicht davon etwas weg und rollen sehr langsam darüber hinweg. Alternativ können Sie beim Rollen nach dem Training einige Sekunden auf dieser Stelle verbleiben und dabei den Druck vorsichtig erhöhen. Danach rollen Sie wieder großflächig über die ganze Region.
- Auch wenn eine Massage nur für eine Körperseite beschrieben ist, massieren Sie immer beide Seiten. Einsteiger können die Übungen

für den Oberkörper zuerst im Stand ausführen, um den Körper langsam an den Druck zu gewöhnen.

- Wenn Sie das Abrollen und die Dehnübungen in einer Trainingsphase ausführen, dann empfiehlt es sich, das Abrollen vor dem Dehnen auszuführen, da die Muskeln durch die Massage weicher werden und dann besser gedehnt werden können.
- Vor dem Training ist es das Ziel, die Verklebungen zu lösen und eine bessere Durchblutung der Muskulatur zu erreichen, wozu ein gleichmäßiges Abrollen erfolgt. Im Normalfall sind dazu etwa fünf Minuten ausreichend. In dieser Trainingsphase sollen Sie hingegen nicht intensiv gegen Triggerpunkte vorgehen, da dies zu Schwellungen im Bindegewebe führen kann.
- Nach dem Training sowie in der Freizeit, z. B. nach einem anstrengenden Arbeitstag, ist ein intensives Abrollen sinnvoll. Es empfiehlt sich, nach dem Training fünf bis zehn Minuten zu rollen und in der Freizeit zehn bis zwanzig Minuten, abhängig davon, wie sich der Körper anfühlt.
- Wenn Sie deutlich schmerzende Stellen bemerken, dann können Sie diese Stellen täglich abrollen. Dies ist auch zweimal täglich möglich, beispielsweise morgens und abends.
- Schmerzende Stellen können aus Verklebungen und Verspannungen resultieren, aber auch durch tief liegende ausstrahlende Triggerpunkte. Sie bearbeiten eine schmerzende Körperstelle durch Druck mit der Faszienrolle. Handelt es sich um kleine Triggerpunkte, dann benutzen Sie die kleine Kugel oder arbeiten Sie mit dem Daumen beziehungsweise mit einem Thai-Massagestäbchen.
- Behandeln Sie die schmerzende Stelle beziehungsweise den Triggerpunkt, indem Sie darauf 30 Sekunden lang fest drücken. Dann lässt der Schmerz etwas nach, und Sie erhöhen den Druck darauf. Halten Sie den zweiten Druck wieder 30 Sekunden lang aufrecht. Anschließend bearbeiten Sie die nächste schmerzende Stelle, beispielsweise können Sie am Muskel entlang weiterrutschen. Bearbeiten Sie hingegen nicht erneut die gleiche Stelle, um keine Schwellungen zu verursachen. Wenn es doch zu Schwellungen kommen sollte, dann warten Sie, bis diese abgeklungen sind (was in der Regel innerhalb von zwei bis drei Tagen erfolgt), bevor Sie diese Stelle erneut behandeln. Eine solche intensive lokale Druckbehandlung machen Sie nach dem Training oder besser in einer eigenen regenerativen Trainingseinheit, hingegen nicht in der Aufwärmphase des Trainings.
- Um einen Triggerpunkt zu lokalisieren, tasten Sie langsam die Muskulatur ab. Oftmals befindet sich der Triggerpunkt tief in einer unteren Muskelschicht. Erfühlen Sie den harten Punkt und bearbeiten Sie diesen wie zuvor beschrieben.

WICHTIGE INFO

In diesem Buch wird davon ausgegangen, dass Sie das Abrollen einsetzen wollen, um Ihr Bindegewebe zu pflegen sowie Muskelverspannungen und Verklebungen zu beseitigen. Wenn Sie jedoch eine ernsthafte Verletzung haben, dann müssen Sie sich vor der Selbstmassage mit der Faszienrolle mit einem Orthopäden absprechen.

Hier wird die Massage von Körperregionen vorgestellt, die oft deutlich verspannt sind und die körperliche Leistungsfähigkeit einschränken. Grundsätzlich können Sie die Massage für alle Körperbereiche einsetzen; das Prinzip des langsamen Rollens ist dasselbe. Je öfter Sie die Massage einsetzen und Ihr Gefühl für den geeigneten Druck entwickeln, desto mehr werden Sie die wohltuende Wirkung schätzen lernen.

AUSRÜSTUNG

Für die folgenden Übungen benötigen Sie eine große Faszien-/Hartschaumrolle und zumindest die kleine Faszien-/Hartschaumkugel; die große Kugel wäre auch sinnvoll, falls Sie diese im Paketpreis erwerben können (weitere Infos siehe Seite 24). Wenn Ihnen keine Kugel zur Verfügung steht, dann können Sie stattdessen einen Tennisball einsetzen. Fachgeschäfte bieten weitere Geräte an, die zur Behandlung von Triggerpunkten nutzbar sind, wie z. B. ein Thai-Massagestäbchen für 5–10 EUR.

ÜBUNGEN

R 1: Rollen über die Fußsohlen

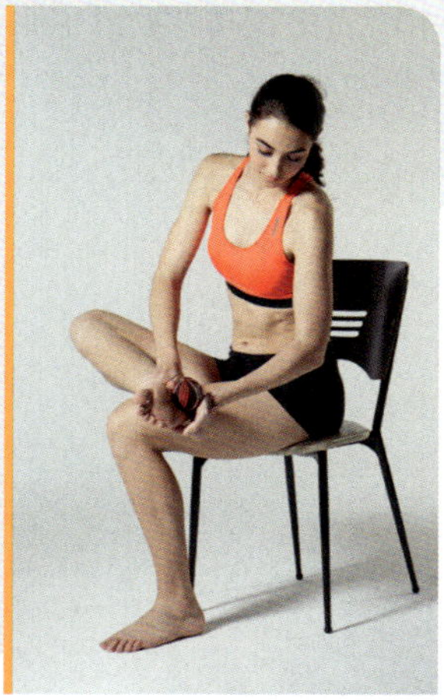

Bei dieser Übung rollen Sie mit einer Kugel über die Fußsohlen. Sie können die Übung im Stand oder im Sitzen ausführen. Platzieren Sie den Fuß auf die Kugel und erzeugen Sie die gewünschte Druckintensität. Achten Sie darauf, dass Sie das ganze Fußgewölbe und auch die Innenseite bearbeiten. Für das Massieren der Innenseite können Sie mit der anderen Fußinnenseite oder mit der Hand gegen den Ball drücken.

R 2: Rollen über die Waden

Sie befinden sich auf dem Boden und haben das Übungsbein nach vorne gestreckt. Einsteiger stützen sich mit den Händen und dem Fuß der anderen Seite ab und können dabei das Gesäß am Boden lassen; Fortgeschrittene heben das Gesäß an. Nach dem Rollen über den einen Unterschenkel wechseln Sie die Seiten. Sie können den Druck intensivieren, indem Sie die Beine übereinanderlegen. Kleine schmerzende Bereiche, beispielsweise an der Außenseite des Unterschenkels, lassen sich gut mit der Kugel abrollen.

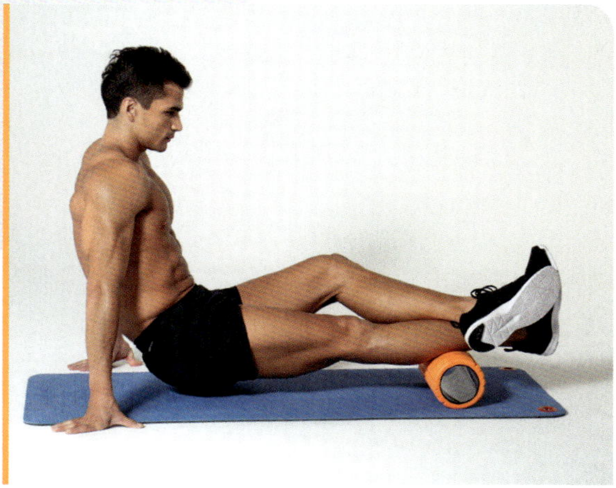

R 3: Rollen über die Oberschenkelrückseiten

Beim Rollen über die Oberschenkelrückseiten stützen Sie sich mit den Händen ab. Sie können gleichzeitig über beide Oberschenkel rollen oder aber die Beine übereinanderlegen und die Beine nacheinander abrollen. Einsteiger können den freien Fuß aufstellen.

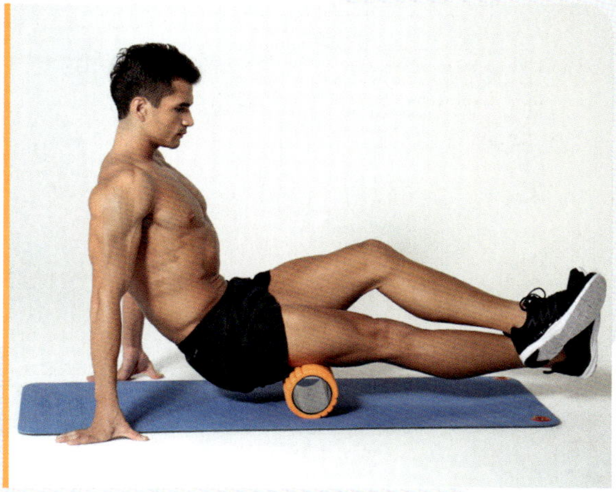

R 4: Rollen über die Oberschenkelaußenseiten

Für diese Übung nehmen Sie die seitliche Position mit gestrecktem unterem Bein ein. Mit der oberen Hand und dem oberen Fuß stützen Sie sich vor dem Körper ab. Fortgeschrittene können beide Beine gestreckt in der Luft halten, um den Druck zu erhöhen. Kleine schmerzende Bereiche können mit einer Kugel im Liegen oder Sitzen sowie mit dem Thai-Massagestäbchen bearbeitet werden.

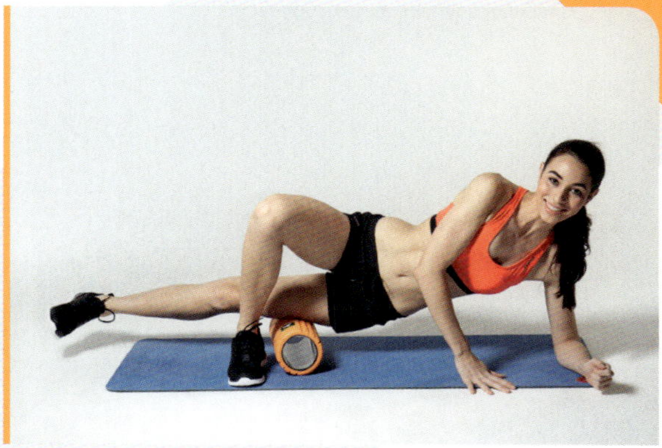

R 5: Rollen über die Oberschenkelvorderseiten

Nehmen Sie den Unterarmstütz ein und rollen Sie über die Oberschenkel. Einsteiger halten die Fußspitzen am Boden; Fortgeschrittene können die Beine in der Luft halten und auch einseitig abrollen. Recht häufig zeigen sich Schmerzen durch Verspannungen am Hüftansatz, welche sich gut im frontalen Stütz mit einer Kugel massieren lassen.

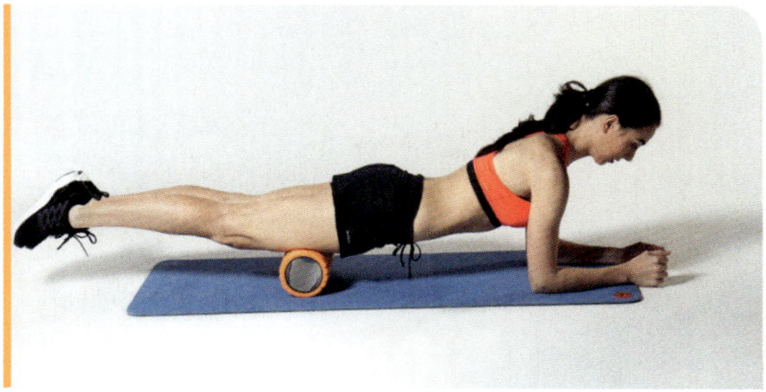

R 6: Rollen über die Oberschenkelinnenseiten

Bei dieser Übung rollen Sie in Seitenlage. Sie können das freie Bein gebeugt vor dem Körper ablegen (wie hier gezeigt). Alternativ können Sie sich in den Unterarmstütz begeben und das Übungsbein gebeugt oder gestreckt seitlich abspreizen. Triggerpunkte, wie diese manchmal am Knieansatz und in der Oberschenkelmitte entstehen, können Sie durch Druck mit einer Kugel, dem Thai-Massagestäbchen oder aber dem Daumen bearbeiten.

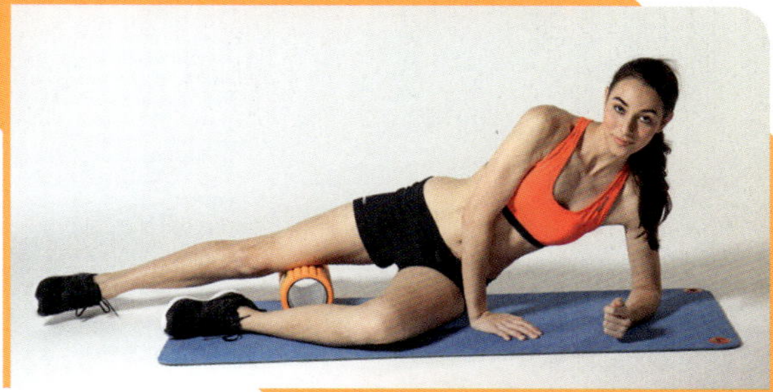

R 7: Rollen über das Gesäß

Für diese Übung setzen Sie sich auf die Rolle. Einsteiger stützen sich mit den Füßen und den hinten abgestellten Händen ab; Fortgeschrittene können die Hände oder die Beine in der Luft halten. Kleine schmerzende Stellen in der Gesäßmuskulatur lassen sich mit der Kugel abrollen, wozu Sie sich mit einer Gesäßhälfte auf die Kugel setzen.

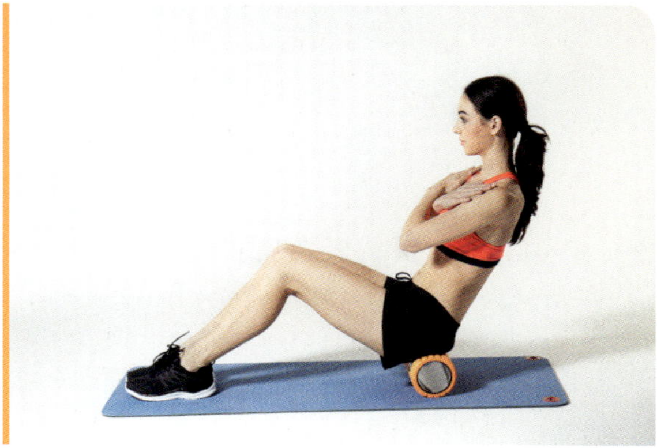

R 8: Rollen über den unteren Rücken

Achten Sie beim Abrollen des unteren Rückens darauf, dass Sie den Rücken gerade und die Bauchmuskulatur in Spannung halten. Einsteiger können sich mit den Händen beziehungsweise Unterarmen abstützen; Fortgeschrittene halten die Hände vor dem Körper oder hinter dem Kopf. Ist Ihnen der Druck noch zu intensiv, dann können Sie vorerst im Stand üben.

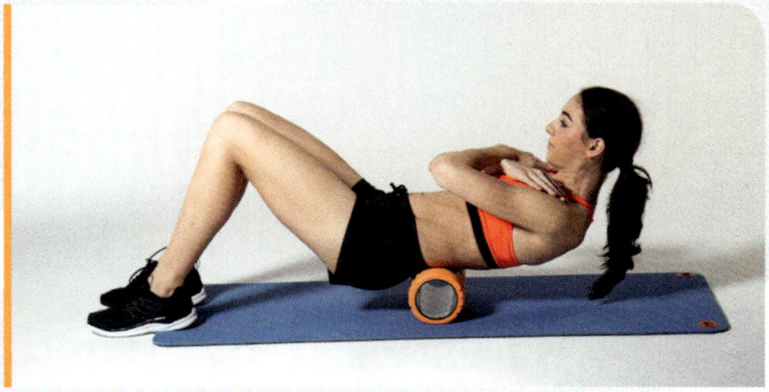

R 9: Rollen über den oberen Rücken

Legen Sie sich mit dem oberen Rücken auf die Rolle. Die Arme können Sie über den Kopf strecken. Heben Sie das Gesäß an und halten Sie den Rücken gerade sowie den Rumpf in Spannung. Einsteiger können sich mit den Händen am Boden abstützen oder die Übung im Stand an einer Wand ausführen.

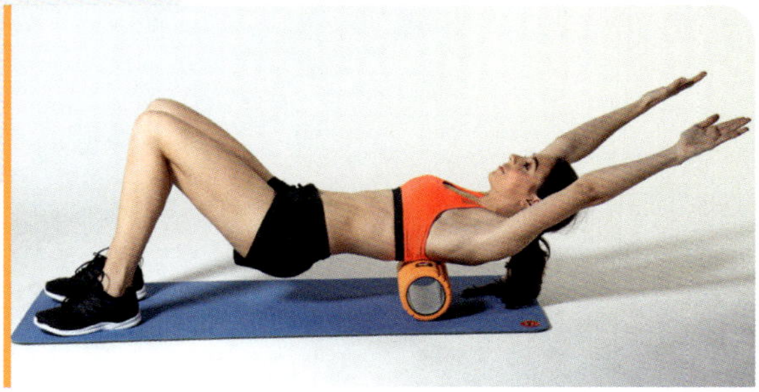

R 10: Rollen über die Oberkörperseiten

Bei dieser Übung rollen Sie in Seitenlage, wobei der untere Arm nach oben gestreckt wird und der vordere Arm vor dem Körper stützt. Sie können den Druck intensivieren, indem Sie die Hüfte bei der Übung in der Luft halten. Halten Sie die Bauchmuskulatur in Spannung und den Körper gerade. Rollen Sie zuerst den unteren Bereich ab. Danach legen Sie die Rolle etwas höher, um den oberen Bereich zu massieren. Sie können auch über den Trizeps rollen.

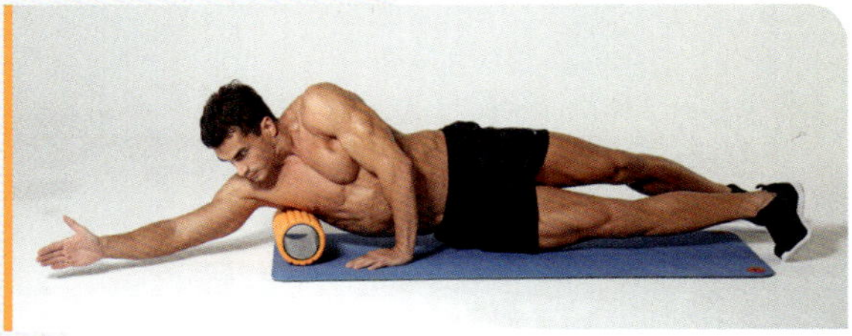

R 11: Rollen über die Schulterblattmuskeln

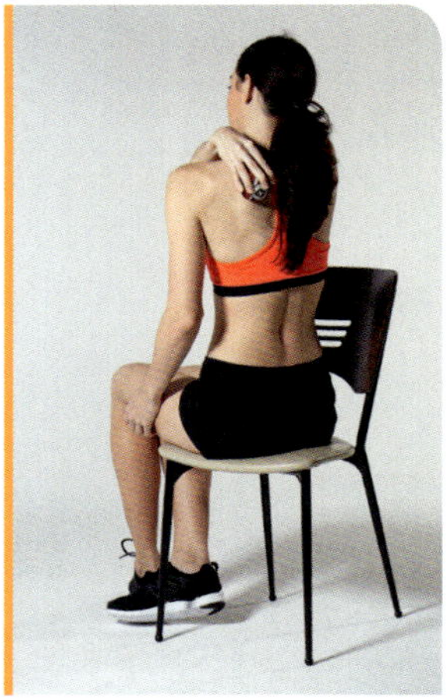

Verspannte Muskeln an den Schulterblättern können Sie mit der Kugel massieren, indem Sie sich auf diese legen und sehr kleine Drehbewegungen mit dem Oberkörper machen. Alternativ können Sie die Muskulatur im Sitz mit Druck der Hand (wie hier gezeigt) oder im Stand mit Druck gegen eine Wand massieren.

R 12: Rollen des Nackens

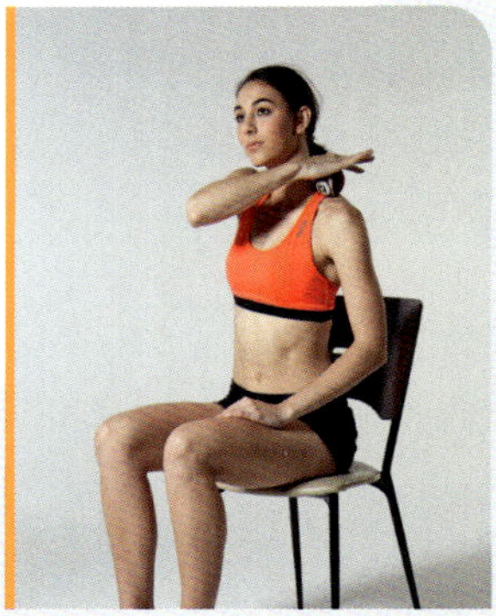

Sie können den Nackenbereich im Sitz mit der Kugel kreisend massieren. Vermeiden Sie es dabei, auf den Halswirbel zu drücken. Auch können Sie den Trapezius durch Druck von oben abrollen.

Alternativ können Sie den Nacken lockern, indem Sie in Rückenlage die Rolle unter dem Nacken positionieren und den Kopf langsam von einer Seite zur anderen Seite drehen.

R 13: Rollen über die Brust

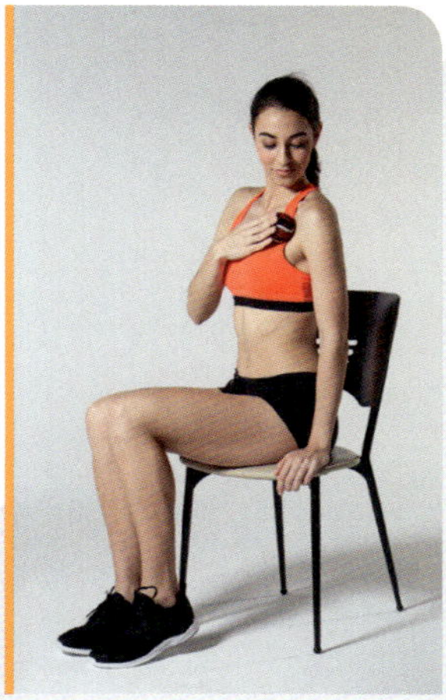

Sie können die Brust im Sitz mit der Kugel abrollen. Machen Sie kreisende Bewegungen und bearbeiten Sie den ganzen Muskel. Alternativ können Sie die Brust im Liegen abrollen. Dazu legen Sie den Arm diagonal nach oben und auch die Rolle etwas schräg, sodass Sie den Muskel entlangrollen können, oder Sie benutzen die Kugel.

R 14: Rollen über die Schultermuskulatur

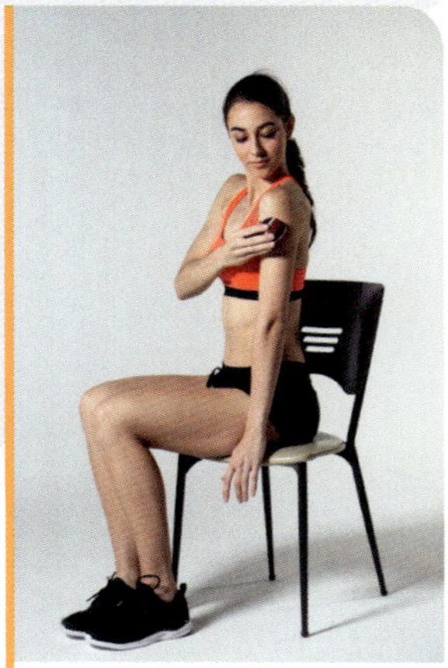

Sie erreichen die Schultermuskulatur gut in sitzender Position mit einer Kugel. Am Boden können Sie intensiv Druck ausüben. Legen Sie sich dazu entsprechend hin, je nachdem, ob Sie den vorderen, mittleren oder hinteren Bereich abrollen wollen. Hier wird das intensive Abrollen der vorderen Schulter mit der Kugel gezeigt. Die Massage ist aber auch mit der Hartschaumrolle durch mehrfaches Drehen der Rolle möglich.

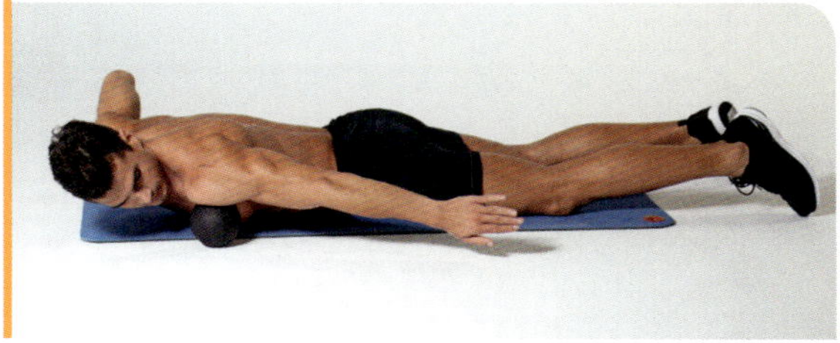

R 15: Rollen der Arme

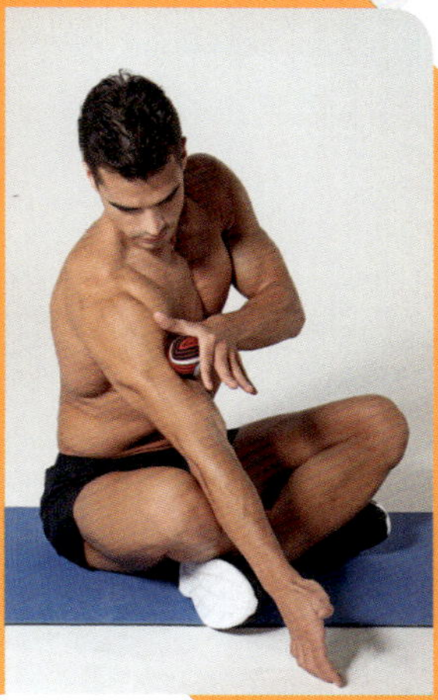

Rollen Sie über die Arme von oben nach unten. Rollen Sie über die hintere Oberarm- und Unterarmmuskulatur sowie über die vordere Oberarm- und Unterarmmuskulatur. Für das Massieren der Arme im Sitz eignen sich eine Kugel und die kleine Rolle. Sie können den Druck mit der Hand ausüben oder den Arm auf einen Tisch auflegen. Im Liegen müssen Sie die Positionen der großen Rolle oder der Kugel mehrfach variieren, es lässt sich aber gut starker Druck aufbauen.

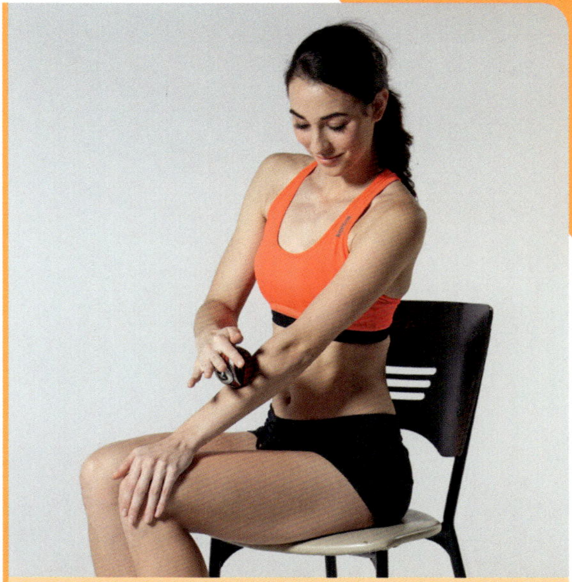

Mit der Faszienkugel ist Detailarbeit möglich.

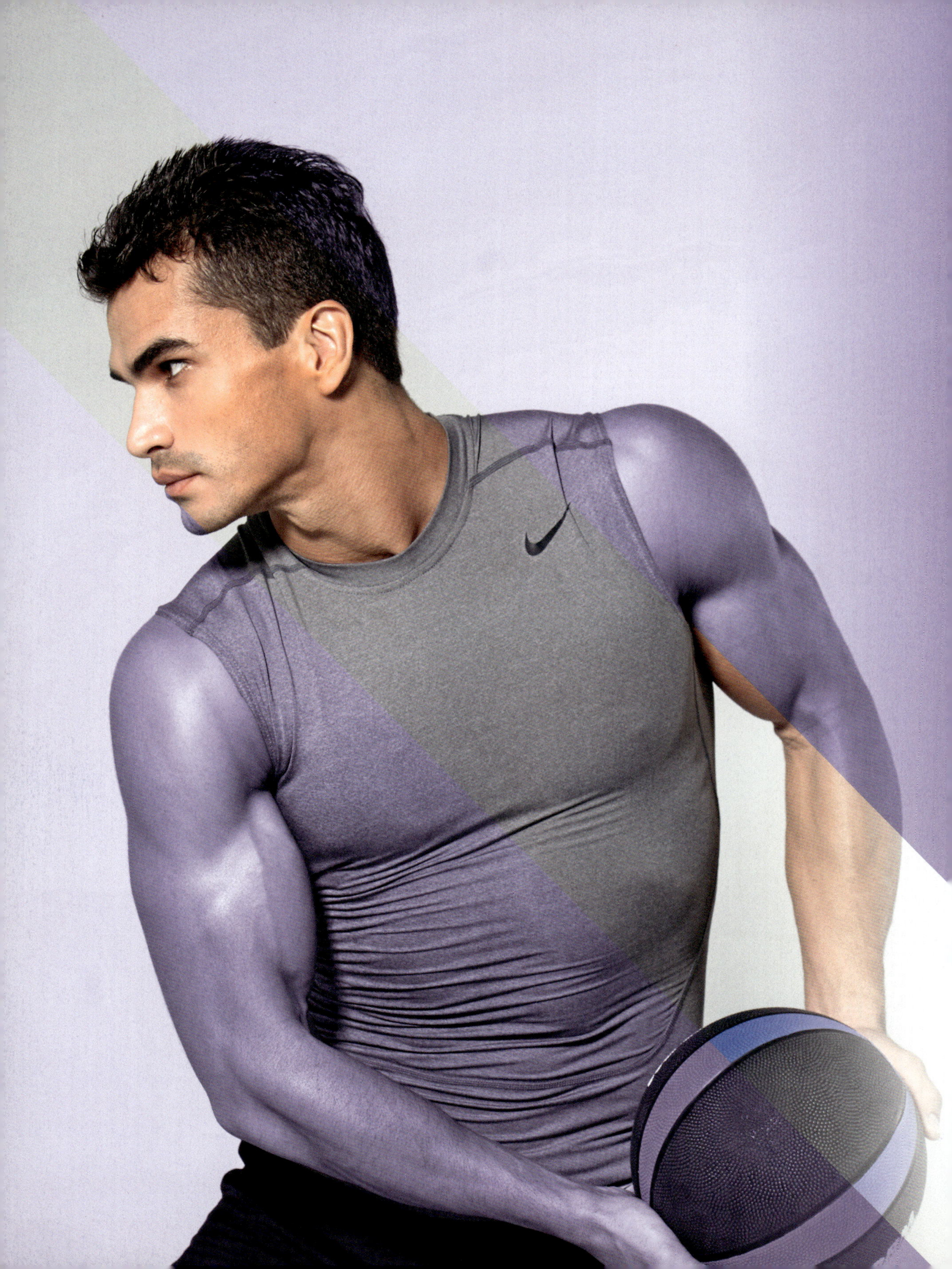

TEIL 4

TRAININGS-PLÄNE UND WORK-OUTS

1. Trainingsplanung
2. Trainingszyklen
3. Ausgewählte Work-outs

1. TRAININGSPLANUNG

Ein langfristig erfolgreiches Fitnesstraining setzt voraus, dass Sie Ihr Training planen und die Leistungsentwicklung kontrollieren. Dazu ist es empfehlenswert, ein Trainingsbuch zu führen.

TRAININGSBUCH

In den ersten Monaten des Trainings werden die sportlichen und körperlichen Leistungsverbesserungen noch leicht erkennbar sein, doch mit zunehmender Trainingsdauer werden die Verbesserungen langsamer eintreten und erfordern eine komplexere Trainingsplanung. Es ist wichtig, dass Sie die Trainingsleistungen und Rahmenbedingungen beobachten, um sicherzustellen, dass Sie sich auf dem richtigen Weg befinden, um Ihre Trainingsziele zu erreichen. Tragen Sie diese Beobachtungen in ein Trainingsbuch ein, denn so werden die Fortschritte offensichtlich, und Sie können Leistungsstagnationen erkennen und gegensteuern.

Das Trainingsbuch ist auch eine großartige Motivationshilfe; denn wenn Sie einmal unmotiviert sein sollten oder nicht zufrieden mit den Ergebnissen sind, dann lesen Sie Ihr Trainingsbuch und machen Sie sich bewusst, was Sie bereits erreicht haben. Dies motiviert ungemein! Das Buch können Sie nach eigenen Vorstellungen entwerfen. Sie können beispielsweise ein DIN-A4- oder DIN-A5-großes Heft nutzen oder aber selbst Seiten am Computer entwerfen und diese in einem Ringordner einheften.

Tragen Sie für jede Trainingsperiode die Trainingsziele und Ihre Strategie ein. Für jede ausgeführte Trainingseinheit halten Sie die wichtigsten Eckdaten fest.

- Mögliche Notizen vor der Trainingseinheit: Datum, Uhrzeit, körperliche Verfassung, Gewicht, Ernährung.
- Mögliche Notizen zur Trainingseinheit: Übungen, Intensität/Gewicht/Widerstand, Wiederholungen/Satzdauer, Satzzahlen, Pausendauer, Gesamtdauer, Trinken, Snack.
- Mögliche Notizen nach der Trainingseinheit: Regenerationsgestaltung, Ernährung, körperlicher Zustand nach dem Training, Schlaf, körperlicher Zustand am Folgetag.

Es steht Ihnen dabei völlig frei, wie detailliert Sie die Aufzeichnungen gestalten. Einigen Fitnesssportlern ist es zu aufwendig, umfangreiche Aufzeichnungen zu machen – ihnen genügt es, die grundlegenden Daten festzuhalten; anderen dagegen macht es Spaß, alle möglichen Trainingsinformationen zu notieren. Es ist aber ratsam, dass Sie zumindest die ausgeführten Übungen und deren Intensitäten festhalten. Gestalten Sie Ihr Trainingsbuch so, dass es Ihren individuellen Bedürfnissen und Trainingszielen gerecht wird.

TRAININGSPLANUNG

Es empfiehlt sich, dass Sie bei Ihrer Trainingsplanung in folgenden Schritten vorgehen:

Aktuelle Situation ermitteln
Damit Sie Trainingsziele bestimmen können, müssen Sie sich zuerst Ihre körperliche Ausgangssituation bewusst machen. Um das körperliche Erscheinungsbild zu ermitteln und die Entwicklung im Trainingsverlauf objektiv verfolgen zu können, notieren Sie sich am besten Ihr Gewicht und Körperfett sowie die Körpermaße an Brust, Oberarmen, Bauch und Hüfte. Auch hilft es, wenn Sie sich in Badekleidung von vorne, hinten und der Seite fotografieren lassen. Mit diesen Aufzeichnungen und Fotos wird es Ihnen leichtfallen, die körperliche Entwicklung im Rahmen Ihres Trainings zu überprüfen.

Trainingsziele definieren
Nun gilt es, die Trainingsziele festzulegen, denn nur mit genau definierten Zielen können Sie langfristig erfolgreich trainieren. Trainingseinsteiger nutzen zur Zielbestimmung die im Eingangstest ermittelten Ergebnisse. Für spätere Zieldefinitionen werden auch die während der vorherigen Trainingsperioden notierten Leistungen in die neue Zielbestimmung mit einbezogen.

Bei der Zielfestlegung machen Sie sich bewusst, was Sie erreichen wollen und was Sie erreichen können. Beziehen Sie nicht nur die eigenen körperlichen Voraussetzungen ein, sondern auch, wie sich die Rahmenbedingungen des Trainings in den nächsten Wochen gestalten werden. Berücksichtigen Sie also beispielsweise ein hohes Arbeitsvolumen oder beim Ziel der Körperfettreduktion mögliche Festtage. Bleiben Sie in der Zieldefinition immer realistisch, damit Sie diese auch umsetzen können. Teilen Sie die Ziele nun in lang-, mittel- und kurzfristig erreichbar ein, denn das Erreichen von Zielen motiviert sehr, mit dem Training fortzufahren. Wählen Sie nun ein kurzfristig erreichbares Ziel aus, auf das der folgende Trainingszyklus ausgerichtet wird. Ein solches Ziel kann die Verbesserung von Körperproportionen ebenso sein wie die Verbesserung der sportlichen Leistungen (beispielsweise eine erhöhte Anzahl von Wiederholungen oder längere Intervalldauern). Setzen Sie sich im Verlauf des Fitnesstrainings immer neue kurzfristige Ziele, um anhand dieser den jeweils folgenden Trainingszyklus zu gestalten.

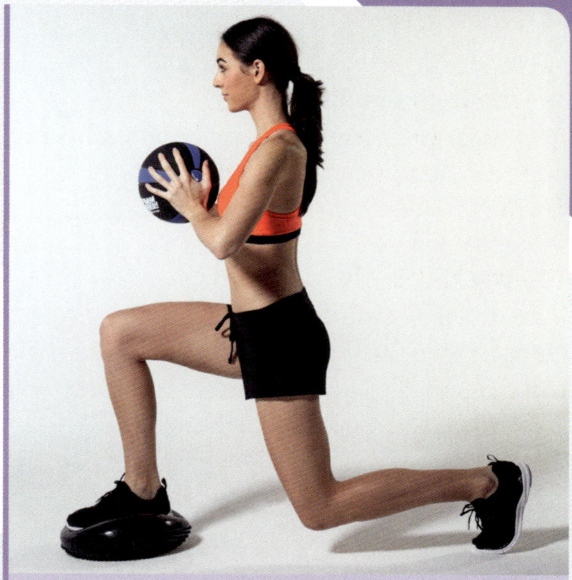

Planen Sie Ihr Training detailliert, um damit langfristig erfolgreich zu sein.

Trainingsprogramm festlegen
Nachdem Sie das kurzfristige Trainingsziel bestimmt haben, ermitteln Sie ein Trainingsprogramm, um das Ziel zu erreichen. Üblicherweise wird ein Programm über eine Dauer von sechs bis zwölf Wochen festgelegt. Kürzere Trainingsprogramme können sich in bestimmten Ausnahmefällen anbieten, beispielsweise während einer Urlaubsreise, wenn Sie andere Trainingsbedingungen vorfinden. Länger als zwölf Wochen sollte ein Trainingsprogramm nicht dauern, damit dem Körper immer neue Trainingsreize geboten werden und er sich nicht auf die Anforderungen einstellt und es zu einer Leistungsstagnation kommt.

Für das Trainingsprogramm müssen Sie die Wocheneinheiten festlegen, mit den Übungen, Satzzahlen und Intervalldauern beziehungsweise Wiederholungen. Die Anforderungen müssen progressiv etwas erhöht werden, was häufig nach zwei Trainingseinheiten erfolgt, spätestens aber alle zwei Wochen. Wenn Sie planen, Ihr Körperfett deutlich zu reduzieren, dann müssen Sie auch Ihre Ernährung anpassen.

Trainingsperiode

Nach der Festlegung des Trainingsprogramms beginnen Sie mit der Trainingsperiode, in der Trainingslehre oft als Trainingszyklus bezeichnet, über eine Dauer von zumeist sechs bis zwölf Wochen. Wählen Sie die für Sie geeigneten Intensitäten beziehungsweise passende Ballgewichte, sodass Sie die geplanten Trainingsanforderungen mit korrekter Übungstechnik ausführen können. Wenn Sie bei deren Festlegung noch nicht sicher sind, dann wählen Sie besser etwas zu leichte als zu schwere Anforderungen. Das Training soll nicht übertrieben werden, da sich der Körper erst an die neuen Belastungen gewöhnen muss. Auch ist zu beachten, dass die Sehnen und Bänder länger als die Muskulatur benötigen, um sich anzupassen. Erhöhen Sie deshalb die Anforderungen nicht zu schnell, damit Sie Überlastungserscheinungen und Verletzungen vermeiden.

Nach jeder Trainingseinheit machen Sie Notizen in Ihrem Trainingsbuch über die absolvierten Leistungen sowie zu den Rahmenbedingungen (wie Trainingszeit, Schlaf, Stress und Ernährung). Diese Notizen werden Ihnen langfristig helfen, die Entwicklung Ihrer Leistungsfähigkeit besser nachzuvollziehen.

Sie können den Trainingserfolg durch regelmäßige Kontrolltests überprüfen. Das ist insbesondere wichtig beim Ziel der Körperfettreduktion, wo Sie wöchentlich Ihre Körpermaße feststellen sollten. Halten Sie auch diese Informationen in Ihrem Trainingsbuch fest, da sie bei der Ausarbeitung von neuen Trainingsprogrammen hilfreich sind.

Abschlusstest

Am Ende der Trainingsperiode führen Sie einen Abschlusstest durch, bei dem Sie das kurzfristige Trainingsziel mit den Ergebnissen vergleichen. Im Anschluss daran bestimmen Sie ein neues kurzfristiges Trainingsziel und legen dann das Trainingsprogramm fest, wozu Sie die Aufzeichnungen aus Ihrem Trainingsbuch über die Reaktionen Ihres Körpers nutzen. Dann beginnen Sie mit der nächsten Trainingsperiode. Führen Sie diese Form der Trainingsplanung kontinuierlich fort. Auf diese Weise setzen Sie Ihrem Körper fortlaufend neue Trainingsreize und können erhebliche Verbesserungen im Fitnesstraining erreichen.

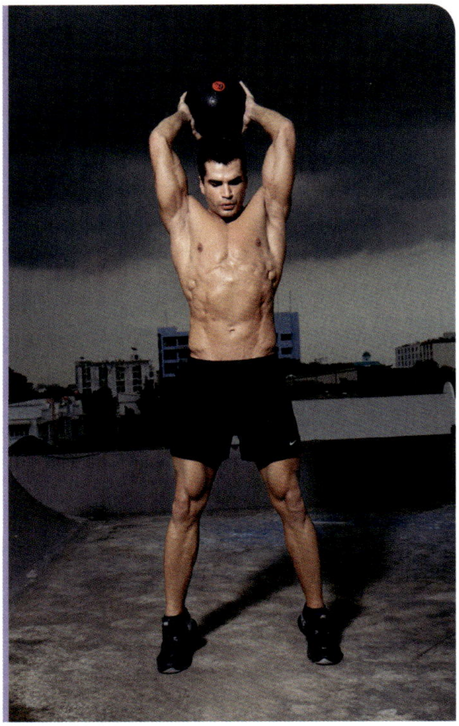

2. TRAININGSZYKLEN

Mit diesem Plan über drei Schritte verbessern Sie kontinuierlich die funktionelle Kraftleistungsfähigkeit Ihres Körpers. Dabei bauen Sie Muskulatur auf, verbessern Ihre Körperhaltung und können bei kontrollierter Ernährung Ihr Körperfett reduzieren.

Nutzen Sie das für Sie geeignete Trainingslevel und überfordern Sie sich nicht, worauf insbesondere beim motivierten Trainingseinstieg zu achten ist. Sie können Übungen anpassen oder mit solchen austauschen, die dieselbe Muskelgruppe trainieren. Übertreiben Sie in den ersten Wochen das Training nicht, um Verletzungen durch eine Überlastung des Bewegungsapparates zu vermeiden. Ziel Ihres funktionellen Trainings mit dem Medizinball ist es, eine langfristig gute körperliche Form zu erreichen, und nicht, kurzzeitig möglichst schwierige Bewegungen und intensive sportliche Leistungen zu erbringen.

Wählen Sie gesunde Nahrungsmittel und stimmen Sie deren Menge mit Ihrer körperlichen Aktivität ab. Verzehren Sie genügend Protein, damit Wachstum und Regeneration der Muskulatur ermöglicht werden. Als empfehlenswert gilt für Fitnesssportler eine Eiweißmenge von 1,5–2 Gramm pro Kilo Körpergewicht. Achten Sie darauf, dass Sie viel Gemüse essen, was bei dieser recht großen Eiweißmenge wichtig ist, um eine Übersäuerung des Körpers zu vermeiden und daraus resultierende Problematiken wie schlechte Regeneration und Verletzungsanfälligkeit an Sehnen und Bändern zu verhindern.

Planen Sie genügend Zeit für die Regeneration ein und achten Sie auf genügend Schlaf. Wenn die Trainingsintensität deutlich intensiver ist, als Sie dies bisher gewohnt sind, dann ist eine Stunde mehr Schlaf pro Trainingstag notwendig.

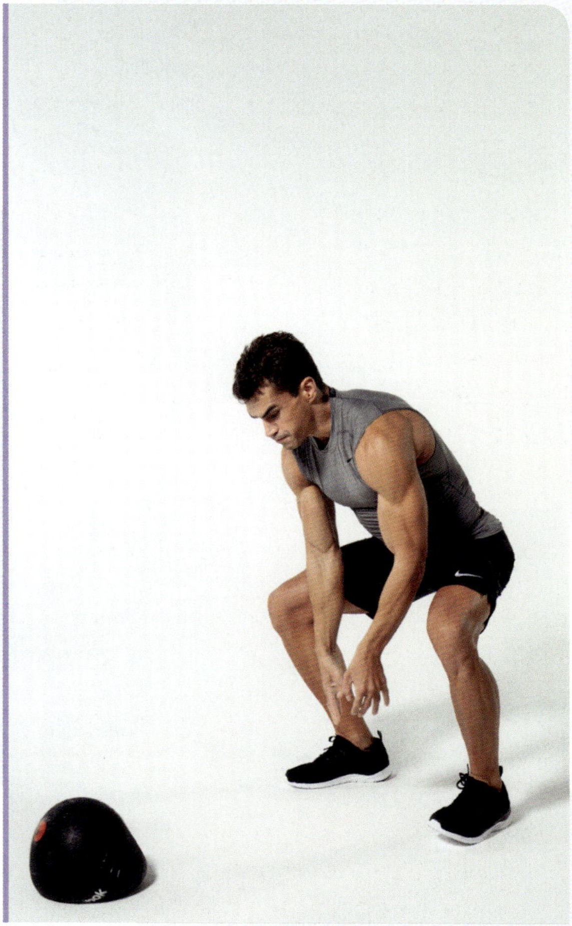

ZYKLUS 1: GRUNDLAGEN

Dieser Trainingsplan zielt darauf ab, die funktionelle Kraft aufzubauen. Der Plan ist für eine Dauer von sechs Wochen für Einsteiger gestaltet. Eine eigenständige Trainingseinheit „Abrollen und Dehnen (A+D)" ist empfehlenswert, da diese nicht nur Verspannungen beseitigt, sondern auch hilft, die Muskulatur besser wahrzunehmen und zu aktivieren. Zur Kraftentwicklung sieht der Plan das Ganzkörper-Work-out „Kraft A" und das Core-Work-out „Kraft D" vor, deren Intensitäten kontinuierlich gesteigert werden. Sind Sie bereits an regelmäßiges Fitnesstraining gewöhnt, dann können Sie den Plan intensivieren, indem Sie im Krafttraining einen Trainingssatz ergänzen beziehungsweise die Belastungszeit verlängern. Sie können dann auch eine Ausdauereinheit wie Schwimmen, Laufen oder Radfahren im Wochenplan hinzufügen. Nachdem der Trainingszyklus absolviert ist, legen Sie fest, ob Sie weiterhin mit dieser Häufigkeit trainieren oder in „Zyklus 2" übergehen. Wenn Sie sich bereits in „Zyklus 1" ausgelastet fühlen, dann behalten Sie diese Trainingshäufigkeit bei. Verändern Sie aber Ihr Programm, indem Sie Übungen austauschen und Belastungen steigern.

WOCHE	TAG 1	TAG 2	TAG 3	TAG 4	TAG 5	TAG 6	TAG 7
1	Kraft A 2 Sätze á 30 Sek.	Pause	A+D oder Pause	Pause	Kraft A 2 Sätze á 30 Sek.	Pause	Pause
2	Kraft A 2 Sätze á 30 Sek.	Pause	A+D oder Pause	Pause	Kraft A 2 Sätze á 30 Sek.	Pause	Pause
3	Kraft A 3 Sätze á 30 Sek.	Pause	Kraft D 3 Sätze á 30 Sek.	Pause	Kraft A 3 Sätze á 30 Sek.	A+D oder Pause	Pause
4	Kraft A 3 Sätze á 35 Sek.	Pause	Kraft D 3 Sätze á 35 Sek.	Pause	Kraft A 3 Sätze á 35 Sek.	A+D oder Pause	Pause
5	Kraft A 2 Sätze á 40 Sek.	Pause	Kraft D 2 Sätze á 40 Sek.	Pause	Kraft A 2 Sätze á 40 Sek.	A+D oder Pause	Pause
6	Kraft A 3 Sätze á 40 Sek.	Pause	Kraft D 3 Sätze á 40 Sek.	Pause	Kraft A 3 Sätze á 40 Sek.	A+D oder Pause	Pause

Kraft A, D: Machen Sie das Work-out „Kraft A" oder „Kraft D" (siehe Seiten 217 und 220).
Abrollen und Dehnen (A+D) oder Pause: An diesem Tag können Sie abrollen und dehnen (siehe Seiten 214–215) oder Sie pausieren vom Training.

Pause: An diesem Tag wird zur Regeneration komplett auf Training verzichtet.

ZYKLUS 2: FITNESS

Mit dem Zyklus „Fitness“ trainieren Sie die funktionelle Kraft Ihres Körpers auf bereits recht intensivem Niveau. Nutzen Sie diesen Zyklus, nachdem Sie den Zyklus „Grundlagen“ absolviert haben. Als geübter Fitnesssportler können Sie aber auch direkt hier einsteigen. Ein Kraft-Work-out alle fünf Tage stellt sicher, dass Sie kontinuierliche Leistungssteigerungen erreichen. Üben Sie bereits regelmäßig eine Sportart aus, dann sind hierfür in diesem Zyklus zwei Trainingseinheiten vorgesehen. Alternativ können Sie eine Ausdauereinheit wie Schwimmen für 20–40 Minuten oder Laufen für 30–50 Minuten ausführen. An „Tag 3“ können Sie aktiv gegen Muskelverspannungen und Defizite in der Beweglichkeit vorgehen, indem Sie eine Trainingseinheit mit dem Hauptteil „Abrollen und Dehnen (A+D)“ ausführen, oder Sie pausieren.
Nach sechs Wochen können Sie zu „Zyklus 3“ übergehen. Sie können aber auch die bisherige Intensität beibehalten und Änderungen am Programm vornehmen. Mit dem Programm werden Sie eine deutliche Steigerung Ihrer Leistungsfähigkeit erreichen und können umfangreich Körperfett reduzieren.

WOCHE	TAG 1	TAG 2	TAG 3	TAG 4	TAG 5	TAG 6	TAG 7
1	Kraft B 2 Sätze á 30 Sek.	Ausdauer oder Sportart	A+D oder Pause	Kraft E 2 Sätze á 30 Sek.	Pause oder Sportart	Kraft B 2 Sätze á 35 Sek.	Pause
2	Kraft E 2 Sätze á 35 Sek.	Ausdauer oder Sportart	A+D oder Pause	Kraft B 3 Sätze á 35 Sek.	Pause oder Sportart	Kraft E 3 Sätze á 35 Sek.	Pause
3	Kraft B 3 Sätze á 35 Sek.	Ausdauer oder Sportart	A+D oder Pause	Kraft E 3 Sätze á 35 Sek.	Pause oder Sportart	Kraft B 3 Sätze á 40 Sek.	Pause
4	Kraft E 3 Sätze á 40 Sek.	Ausdauer oder Sportart	A+D oder Pause	Kraft B 3 Sätze á 45 Sek.	Pause oder Sportart	Kraft E 3 Sätze á 45 Sek.	Pause
5	Kraft B 3 Sätze á 50 Sek.	Ausdauer oder Sportart	A+D oder Pause	Kraft E 3 Sätze á 50 Sek.	Pause oder Sportart	Kraft B 3 Sätze á 55 Sek.	Pause
6	Kraft E 3 Sätze á 55 Sek.	Ausdauer oder Sportart	A+D oder Pause	Kraft B 3 Sätze á 60 Sek.	Pause oder Sportart	Kraft E 3 Sätze á 60 Sek.	Pause

Kraft B, E: Machen Sie das Work-out „Kraft B“ oder „Kraft E“ (siehe Seiten 218 und 221).
Ausdauer oder Sportart: In dieser Trainingseinheit wird die Ausdauer gefördert, z. B. mit Schwimmen, oder Sie führen Ihre Sportart aus.
Abrollen und Dehnen (A+D) oder Pause: An diesem Tag können Sie abrollen und dehnen (siehe Seiten 214–215) oder Sie pausieren vom Training.
Pause oder Sportart: Machen Sie eine Pause oder trainieren Sie Ihre Sportart.
Pause: An diesem Tag wird zur Regeneration komplett auf Training verzichtet.

ZYKLUS 3: FITNESS INTENSIV

Mit diesem Zyklus können Fortgeschrittene weitere Verbesserungen in der Entwicklung der funktionellen Kraft und der Core-Muskulatur erreichen. Für Fitnesseinsteiger hingegen ist der Umfang zu intensiv, und der Körper wäre überfordert. In diesem Zyklus sind drei bis vier Einheiten Krafttraining pro Woche mit intensiven Übungsvarianten enthalten. Auch ist vorgesehen, dass Sie ein- bis zweimal wöchentlich Ausdauertraining oder eine Sportart ausführen. An einem Tag pro Woche können Sie sich vorrangig Verspannungen und Beweglichkeit mit „Abrollen und Dehnen (A+D)" widmen. Fühlt sich Ihre Muskulatur jedoch gut an, und Sie sind bereits beweglich genug, dann können Sie pausieren, vorausgesetzt, Sie führen Abrollen und Dehnen regelmäßig nach den Kraft-Work-outs durch. Sie werden nach sechs Wochen mit intensiven Trainingseinheiten feststellen, wie sich Ihre Kraftleistungsfähigkeit deutlich verbessert hat. Sie werden ebenfalls optische Verbesserungen feststellen. Nun wählen Sie ein neues kurzfristiges Trainingsziel und entwickeln einen Trainingszyklus, um das Ziel zu erreichen, wozu Sie die Trainingsintensität beibehalten oder etwas reduzieren können.

WOCHE	TAG 1	TAG 2	TAG 3	TAG 4	TAG 5	TAG 6	TAG 7
1	Kraft C 2 Sätze á 35 Sek.	Ausdauer oder Sportart	Kraft F 2 Sätze á 35 Sek.	Pause, Ausdauer oder Sportart	Kraft C 2 Sätze á 40 Sek.	A+D oder Pause	Kraft F 2 Sätze á 40 Sek.
2	Pause, Ausdauer oder Sportart	Kraft C 3 Sätze á 40 Sek.	Ausdauer oder Sportart	Kraft F 3 Sätze á 40 Sek.	A+D oder Pause	Kraft C 3 Sätze á 40 Sek.	Pause
3	Kraft F 3 Sätze á 40 Sek.	Ausdauer oder Sportart	Kraft C 3 Sätze á 45 Sek.	Pause, Ausdauer oder Sportart	Kraft F 3 Sätze á 45 Sek.	A+D oder Pause	Kraft C 3 Sätze á 45 Sek.
4	Pause, Ausdauer oder Sportart	Kraft F 3 Sätze á 45 Sek.	Ausdauer oder Sportart	Kraft C 3 Sätze á 50 Sek.	A+D oder Pause	Kraft F 3 Sätze á 50 Sek.	Pause
5	Kraft C 3 Sätze á 50 Sek.	Ausdauer oder Sportart	Kraft F 3 Sätze á 50 Sek.	Pause, Ausdauer oder Sportart	Kraft C 3 Sätze á 55 Sek.	A+D oder Pause	Kraft F 3 Sätze á 55 Sek.
6	Pause, Ausdauer oder Sportart	Kraft C 3 Sätze á 60 Sek.	Ausdauer oder Sportart	Kraft F 3 Sätze á 60 Sek.	A+D oder Pause	Kraft C 3 Sätze á 60 Sek.	Pause

Kraft C, F: Machen Sie das Work-out „Kraft C" oder „Kraft F" (siehe Seiten 219 und 222).
Ausdauer oder Sportart: In dieser Trainingseinheit wird die Ausdauer gefördert, z. B. mit Schwimmen, oder Sie führen Ihre Sportart aus.
Pause, Ausdauer oder Sportart: Machen Sie eine Pause, ein Ausdauertraining oder eine Sportart.
Abrollen und Dehnen (A+D) oder Pause: An diesem Tag können Sie abrollen und dehnen (siehe Seiten 214–215) oder Sie pausieren vom Training.
Pause: An diesem Tag wird zur Regeneration komplett auf Training verzichtet.

AUSGEWÄHLTE WORK-OUTS

3. AUSGEWÄHLTE WORK-OUTS

Auf den folgenden Seiten sind Work-outs zum Abrollen, Dehnen und Kräftigen vorgestellt. Die Work-outs zum Abrollen und Dehnen können Sie an Regenerationstagen nutzen und diese dann ausführlich machen. Sie können die Programme auch vor und nach dem Krafttraining nutzen, sollten sie dann aber weniger intensiv ausführen, insbesondere in der Aufwärmphase.

Die Work-outs mit dem Medizinball zielen darauf ab, die Leistungsfähigkeit Ihre Körpers für Sport- und Alltagsanforderungen zu verbessern und die Verletzungsgefahr durch Kräftigung der Stabilisatoren zu verringern. Die Kraft-Work-outs A–C sind Ganzkörper-Work-outs, und die Kraft-Work-outs D–F widmen sich vorrangig dem Rumpf. Es sind Übungen enthalten, bei denen der Ball gegen eine Wand gestoßen und geworfen wird. Falls Sie keine stabile Wand verfügbar haben beziehungsweise diese Übungen im Haus zu laut sind, dann wählen Sie eine der im Work-out angebotenen Übungsalternativen.

Die Work-outs sind so zusammengestellt, dass mit möglichst geringer Trainingszeit effektiv trainiert wird. Die Anforderungen werden dabei progressiv erhöht. Benötigen Sie Anpassungen für Ihr Fitnesstraining, dann können Sie die Work-outs mit Übungen aus diesem Buch variieren beziehungsweise ergänzen. Die Work-outs dienen als Trainingsgrundlage und können mit fortschreitender Trainingserfahrung an individuelle Bedürfnisse angepasst werden. Bei der Zusammenstellung von eigenen Trainingsplänen und Work-outs ist zu beachten, dass Sie jede im Buch vorgestellte Bewegungsrichtung zumindest einmal pro Woche intensiv trainieren müssen, um das Leistungsniveau aufrechtzuerhalten. Achten Sie auch darauf, dass Sie das gleiche Work-out nicht an zwei Tagen hintereinander ausführen und dass Sie an einem Tag pro Woche (beziehungsweise bei einem intensiven Zyklus an einem Tag alle zwei Wochen) vollständig vom Krafttraining pausieren müssen, um sich zu regenerieren. Nach einem Trainingszyklus von sechs bis zwölf Wochen müssen Sie Umstellungen am Programm vornehmen, damit dem Körper immer neue Anforderungen gestellt werden und keine Leistungsstagnation eintritt.

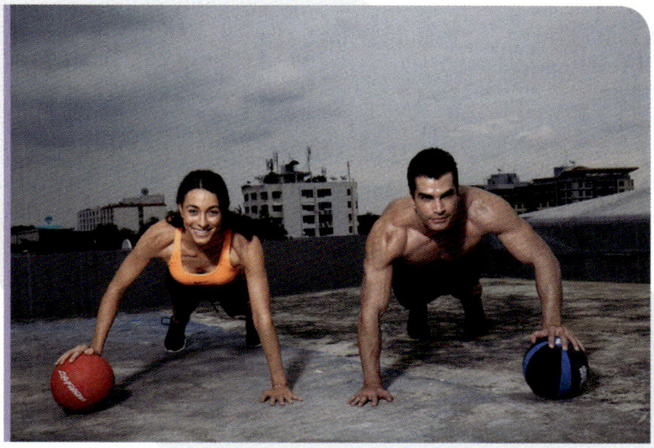

WORK-OUT ABROLLEN: GANZKÖRPER

Das Programm massiert die Muskelketten, die oftmals verspannt sind und dann zu Einschränkungen der Beweglichkeit sowie zu Schmerzen führen, beispielsweise am Rücken. Rollen Sie fünf- bis zehnmal über die Muskeln; beim Aufwärmen rollen Sie eher schnell. Wenn Sie die Übungen hingegen zum Abwärmen oder an Regenerationstagen ausführen, dann rollen Sie eher langsam. Verspüren Sie dabei an einer Stelle starke Schmerzen, dann verbleiben Sie für 30–60 Sekunden auf dieser Stelle. Nach 30 Sekunden sollte der Schmerz etwas nachlassen, dann können Sie den Druck auf dieser Stelle intensivieren (wenn eine intensive Schmerzbehandlung beabsichtigt ist) und ihn weitere 30 Sekunden halten. Eine solche intensive Triggerpunktbehandlung darf jedoch nicht beim Aufwärmen gemacht werden.

Wenn bei Ihnen andere Körperbereiche verspannt sind, dann passen Sie das Programm entsprechend an. Ergänzen Sie bei Bedarf das Rollen über die Fußsohlen (R 1), Gesäß- (R 7), Schulterblatt- (R 11), Nacken- (R 12), Brust- (R 13), Schulter- (R 14) und Armmuskeln (R 15). Außerdem können Sie eine Faszienkugel für kleine, schmerzende Punkte einsetzen.

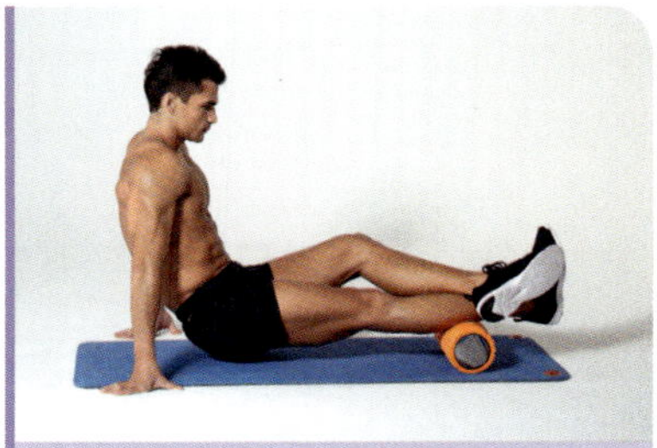

R 2: Waden

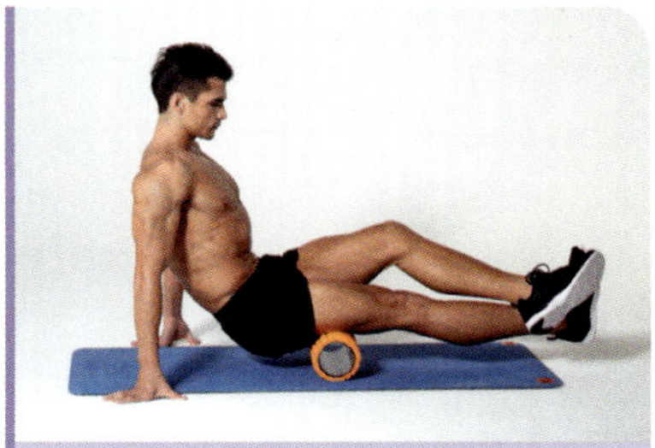

R 3: Oberschenkelrückseiten

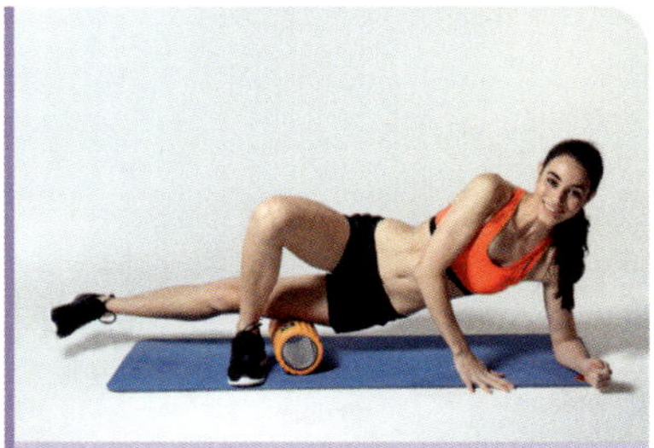

R 4: Oberschenkelaußenseiten

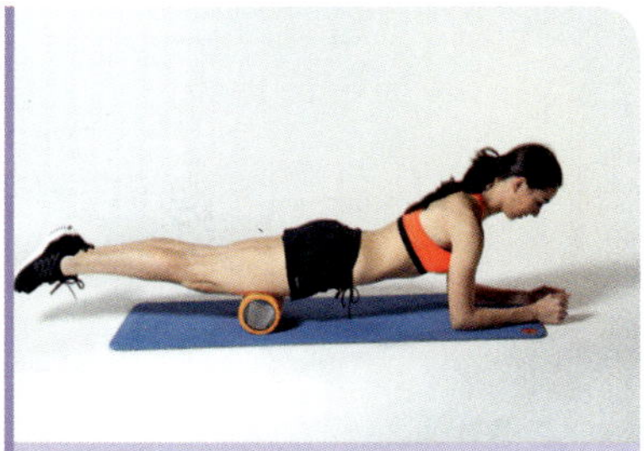

R 5: Oberschenkelvorderseiten

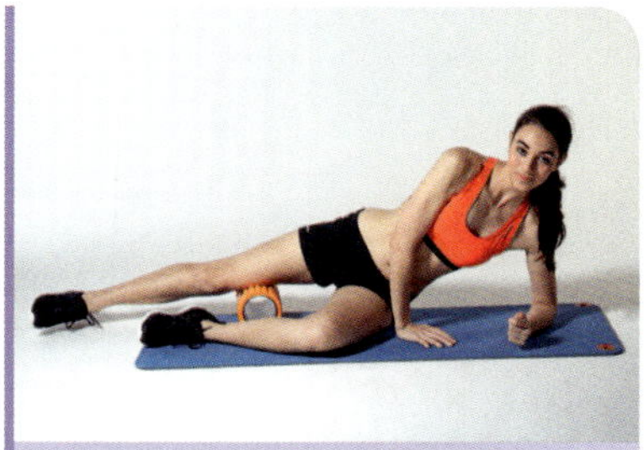

R 6: Oberschenkelinnenseiten

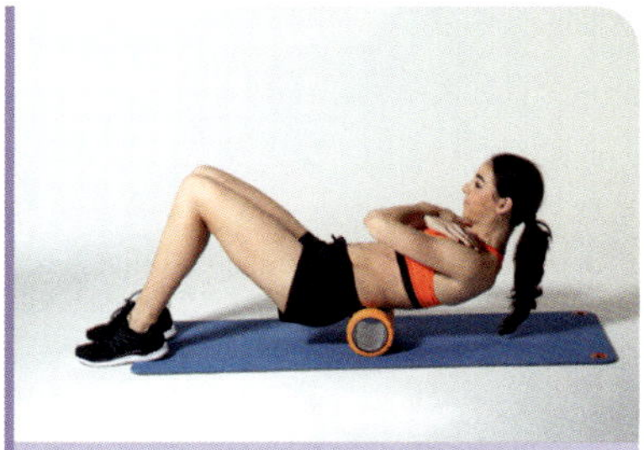

R 8: Unterer Rücken

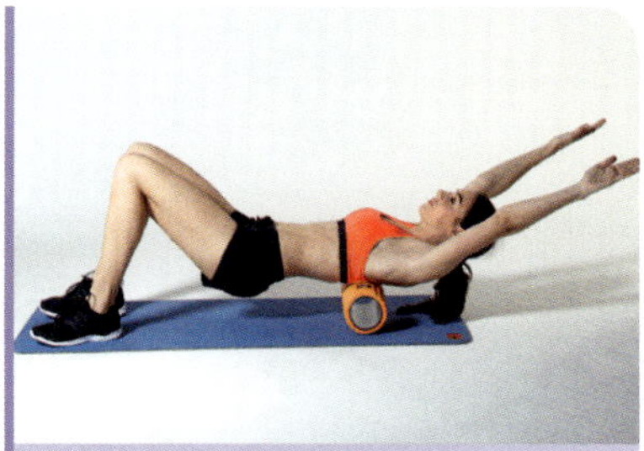

R 9: Oberer Rücken

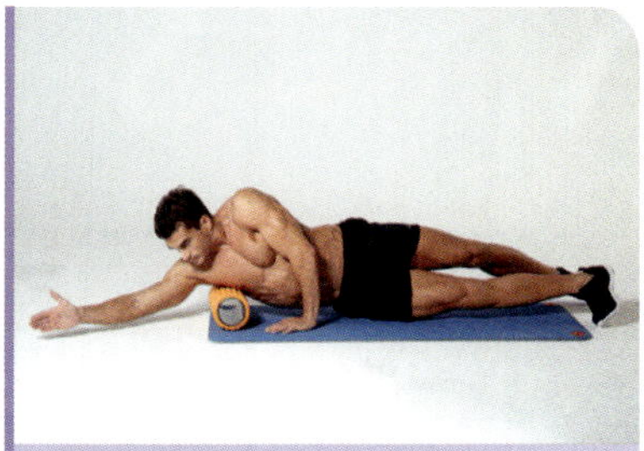

R 10: Oberkörperseiten

WORK-OUT DEHNEN: GANZKÖRPER

Dieses Programm dehnt den ganzen Körper; mögliche Varianten für die individuelle Anpassung sind ergänzt. Führen Sie die Dehnübungen gemäß der Methode „Entspannen – Erweitern" oder der Methode „Anspannen – Entspannen – Erweitern" aus (siehe Seiten 190–191).

Zum Vordehnen halten Sie die Position etwa 10 Sekunden, im Nachdehnen 10–20 Sekunden und im Dehntraining mindestens 20 Sekunden. Es ist empfehlenswert, jedoch nicht zwingend, den Körper vor den Dehnübungen aufzuwärmen; außerdem können Sie den Körper vor dem Dehnen abrollen.

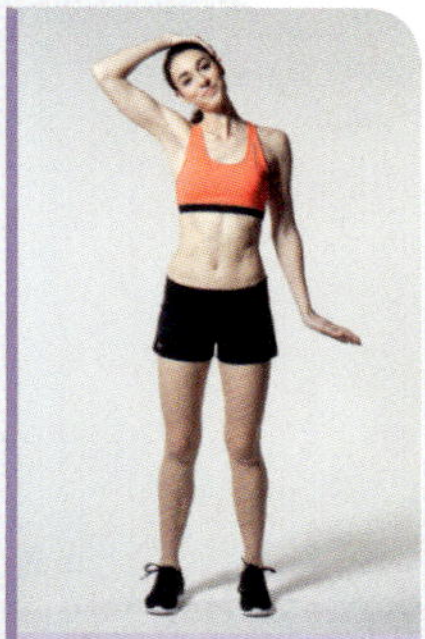

D 1: Kopf zur Seite neigen.

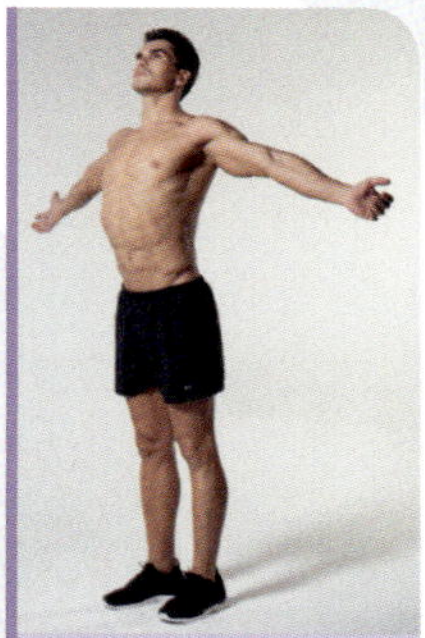

D 2: Arme abspreizen.

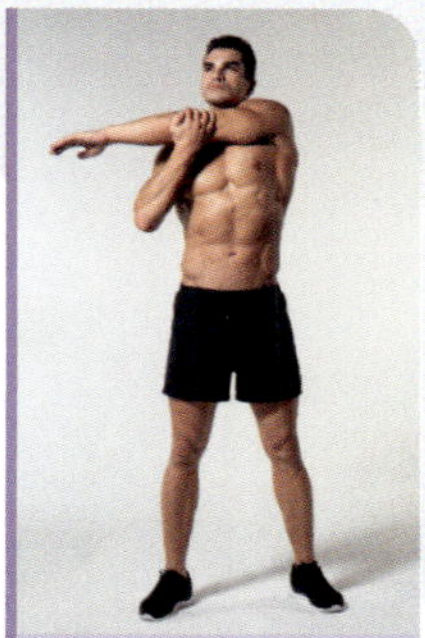

D 3: Arm am Kopf seitlich nach hinten schieben.

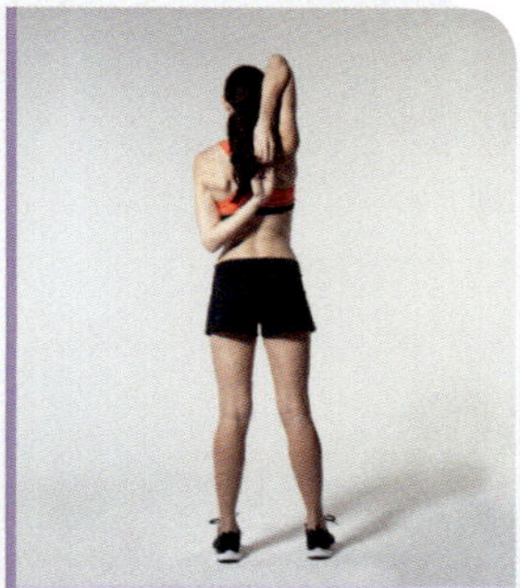

D 4: Angewinkelten Arm hinter dem Rücken nach unten schieben; dann Hände greifen.

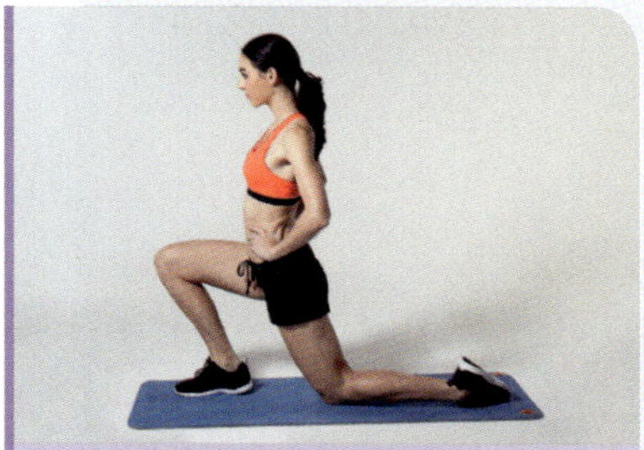

D 6: Hüftvorbeugen im Ausfallschritt (oder D 7: Unterschenkel anziehen).

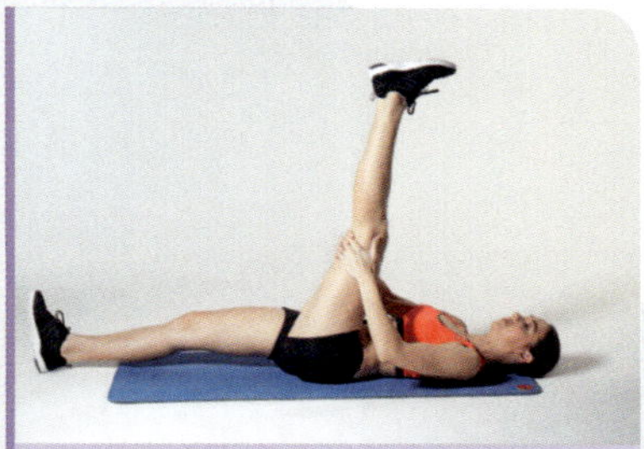

D 8: Bein anheben in Rückenlage (oder D 9: Oberkörper vorbeugen).

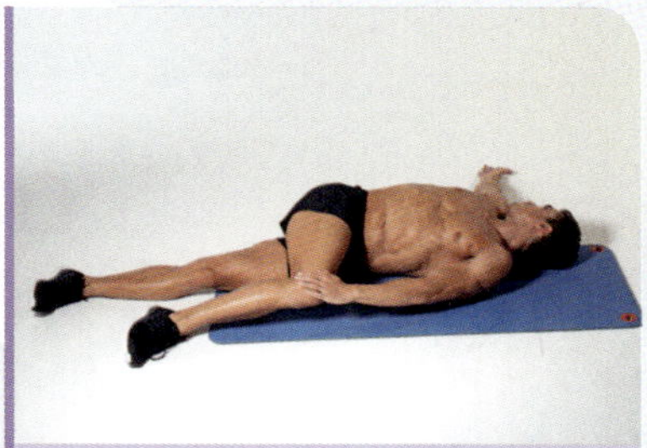

D 10: Körperdrehung aus der Seitenlage.

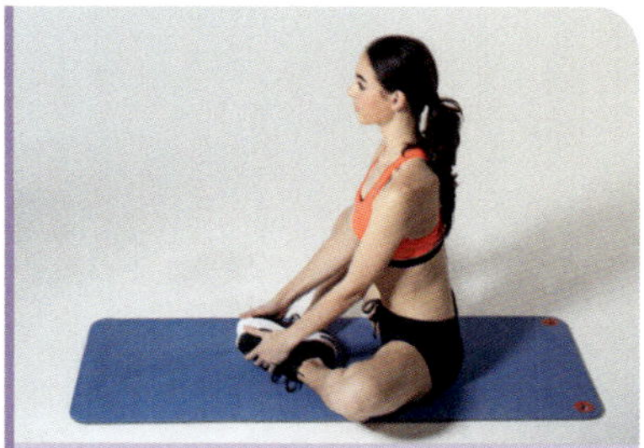

D 11: Knie abspreizen.

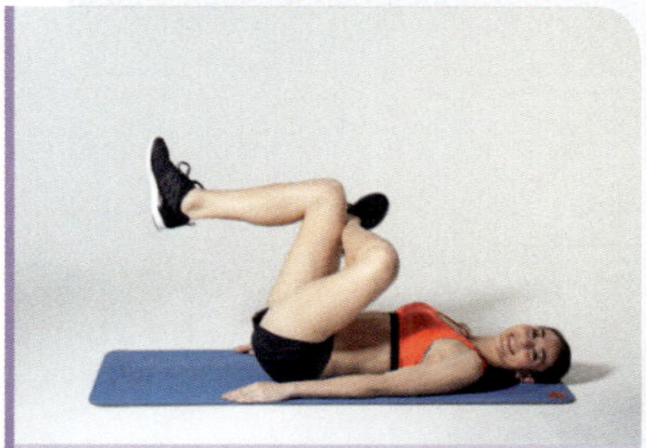

D 12: Fuß anziehen.

AUSFÜHREN DER KRAFT-WORK-OUTS

Die Kraft-Work-outs enthalten eine Aufwärmphase, einen Hauptteil und eine Abwärmphase.

Aufwärmphase

Beginnen Sie das Work-out, indem Sie sich aufwärmen. Sie können zu Hause eine Aufwärmübung wie Seilspringen, auf der Stelle laufen oder „Hampelmänner" für fünf bis zehn Minuten machen, bevor Sie sich Verspannungen widmen. Sie können aber auch direkt mit Abrollen und Andehnen beginnen oder aber das Work-out mit einfachen Körpergewichtsübungen starten. Beim Aufwärmen gibt es viele Vorgehensweisen, entscheidend ist, was Ihrem Körper guttut und in welcher Verfassung sich Ihr Körper vor der jeweiligen Trainingseinheit befindet.

Hauptteil: Durchführen der Kraftübungen

Für das Krafttraining wurde das Intervall-Training in Zirkelform gewählt. Sie können den notwendigen Timer im Internet online nutzen (www.tabatatimer.com und www.beach-fitness.com/Tabata/) oder den Timer kostengünstig erwerben (siehe Seite 25). Beim Zirkeltraining gehen Sie so vor, dass Sie einen Übungssatz für eine Übung machen und dann umgehend mit einem Übungssatz für die nächste Übung folgen, bis Sie für alle Übungen einen Durchgang (Satz) vollzogen haben. Nach einem Zirkeldurchgang pausieren Sie zwei bis drei Minuten, bevor Sie den Zirkel wiederholen. Stellen Sie beim Intervall-Timer eine Trainingszeit von 30–60 Sekunden pro Übungssatz ein sowie eine Pausenzeit von 10–15 Sekunden. Beachten Sie bei der Timer-Einstellung, dass bei einigen Übungen die linke und die rechte Seite trainiert werden. Beispielsweise müssen Sie beim Work-out „Kraft D" für eine Zirkelrunde neun Übungssätze im Timer einstellen, da bei der Übung „M 107: Seitlicher Unterarmstütz" die linke und die rechte Körperseite trainiert werden.

Wenn Sie während eines Zeitintervalls feststellen, dass Sie für eine Bewegungsrichtung eine Übungsvariante nicht mehr fortführen können, dann wechseln Sie während der Übung zu einer leichteren Variante beziehungsweise einem leichteren Trainingslevel. Es ist nicht das Ziel, möglichst intensive Varianten mit Fehlstellungen zu bewältigen! Sie finden für jede Bewegungsrichtung weitere Übungen in diesem Buch, sodass Sie Anpassungen vornehmen können, um mit der für Sie geeigneten Trainingsintensität und den bei Ihnen vorhandenen Möglichkeiten üben zu können. Wenn Sie beispielsweise bereits mit einem Work-out für Fortgeschrittene üben, aber eine der Übungen noch nicht technisch perfekt ausführen können, dann wählen Sie stattdessen eine einfachere Variante, als im Work-out vorgeschlagen. Falls Sie keinen Timer zur Verfügung haben oder aber lieber mit Wiederholung trainieren, dann können Sie so vorgehen, dass Sie mit acht Wiederholungen starten und möglichst nach jeder, aber zumindest nach jeder zweiten Trainingswoche eine Wiederholung mehr ausführen. Notieren Sie die Steigerungen im Trainingsbuch, damit diese nicht in Vergessenheit geraten.

Abwärmphase

Beenden Sie das Work-out mit der Abwärmphase. Sie können eine Abwärmübung fünf Minuten lang ausführen, wenn Sie dies in Ihrem Training gewohnt sind und das Training als sehr intensiv wahrgenommen haben, was aber nicht zwingend erforderlich ist. Empfehlenswert ist es, den Körper abzurollen und einige statische Dehnübungen auszuführen, insbesondere für stark beanspruchte Muskelgruppen.

WORK-OUT KRAFT A: GANZKÖRPER LEVEL 1 (GRUNDLAGEN)

AUFWÄRMPHASE	
1. BALLSTOSS	• M 1: Bruststoß im Stand oder M 4: Bruststoß aus dem Stand mit Schritt vor • oder M 7: Bruststoß aus der Kniebeuge • Ohne Wand-/Bodeneinsatz: M 16: (Einarmiger) Bruststoß nach oben in Rückenlage
2. BALLWURF	• M 23: Überkopfwurf im Stand • oder M 27: Überkopfwurf aus dem Stand mit Schritt vor • oder M 29: Überkopfwurf aus der Kniebeuge oder M 32: Bodenwurf im Stand • Ohne Wand-/Bodeneinsatz: M 104: Schwingen von oben nach unten im Stand
3. KNIEDOMINANT BEIDBEINIG	• M 65: Beidbeinige Kniebeuge (Squat)
4. HÜFT-DOMINANT MIT ANGEWINKEL-TEN BEINEN	• M 78: Beckenlift beidbeinig am Boden
5. DRUCK NACH VORNE	• M 50: Liegestütz mit Händen auf Medizinball und Knie am Boden • oder Liegestütz mit beiden Händen auf Medizinball in Schräglage gegen Wand • oder Liegestütz am Boden
6. ZUG NACH HINTEN	• M 56: Handtuchziehen im Sitz oder M 58: Latdrücken im Liegen • oder M 57: Hochziehen aus Bodenlage vereinfacht (mit angezogenen Beinen und aufgestellten Füßen)
7. KNIEDOMINANT EINBEINIG	• M 70: Kniebeuge im Ausfallschritt am Boden • oder M 74: Gerader Ausfallschritt ohne Medizinball-Heben
8. HÜFT-DOMINANT MIT FAST GESTRECKTEN BEINEN	• M 81: Kreuzheben mit fast gestreckten Beinen • oder M 83: Beinrückheben im vorgebeugtem Einbeinstand mit Medizinball • oder M 84: T-Stand ohne Medizinball • oder M 85: Beckenlift mit fast gestreckten Beinen
9. DRUCK NACH OBEN	• M 59: Vorgebeugtes Schulterdrücken am Boden • oder M 61: Überkopfdrücken im Stand • oder M 62: Handstand stabilisieren an Wand oder M 13: Hochstoß im Stand
10. ZUG NACH UNTEN	• M 63: Klimmzug vereinfacht (z. B. mit Fuß auf Ball) • oder Thera-Band®-Zug oder statisches Handtuchziehen von oben nach unten
ABWÄRMPHASE	

- Einsteiger: 2–3 Sätze je Übung, Belastungszeit 30–60 Sek. je Übungssatz

AUSGEWÄHLTE WORK-OUTS

WORK-OUT KRAFT B: GANZKÖRPER LEVEL 2 (FITNESS)

AUFWÄRMPHASE	
1. BALLSTOSS	• M 2: Bruststoß im Ausfallschritt • oder M 5: Bruststoß aus dem Ausfallschritt mit Schritt/Sprung vor • oder M 8: Bruststoß aus der Kniebeuge mit Schritt/Sprung vor • Ohne Wand-/Bodeneinsatz: M 17: (Einarmiger) Bruststoß nach oben im V-Sitz oder M 18: Bruststoß nach oben mit Crunch mit aufgestellten Füßen
2. BALLWURF	• M 24: Überkopfwurf im Kniestand oder M 25: Überkopfwurf im Ausfallschritt • oder M 28: Überkopfwurf aus dem seitlichen Stand ohne Schritt vor • oder M 30: Überkopfwurf aus der Kniebeuge im Sprung • oder M 33: Bodenwurf mit Schwungholen • Ohne Wand-/Bodeneinsatz: M 105: Diagonales Schwingen mit Drehung (Holzhacken)
3. KNIEDOMINANT BEIDBEINIG	• M 66: Beidbeinige Kniebeuge mit hochgestreckten Armen • oder M 68: Beidbeinige Kniebeuge mit Ballheben
4. HÜFT-DOMINANT MIT ANGEWINKEL-TEN BEINEN	• M 78: Beckenlift beidbeinig auf Medizinball • oder M 79: Beckenlift einbeinig am Boden
5. DRUCK NACH VORNE	• M 50: Liegestütz mit Händen auf Medizinball • oder M 51: Liegestütz mit Füßen auf Medizinball • oder M 52: Liegestütz mit einer Hand auf Medizinball
6. ZUG NACH HINTEN	• M 57: Hochziehen aus Bodenlage mit gestreckten Beinen • oder M 58: Latdrücken im Liegen mit Medizinball
7. KNIEDOMINANT EINBEINIG	• M 74: Gerader Ausfallschritt mit Medizinball-Heben • oder M 70: Kniebeuge im Ausfallschritt auf instabilem Untergrund • oder M 71: Einbeinige Kniebeuge mit hinten abgelegtem Fuß • oder M 75: Gerader Ausfallschritt mit Drehung • oder M 76: Rückgleiten in den Ausfallschritt
8. HÜFT-DOMINANT MIT FAST GESTRECKTEN BEINEN	• M 84: T-Stand mit Medizinball • oder M 85: Beckenlift mit fast gestreckten Beinen und Fersen auf Medizinball • oder M 82: Kreuzheben mit fast gestrecktem Bein
9. DRUCK NACH OBEN	• M 59: Vorgebeugtes Schulterdrücken mit erhöhten Füßen • oder M 62: Handstand-Liegestütz mit reduziertem Bewegungsumfang • oder M 61: Überkopfdrücken im Stand auf instabilem Untergrund
10. ZUG NACH UNTEN	• M 63: Klimmzug oder Thera-Band®-Zug/statisches Handtuchziehen von oben nach unten im Sitz mit angehobenem Fuß
ABWÄRMPHASE	
• Leicht Geübte: 2–3 Sätze je Übung, Belastungszeit 30–60 Sek. je Übungssatz	

WORK-OUT KRAFT C: GANZKÖRPER LEVEL 3 (FITNESS INTENSIV)

AUFWÄRMPHASE	
1. BALLSTOSS	• M 3: (Einarmiger) Bruststoß im Einbeinstand • oder M 6: (Einarmiger) Bruststoß aus dem Einbeinstand mit Schritt/Sprung vor • oder M 10: (Einarmiger) Bruststoß aus der einbeinigen Kniebeuge mit Schritt/Sprung vor • Ohne Wand-/Bodeneinsatz: M 18: (Einarmiger) Bruststoß nach oben mit Crunch mit angehobenen Beinen
2. BALLWURF	• M 26: (Einarmiger) Überkopfwurf im Einbeinstand • oder M 28: Überkopfwurf aus dem seitlichen Stand mit Schritt vor • oder M 31: Überkopfwurf aus der einbeinigen Kniebeuge im Sprung • oder M 34: (Einarmiger) Bodenwurf im Einbeinstand • Ohne Wand-/Bodeneinsatz: M 104: Schwingen von oben nach unten im Einbeinstand
3. KNIEDOMINANT BEIDBEINIG	• M 69: Beidbeinige Kniebeuge mit Absprung und Medizinball-Heben • oder M 67: Beidbeinige Kniebeuge auf instabilem Untergrund
4. HÜFT-DOMINANT MIT ANGEWINKEL-TEN BEINEN	• M 79: Beckenlift einbeinig auf Medizinball • oder M 80: Medizinball-Anrollen mit Fußsohlen im Beckenlift
5. DRUCK NACH VORNE	• M 54: Liegestütz mit Handwechsel • oder M 55: Liegestütz mit Medizinball-Anheben • oder M 53: Liegestütz mit Händen auf Medizinball und Füßen auf instabilem Untergrund
6. ZUG NACH HINTEN	• M 57: Hochziehen aus Bodenlage mit gestrecktem Bein und Ferse auf Medizinball • oder M 58: Latdrücken im Liegen intensiv
7. KNIEDOMINANT EINBEINIG	• M 72: Einbeinige Kniebeuge mit angehobenem Bein • oder M 73: Sprung aus der einbeinigen Kniebeuge mit Medizinball-Heben • oder M 76: Rückgleiten in den Ausfallschritt mit angehobenen Armen
8. HÜFT-DOMINANT MIT FAST GESTRECKTEN BEINEN	• M 86: Beckenlift einbeinig mit fast gestrecktem Bein und Ferse auf Medizinball • oder M 87: Medizinball-Anrollen mit Fersen im Beckenlift • oder M 84: T-Stand mit Medizinball auf instabilem Untergrund
9. DRUCK NACH OBEN	• M 62: Handstand-Liegestütz an Wand • oder M 60: Vorgebeugtes Schulterdrücken mit Händen auf Medizinball und erhöhten Füßen • oder M 61: Überkopfdrücken im Stand einbeinig auf instabilem Untergrund
10. ZUG NACH UNTEN	• M 63: Klimmzug mit Medizinball zwischen den Füßen • oder M 64: Klimmzug mit Beinheben
ABWÄRMPHASE	

- Fortgeschrittene: 2–3 Sätze je Übung, Belastungszeit 30–60 Sek. je Übungssatz

WORK-OUT KRAFT D: CORE LEVEL 1 (GRUNDLAGEN)

AUFWÄRMPHASE	
1. VORRANGIG SEITLICHE RUMPF-MUSKULATUR	• M 35: Hüftwurf im Stand • oder M 40: Hüftwurf im seitlichen V-Sitz mit aufgestellten Füßen
2. VORRANGIG VORDERE RUMPF-MUSKULATUR	• M 88: Crunch mit Medizinball vor Brust • oder M 98: Beinheben gebeugt im Hang ohne Medizinball • oder M 97: Schwebesitz ohne Medizinball
3. VORRANGIG HINTERE RUMPF-MUSKULATUR	• M 111: Körperanheben aus Bauchlage ohne Medizinball
4. VORRANGIG SEITLICHE RUMPF-MUSKULATUR	• M 107: Seitlicher Unterarmstütz ohne Medizinball • oder M 109: Beinanheben in Seitenlage ohne Medizinball • oder M 110: Oberkörperanheben in Seitenlage ohne Medizinball
5. VORRANGIG VORDERE RUMPF-MUSKULATUR	• M 93: Medizinball-Twist mit aufgestellten Füßen • oder M 92: Oberkörperanheben mit Drehungen ohne Medizinball • oder M 95: Käfer mit Ball zwischen den Knien
6. VORRANGIG HINTERE RUMPF-MUSKULATUR	• M 83: Beinrückheben im vorgebeugten Einbeinstand • oder M 113: Beinrückheben (auf Gymnastikball) ohne Medizinball
7. VORRANGIG VORDERE RUMPF-MUSKULATUR	• M 99: Frontaler Unterarmstütz ohne Medizinball
8. VORRANGIG HINTERE RUMPF-MUSKULATUR	• M 114: Rückwärtiger Unterarmstütz ohne Medizinball
ABWÄRMPHASE	
• Einsteiger: 2–3 Sätze je Übung, Belastungszeit 30–60 Sek. je Übungssatz	

WORK-OUT KRAFT E: CORE LEVEL 2 (FITNESS)

AUFWÄRMPHASE	
1. VORRANGIG SEITLICHE RUMPF-MUSKULATUR	• M 38: Hüftwurf im seitlichen Stand • oder M 40: Hüftwurf im seitlichen V-Sitz
2. VORRANGIG VORDERE RUMPF-MUSKULATUR	• M 88: Crunch mit gestreckten Armen • oder M 98: Beinheben gebeugt im Hang mit Medizinball • oder M 97: Schwebesitz mit Medizinball • oder M 90: Crunch auf Gymnastikball mit Medizinball vor Brust
3. VORRANGIG HINTERE RUMPF-MUSKULATUR	• M 111: Körperanheben aus Bauchlage mit Medizinball
4. VORRANGIG SEITLICHE RUMPF-MUSKULATUR	• M 107: Seitlicher Unterarmstütz mit Fuß auf Medizinball • oder M 108: Seitlicher Handstütz ohne Medizinball oder mit gebeugten Beinen • oder M 109: Beinanheben in Seitenlage mit Medizinball • oder M 110: Oberkörperanheben in Seitenlage mit Medizinball
5. VORRANGIG VORDERE RUMPF-MUSKULATUR	• M 93: Medizinball-Twist mit angehobenen gebeugten Beinen • oder M 92: Oberkörperanheben mit Drehungen mit Medizinball vor Brust • oder M 96: Käfer mit Ball in den Händen und gebeugten Beinen
6. VORRANGIG HINTERE RUMPF-MUSKULATUR	• M 113: Beinrückheben (auf Gymnastikball) mit Medizinball • oder M 82: Kreuzheben mit fast gestrecktem Bein
7. VORRANGIG VORDERE RUMPF-MUSKULATUR	• M 99: Frontaler Unterarmstütz mit Zehen auf Medizinball • oder M 100: Frontaler Handstütz mit Händen auf Ball
8. VORRANGIG HINTERE RUMPF-MUSKULATUR	• M 114: Rückwärtiger Unterarmstütz mit Fersen auf Medizinball • oder M 115: Rückwärtiger Handstütz ohne Medizinball
ABWÄRMPHASE	

• Leicht Geübte: 2–3 Sätze je Übung, Belastungszeit 30–60 Sek. je Übungssatz

WORK-OUT KRAFT F: CORE LEVEL 3 (FITNESS INTENSIV)

AUFWÄRMPHASE	
1. VORRANGIG SEITLICHE RUMPF-MUSKULATUR	• M 39: Hüftwurf im seitlichen Einbeinstand • oder M 41: Rückwärtiger Hüftwurf (aus der Kniebeuge)
2. VORRANGIG VORDERE RUMPF-MUSKULATUR	• M 90: Crunch auf Gymnastikball mit gestreckten Armen • oder M 98: Beinheben gestreckt im Hang mit Medizinball • oder M 97: Schwebesitz mit Medizinball in Händen und zwischen Füßen
3. VORRANGIG HINTERE RUMPF-MUSKULATUR	• M 111: Körperanheben aus Bauchlage mit Medizinball in Händen und zwischen Füßen
4. VORRANGIG SEITLICHE RUMPF-MUSKULATUR	• M 108: Seitlicher Handstütz mit Hand oder Fuß auf Medizinball • oder M 110: Oberkörper- und Beinanheben in Seitenlage mit Medizinbällen
5. VORRANGIG VORDERE RUMPF-MUSKULATUR	• M 93: Medizinball-Twist mit angehobenen gestreckten Beinen • oder M 92: Oberkörperanheben mit Drehungen mit über den Kopf gestreckten Armen • oder M 96: Käfer mit Ball in den Händen und gestreckten Beinen
6. VORRANGIG HINTERE RUMPF-MUSKULATUR	• M 113: Beinrückheben auf Gymnastikball mit Medizinball und einer Hand angehoben • oder M 82: Kreuzheben mit fast gestrecktem Bein auf instabilem Untergrund
7. VORRANGIG VORDERE RUMPF-MUSKULATUR	• M 100: Frontaler Handstütz mit Händen auf Medizinball einbeinig • oder M 101: Knieanziehen im frontalen Handstütz
8. VORRANGIG HINTERE RUMPF-MUSKULATUR	• M 115: Rückwärtiger Handstütz mit Händen oder Fersen auf Medizinball
ABWÄRMPHASE	
• Fortgeschrittene: 2–3 Sätze je Übung, Belastungszeit 30–60 Sek je Übungssatz	

LITERATUR

- Boyle, M.: Functional Training, 5. Aufl., München 2013.
- Delp, C.: Dehnen für Kampfsportler, 2. Aufl., Stuttgart 2014.
- Delp, C.: Kickboxen Basics, 2. Aufl., Stuttgart 2014.
- Delp, C.: Perfektes Training für Bauch und Rücken, Stuttgart 2013.
- Delp, C.: Fitness für Kampfsportler, 3. Aufl., Stuttgart 2013.
- Delp, C.: Muay Thai DVD – Training mit Weltmeistern, Lampertheim 2013.
- Delp, C.: Thai-Boxen Training, Stuttgart 2012.
- Delp, C.: Das große Fitnessbuch, Stuttgart 2011.
- Delp, C.: Perfektes Hanteltraining, 4. Aufl., Stuttgart 2011.
- Delp, C.: Thai-Boxen basics, 2. Aufl., Stuttgart 2011.
- Delp, C.: Best Stretching. Dehn-Übungen für alle Sportarten, 2. Aufl., Stuttgart 2008.
- Oltmanns, K: Einer für alles: Der Medizinball, 2. Aufl., Münster 2013.
- Schurr, S.: Funktionelles Medizinballtraining, Norderstedt 2010.
- Verstegen, M.: Jeder Tag zählt, München 2014.

INTERNETADRESSEN

www.functional-training-magazin.de

BUCHTEAM

Darsteller

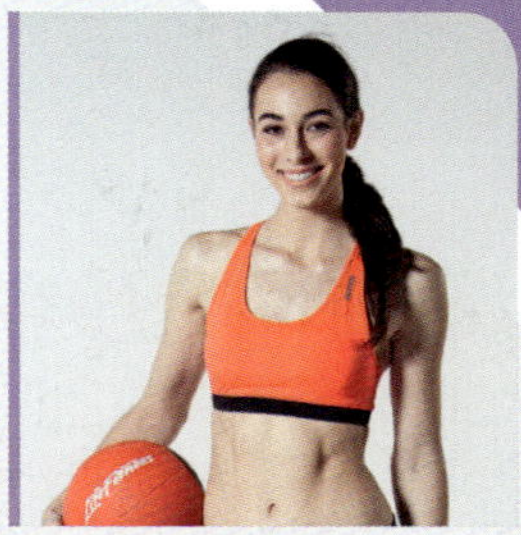

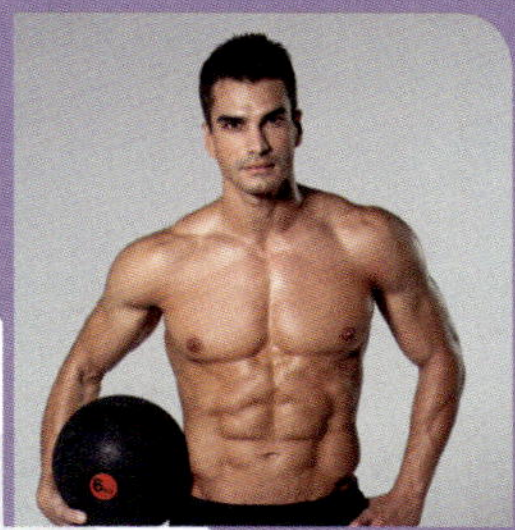

Danielle Roberston, Model und Fitnesssportlerin
Artem, Fitnessmodel und Trainer für Functional Fitness

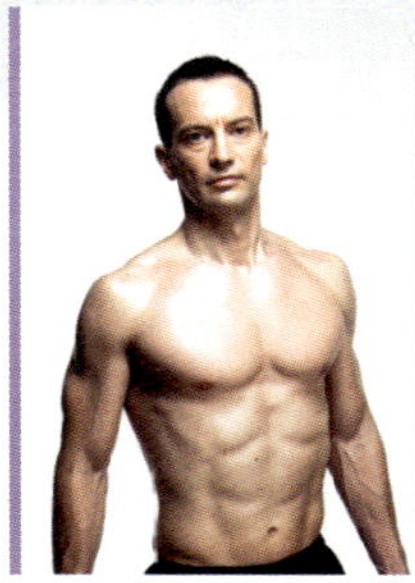

Autor

Christoph Delp, Autor, Trainer und Diplom-Betriebswirt, Trainer für Functional Fitness und Muay Thai (Thai-Boxen) in Bangkok.

www.christophdelp.de
www.muaythai-dvd.com
www.youtube.com/muaythaidvd

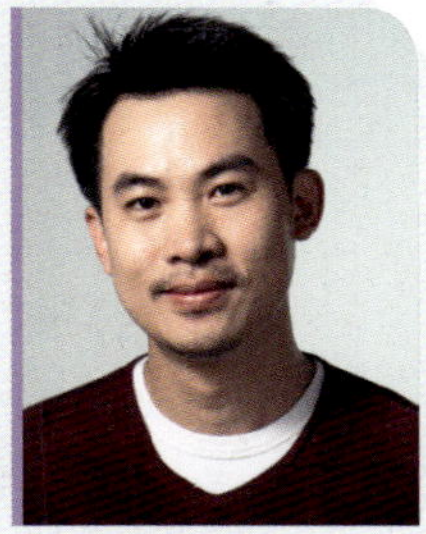

Fotograf

Alle Fotos von Nopphadol Viwatkamolwat.
www.astudioonline.com

ÜBUNGSLISTE